Music Therapy
in the Treatment
of Adults with
Mental Disorders:

Theoretical Bases and
Clinical Interventions

Edited by
Robert F. Unkefer
Michael H. Thaut

ロバート・F・アンケファー＋マイケル・H・タウト❖編
成人精神疾患の治療における
音楽療法
理論的な基礎と臨床実践

廣川恵理❖訳

一麦出版社

Music Therapy in the Treatment of Adults with Mental Disorders
Theoretical Bases and Clinical Interventions
Edited by
Robert F. Unkefer
Michael H. Thaut

tr. by
Eri Hirokawa

© 2005
ISBN1-891278-33-9
Barcelona Publishers 4 white Brook Rood
Gilsum New Hampshire 03448 USA
SAN 298-6299

Ichibaku Shuppansha Publishing Co., Ltd.
Sapporo, Japan
© 2015

目次

序文　マイケル・H・タウト　7
執筆者　9

第1部　音楽療法の心理音楽的な基礎 ………………… 11

第1章　音楽知覚の神経心理学的プロセスと
音楽療法におけるその重要性　12
マイケル・H. タウト

第2章　音楽刺激への生理的，運動的な反応　53
マイケル・H. タウト

第3章　コミュニケーションとしての音楽　66
ケイト・E. グフェラー

第4章　療法的媒体としての音楽　92
——歴史的，社会文化的展望
ケイト・E. グフェラー

第5章　療法的プロセスにおける美的刺激の機能　103
ケイト・E. グフェラー

第2部　臨床現場における音楽療法 ………………… 127

第6章　神経精神医学における音楽療法の
認知・情動モデルに向けて　129
マイケル・H. タウト

第7章　医療施設から地域社会への移行　*153*
　　　　ブライアン・L. ウィルソン

第8章　心理療法モデルにおける音楽療法　*171*
　　　　メアリー・A. スコヴェル，スーザン・C. ガードストロム

第9章　音楽療法と精神薬理学　*192*
　　　　ベッキー・A. ヒュートン，ロジャー・A. スメルテコプ

第10章　成人精神疾患クライエントのアセスメント　*219*
　　　　――音楽療法の役割
　　　　ブライアン・L. ウィルソン

第3部　臨床における音楽療法プログラムおよびテクニックの分類学 ……… *253*
　　　　ベッキー・A. ヒュートン，メアリー・A. スコヴェル，
　　　　ロジャー・A. スメルテコプ，マイケル・H. タウト，
　　　　ロバート・F. アンケファー，ブライアン・L. ウィルソン

精神障がい者のための音楽療法プログラム
およびテクニックの分類学　*258*

　Ⅰ. 音楽演奏　*260*

　Ⅱ. 音楽心理療法　*266*

　Ⅲ. 音楽と動き　*270*

　Ⅳ. 音楽と他の芸術の併用　*279*

　Ⅴ. レクリエーション的音楽　*281*

　Ⅵ. 音楽とリラクゼーション　*285*

第4部：成人精神障がい分野における治療的介入 ……………………………………… *289*

　　　　　ベッキー・A. ヒュートン，メアリー・A. スコヴェル，
　　　　　ロジャー・A. スメルテコプ，マイケル・H. タウト，
　　　　　ロバート・F. アンケファー，ブライアン・L. ウィルソン

Ⅰ 統合失調症　　*292*
Ⅱ. 双極性障害，うつ病エピソード　　*306*
Ⅲ. 双極性障害，躁病エピソード　　*314*
Ⅳ. 全般性不安障害　　*324*

人名索引　　*330*
事項索引　　*341*

訳者あとがき　　*352*

序　文

　本書の初版は，1990年に出版され，精神医療における音楽療法の治療技法を系統立て，音楽の治療的なメカニズムを説明するための理論的な基礎となる音楽行動と音楽知覚研究の領域を概説した最初のものであった．ここ十年の間に，神経学的リハビリテーションから精神医療までのすべての治療的な領域において多くの変化が起こった．密接に関連する二つの主な問題は，最高の実践規範の発展とそれを強く強調する傾向と，脳の研究における新たな知識の蓄積が続けられていることである．最高の実践規範には二つの基準がある．それは，可能なかぎり最高基準のアセスメントデータに基づく最善の治療技法の選択と，最高基準の結果データに基づく最善の治療の選択である．両方の基準には，証拠に基づく治療（evidence-based therapy）の実践が要求される．しかしながら，臨床的証拠の確立は，療法的なメカニズムと治療技法の結果を示す入手可能な研究データに大きく頼るものである．

　精神医療の関連では，これに関して三つの明確な発展が重要である．新たな薬理学的治療介入の継続的な発展と評価，精神障がいに関連した脳の研究の発展と精神医療と神経科学のますすの提携，そして，治療的要素として症状の緩和と適応能力を高めることに効果があることが示されている行動主義的な基礎による治療方法の継続的な必要性である．この内容を更新した改訂版は，これらの問題に取り組むために直接関連のある情報を提供しようとするもので，精神疾患の診断をもつクライエントのための効果的な治療形態としてのその役割を明らかにすることを継続するものである．本書の最初の部分は，理論的な概念と原理を現在の知識レベルで提供するために更新された．第2部は，特有の臨床的な論点に取り組み，薬

剤，療法モデル，アセスメント，そして医療機関での精神医療のケアの脈絡について，内容を更新した．新たな章を加えたが，それは適切な科学的原理と，認知神経精神医学との結びつきをもった神経精神医学的音楽療法の認知臨床モデルの開始を示唆するものである．分類と手引きは，『精神疾患の分類と診断の手引』（DSM-IV-TR［改訂版］）の基準に更新した．

我々は，本書が臨床家が効果的なアセスメントと結果に焦点をあてた治療手段を考案するのに継続して役立つことを望む．それは，手引きと分類が精神医療のための音楽療法において，必須である定義の標準化と治療技法の実用の発展を促進し続けることである．我々は，精神科領域の音楽療法における将来的研究事項で，新たな仮説を立てることのために使うことを奨励する．

我々は家族の支援と，同僚からのフィードバックにより深く恩恵を受け，この本を完成させるのを手助けしてくれたことに感謝する．精神疾患によって人生に影響を受けた人々を助けることが我々の意図するところであったし，これからも継続的にそうあり続ける．

ロバート・F. アンケファー，マイケル・H. タウト

追記

この新版が出版される少し前に，初版の編者であり，改訂版の共同編者である名誉教授ロバート・F. アンケファーが亡くなられた．ロバート・アンケファーは開拓者でありリーダーであり，心優しい友人であり，多くの人々のよき指導者であった．一人の人がこれほど多くの人の人生に個人的に影響を与え，一つの職業全体の歴史に影響を与えることは稀有なことである．数年前に彼がコロラド州立大学の音楽生物医療研究センターを訪れた際，彼は「もし私が若かったら，ここが私のいる場所であっただろう」と言った．

本書を，彼の存在の思い出と彼の音楽療法に対する洞察力にささげる．

マイケル・H. タウト

執筆者

Susan C. Gardstrom, MA, MT-BC（スーザン・C. ガードストロム）
　オハイオ州デイトンにあるデイトン大学において，音楽の准教授である．

Kate E. Gfeller, PhD, MT-BC（ケイト・E. グフェラー）
　アイオワ州アイオワ・シティーにあるアイオワ大学において，音楽，言語音声病理学，聴覚科学の教授である．

Becki A. Houghtin, BM, MT-BC（ベッキー・A. ヒュートン）
　ミシガン州デウィットにあるクリントン・イートン・インガム・カウンティ・コミュニティー・メンタル・ヘルスにおいてシニアメンタルヘルスセラピストである．

Mary A. Scovel, MM, MT-BC（メアリー・A. スコヴェル）
　ミシガン州カラマズーにあるウェスタン・ミシガン大学の名誉教授である．

Roger A. Smeltekop, MM, MT-BC（ロジャー・A. スメルテコプ）
　ミシガン州イースト・ランシングにあるミシガン州立大学の音楽学部准教授である．

Michel H. Thaut, PhD, MT-BC（マイケル・H. タウト）
　コロラド州フォルト・コリンズにあるコロラド州立大学の音楽と神経科学の教授である．

Robert F. Unkefer, MM, MT-BC（ロバート・F. アンケファー）
　ミシガン州イースト・ランシングにあるミシガン州立大学の音楽学部名誉教授である．

Brian L. Wilson, MM, MT-BC（ブライアン・L. ウィルソン）
　ミシガン州カラマズーにあるウェスタン・ミシガン大学の音楽学部の教授である．

第1部

音楽療法の心理音楽的な基礎

　本書第1部は，音楽療法実践の理論的な基礎を詳細に説明する五つ章からなる．著者は，理論的な骨組みをサポートするための研究データを提供する．

　過去50年間において，音楽療法士はその実践が一つの説明理論モデルから他へと移っていくいくつかの時期を通過してきた．あるいは，音楽療法士は療法的なプロセスにおける音楽の役割について，異なる評価の時期を通過してきたのである．5章からなるこの第1部は，読者が音楽のユニークな療法的属性の概念的，理論的，そして科学的な土台を理解するために役立つことを期待する．

　第1章は，音楽知覚における神経心理学的なプロセスのある種の側面を検証する．音楽は，主たる療法的メカニズムとして情動を変化させるために用いることのできるユニークな刺激として論ぜられる．

　第2章は，人間の生理的反応への音楽刺激の影響についての臨床と研究によるデータの評価を示す．

　第3章は，コミュニケーションとしての音楽について検証し，音楽と言語の関係，他の形式によるコミュニケーションと結合して音楽を活用することに関する特殊な情報についての節を含む．

　第4章では，音楽の療法的な手段としての機能を，歴史的な見地と，前史的，そして産業社会の文化的脈絡から探究する．

　第5章では，療法的なプロセスにおける審美的な刺激の機能を明らかにする．審美的な刺激は，集中，知覚，認知，情動の点から，療法的な可能性をもつのである．

第1章

音楽知覚の神経心理学的プロセスと音楽療法におけるその重要性

マイケル・H. タウト

　この章では，音楽刺激の特性の分析，その神経心理学的処理メカニズム，その知覚と情動行動プロセスへの影響，そして療法における特定の活用に向けた臨床と研究データを評価する．それ以外の科学的な洞察の中では，神経生理学，心理生物学，そして経験的美学からの証拠が，療法における音楽についての研究にとって最も重要である．

　この章で問われる中核となる質問は，異常な行動を望ましい方向へ変化させるために，意義のある予測可能な方法で音楽刺激がどのように展開し，思考と感覚プロセスに影響を与えるのか，ということである．その答えは，5段階に見出すことができる．

1. 音楽における感情と覚醒について，関連のある理論に再度目を通し，評価することによって．
2. 音楽処理に関連のある神経生物学的情報を概観することによって．
3. 音楽によって引き起こされた反応の療法プロセスのための妥当性を評価することによって．
4. 刺激処理と臨床的適用の統合的なモデルを提示することによって．
5. 臨床例によって提案されたモデルを説明することによって．

この論説での主な論点は，音楽がそのユニークな刺激特性と中枢神経系における特異な処理に基づいて，臨床的状況において情動を変容させることに活用できる重要な情動反応を引き起こすということである．情動の変容は，行動学習と行動変容においてはきわめて重要な調整構成要素とみなされる．

音楽における情動と覚醒

音楽における感情と覚醒の理論

私たちが楽音を出す，または聴くときの経験の性質はどのようなものであろうか．音楽知覚を通してどんな思考や感情が引き起こされるであろうか．その知覚処理は，音のパターンと構造に意味を与えることにすべて費やされるのであろうか，それとも音楽によって引き起こされた経験の質は，音楽以外の行動にも影響を与えるのであろうか．音楽刺激の物理的属性は，知覚処理においてどのようにして私たちの思考や気分に影響を与えるのであろうか．なぜ音楽は，私たちに即座に報酬と快楽の感覚を生じさせ，私たちの環境の中で普及力のある感覚刺激なのだろうか．音楽はなぜ，哲学的な見地から，人間の感情の経験と表現に最も近いものであるといわれるのだろうか．それはおそらく，音楽が本質的に非言語的な性質のもので，ちょうど私たちの思考と気持ちの内容と形式が時間の中で展開され，筋が通った意味のあるものであるためには時間的な構造を必要とするように，他の審美的な媒体とは異なり，そのパターンが時間の中で展開されるものだからだろうか．

音楽の行動への影響を理解するためには少なくとも，音楽刺激の知覚を通してどのようなタイプの心理的，生理的な反応が喚起されるのかについての作業上の仮説を立てる必要がある．これらの反応と，療法において焦点をあてることができる行動変容の関係について，検証されなければならない．しかし，これらの両方の検証に対する意味のある答えは，まず始めに，音楽においてどのように意味が知覚されるかについての理解に頼らな

ければならない（つまり，知覚処理において，どのような認知的，情動的処理が喚起されるのか）．刺激の属性とともに，音楽を受ける側の知覚処理における決定要素と変数が確認され，分析されなければならない．これがなければ，変化のための媒介として音楽を用いた，予測可能でかつ計測可能な，目標に向かった行動変容のプロセスに着手することは不可能である．

　療法の中で音楽を用いることを正当化するために，私たちは刺激の属性の知覚それ自体が最終目的なのではなく，（音楽が）音楽以外の行動の意義深い決定要素となりうる応用可能な反応に導くという刺激処理の視点を発展させる必要がある．音楽の行動に対する影響についての概念を展開するのに役立つ三つの理論をここで振り返ってみる．それらは，メイヤー（1956）の音楽における感情と意味の理論，マンドラー（1984）の感情の認知理論，バーライン（1971）の審美的知覚における感情，覚醒，報酬の理論である．

　メイヤーは，音楽知覚における意味と感情は，刺激そのものに内在するパターン（つまり，音楽作品の形式と構造要素）の知覚を通して発生するという見解を展開した．彼は，デューイの感情の葛藤理論と，マッカーディーによるところの情動を生じさせるために阻止されなければならないニーズに反応する生物の傾向という理論に基礎を置いている．メイヤーは，聴取者は音楽パターンを追っていく時に予測のスキーマを発展させると仮説することで，この教義を音楽知覚に用いた．注意深く作られた予測の中断は，作品の中での保留期間と解決がそれに続くのであるが，受容者に情動経験を引き起こす．メイヤーによって仮定されたこの反応には，明らかに刺激への意識的な注意と音楽様式の形式属性に精通していることが必要である．

　メイヤーの見解では，音楽の意味と感情は，音楽構造の系統的配列の中に予測を知覚し発達させ，それについて注意深く操作を計画されたものの結果なのである．彼はさらに，音楽における感情経験の発生は，二つの例外的側面，(1)感情経験へ導く音楽の緊張とそれに続く解決パターンは，

通常満足のいく心地よいものである，(2)これらは共通の刺激様式の中でもたらされる，この二点を除けば，日常における感情経験と異ならないと主張している．日常においてはしばしば，ある領域での緊張は別の領域の中で快い解放によって補われる必要がある．メイヤーは，指定された非音楽的な気分経験，心象，感情反応を引き起こしうる音楽知覚の中の記憶の存在も認めている．しかし，これらの反応は連想によって学習されたものであり，刺激パターンそれ自体の知覚を通したものではないので，メイヤーはこれらの反応を二義的な重要性があるにすぎないとみなしている．彼の見解は，私たちを次のようなことを考えるように導く．つまり，音楽そのものへの知覚的集中が，有意義な解決をもたらすことによって，ある種の療法的な状況において望ましい性質をもつ非音楽的な出来事と似通った方法で，感情反応を引き起こすということである．また，メイヤーの見解は，療法の場における音楽の知覚とその結果として生ずる感情反応は彼の提唱したモデルをたどるのか，あるいは連想的反応タイプのみを強調する理由があるのかどうかについて考えるように，私たちを方向づける．療法の場においてクライエントが音楽の意味を各々が異なって知覚すると信じる理由を提供するデータは存在しない（つまり，彼らは音楽に対する主な感情反応を，固有の音楽パターンを知覚することから受けるのではない）．したがって，療法における音楽以外の行動のため（つまり，行動変容と学習である）に音楽によって喚起された気分状態の妥当性を，刺激のパターンを基礎として考えなければならない．

　マンドラーの理論（1984）は，メイヤーの記述と基本的な筋で似通っている．マンドラーは，感情反応の生物学的な適応価値に特に考慮して，一般的な感情経験の発生についての包括的な見解を展開する．感情反応には，自律神経系の生物学的な覚醒が先立つ．覚醒は，知覚・運動スキーマに基づいた聴取者の期待パターンの中断によって引き起こされる．これらのスキーマは，これから起こる出来事を予測し，計画を立てるために，人間の認知方法を通して作られる．したがって，マンドラーにとっては，人間の認知は予測と感覚確認の間の継続的な相互作用の中で展開される．何

か予測に反することが起こったとき，その中断の意味解釈を探すために，非常信号として覚醒が引き起こされるのである．覚醒と中断の相互作用の中で，ある性質の感情経験が生み出される．覚醒は，生命の危険にかかわるかもしれない状態を人間に忠告する，または今にも起こりそうな非常に快適な出来事が起こることを知らせるのかもしれない．覚醒を喚起する状況の認知的な解釈は，感情経験の質を決定づけるものであろう．

　マンドラーの理論は，私たちが音楽への感情反応が自律神経系の強い覚醒をもたらすことの重要な証拠をみるとき，そして，音楽構造を知覚する中での中断→保留→解決のプロセスが，どのように感情反応を引き起こすのかについてのメイヤーの記述を受け入れるとき，音楽刺激に応用することができる．マンドラーにとっては，感情または情動は厳密に認知後のもので，この見解は認知心理学において普及している見解に一致するものである（Lazarus, 1984）．しかし，認知的分析がなされる前に即座に行為へ導く情動の質を持ち合わせた，迅速に機能する覚醒反応の連鎖の存在を示す研究結果が急速に証拠を積み重ねて報告されており，マンドラーの記述に異議を唱える見解が発表されている（Zajonc, 1984）．もし私たちが認知と情動を，二つの部分的に独立したシステムで相互に影響を与えあうものであると仮定するならば，この両者の理論はどちらもおそらく正しい（Rachman, 1984）．私たちの音楽知覚の研究に関連して，メイヤーとマンドラー両者とも意味付けをするプロセスと生理的な覚醒状態を結びつけており，その（覚醒状態の）解釈はある種の性質をもった情動経験をもたらす．

　バーライン（1971）の審美的知覚における感情，覚醒，報酬の理論は，音楽知覚における覚醒の役割を強調している点において先の見解と類似している．しかし，バーラインは覚醒の質と役割，そしてその刺激属性とそれに関連して生じる情動反応の質との関係を拡大して，具体的に述べている．彼は，覚醒とは生理的恒常性（ホメオスタシス）または認知的予測パターンの妨害を示す警鐘信号であるが，しかしそれだけではなく，健全な中枢神経系の機能に備わる中心的なプロセスは，そもそも感覚的な入力を

求めるものなのだ，と述べている．たとえば，覚醒度の適度の増加や，過度に高い覚醒度から低下した場合，または突然の低下から一時的に上昇した場合，人には心地よく満足感を与えるものとして感知される．覚醒度の変化は，警戒状態，目覚めの度合い，興奮，刺激，または物事を行う準備のできている状態の目安であるが，それは四つの心理生理的な反応タイプに表される．

1. 中枢反応（EEG，誘発電位〔訳者註　外来の刺激によって神経細胞に発生する活動電位〕など）
2. 運動反応（運動神経活動，身体の動きなど）
3. 感覚変化（感覚器と感覚経路の感度の変化）
4. 自律反応（皮膚電気反応〔GSR〕〔訳者註　刺激に対する感情反応によって起こる皮膚の電気伝導の変化〕，心拍数，呼吸，など）

生理的な覚醒状態は部分的に，視床，視床下部，脳幹領域という脳構造によって取り次がれることが神経生物学的に知られている．バーラインはメイヤーとマンドラーと同意見で，覚醒状態は感情状態の生理学的な付随物で，したがって，それは無感情状態とは区別されると強調している．バーラインは，音楽を含む芸術作品は覚醒に影響を及ぼす特定の潜在力をもち，したがって，情動経験を引き起こすことができるということを詳細に示している．臨床における対象者への音楽の覚醒潜在力と情動経験への影響は，これらの刺激パターンまたは属性を指摘し分析すること，そして臨床の場面において〔刺激の　訳者追加〕特定の属性へ対応する彼らの反応によって決まる．三分類の刺激属性がこれまで詳細に研究されている（Barlyne, 1971; McMullen, 1977, 1996）．音楽刺激に関連したそれらの属性をここで示す．

1. 心理物理的属性．これには強度，テンポ，色／波形，変化の比率（エネルギーの配分）を含む．これらの属性は，知覚された刺激対象を通

して活性の経験（エネルギー，興奮，刺激）をなすものと考えられる.
2. 照合的属性，これには作品の構造要素の知覚を含む．これらの属性は，知覚された刺激対象を通して目新しさ，驚愕，秩序，明快さ，包括性，そしてこれらとは反対の性質の経験をなすものと考えられる.
3. 生態学的属性，これには音楽以外の出来事や経験との学習された連想として獲得した音楽の要素の知覚を含む．これらの属性は，呼び起こされた気分，暗示，記憶，個人的なイメージなど，音楽によって引き起こされる音楽以外のものとの結びつきを通した経験をなすものと考えられる.

音楽刺激に対する聴取者の反応のさまざまな側面を計測した研究では，反応の類似した側面を一般的に立証している（Croizer, 1973; Hedden, 1971; McMullen, 1977, 1996）．音楽構造の機能としての音楽における感情経験の知覚もまた，ニールセンとセサレク（Nielzen & Cesarec, 1981, 1982）ガードナー，シルバーマン，デンス，セメンツァ，ロゼンスティール（Gardner, Silverman, Denes, Semenza, & Rosenstiel, 1977），ウェディン（Wedin, 1972），ヴイッツ（Vitz, 1966）の実験的研究によって示され，分析されている．これらの研究の主な発見は，三つの基本的な論を支持している．(1)音楽は感情のメッセージを伝達することにおいて，能率のよい合図である．(2)音楽構造と要素の因子分析は，音楽的に訓練されていない聴取者を対象としたときでさえも，主観的な感情経験と相関がある．(3)音楽における感情的意味のコミュニケーションは，単一の人格特性によって変更されることはないが，人格特性と性別，年齢，気分，そして音楽作品の複雑な相互関係によって影響されるようである.

感情状態の分類

前の節では，音楽において感情と意味がどのように知覚されるかについての説明となる理論を示した．すべての理論の中心となるのは，音楽がもつ覚醒を引き起こす潜在性であり，それは情動経験に導くものである．第

一に，刺激の中にあるパターンの知覚（すなわち心理生理的属性と照合的属性），第二に，実際の刺激と音楽以外の学習された連合（関連性）は，覚醒反応と情動反応を引き起こす．バーラインのモデルでは，これらの反応は属性に特定的（特殊）であり，活性／エネルギー，物珍しさ／驚愕／秩序／明確さ，そして連合という用語に包含される．刺激のある具体的な性質へ知覚の焦点をあてることは，したがって，ある特定の性質の範囲内にある情動反応を促すだろう．しかし，音楽によって引き起こされたこれらの情動反応は，どのように般化（すなわち，私たちがしばしば恐怖，怒り，不安，抑うつ，そして無気力と特徴づけられる感情状態を扱う療法の場において，行動変容のチャレンジに関連づけられ，役立てられる）されるのだろうか．これまでに見てきたすべての音楽における意味のモデルの中心となるものは，刺激パターンの知覚に基づいた情動反応である．それには，学習された連合を通す刺激－反応のつながりを除いて，話言葉の意味論的な感覚でいうところの恐怖，怒り，または幸福と翻訳されるような一般的な音のパターンがあるようである．

　では，音楽に喚起された感情プロセスは，ほとんど確実に音楽的な方向づけではない療法において，行動を変容させるためにどのように区分けされ，解釈され，伝達されるのだろうか．音楽に喚起された情動反応と，療法における非音楽的な行動学習と行動変容に意味のあるつながりをつけるために三つの段階が提案される．始めの二つの段階はここで概説する．最後のステップについては，この章の最後の部分で繰り延べられる．

1. 感情状態の区分のための枠組みの選択
2. 覚醒と情動反応の関係の立証と，それについての報酬的価値，動機づけ，誘因としての価値，人間にとっての魅力についての評価
3. 行動変容のための情動変容の重要性についての証拠

　通常の言語には，感情状態を説明する数しれない言葉がある．心理学の研究文献においては，感情経験の可能なかぎりあらゆるニュアンスを言語

的に分類するシステムを見出そうとする試みがなされてきた．このことに関しては，二つの基本的なアプローチが出てきた．最初のアプローチは，異なる感情または情動状態のカテゴリーを列挙することである．歴史的に重要なそれらのカテゴリー作成の試みは，マクドウガル（McDougall, 1908），ワトソン（Watson, 1924），プラチック（Plutchik, 1962）によるものがある．前にもふれたように，音楽によって喚起された情動経験は，ある特定の例の中でのみの情動の指示的な言語分類であることから，このアプローチは，われわれの考察には限られた価値のものであると思われる．

　第二のアプローチはヴント（Wundt, 1874）の情動状態の次元的分類に基づくもので，19世紀のものではあるが，音楽と情動経験の関係についてよりよい理解を提供するもので，非音楽的行動にも妥当なものである．このアプローチの枠組みの中では，すべての感情状態は，意味論的に定義しようがしまいが関係なく，独立した次元または特質の連続体の中に位置づけられるのである．これに関連する文献を概観すると（Berlyne, 1971；McMullen, 1996），次元的アプローチのすべてのシステムには共通した二つの次元があることがわかる．それは，心地よさ対心地悪さの次元の方向性，そして知覚された刺激対象を通した活性化の強さまたはレベルに関する強度である．

　この次元的な視点によると，音楽に喚起されたあらゆる情動経験は，すべての感情経験に共通で方向性と強度を決定する二次元のマトリックス（基盤）に分類，理解されうる．したがって，次元的分類を用いることで，われわれは，音楽によって喚起された非指示的な情動反応と日常において引き起こされる感情状態の指示的な言語的定義の間の明白な二分を無視することができる．

覚醒，情動，そして報酬

　私たちは，音楽によって引き起こされた情動状態（すなわち，快くて適度な強度で持続する経験）の音楽以外の行動プロセスへの影響を，確立する必要がある．これについて，美的なものの知覚における覚醒，情動と報

酬の連携に関するバーラインの理論は，注目すべき重要なものである．彼の論点は，美的な刺激は覚醒を引き起こす潜在力にしたがって，当の刺激を受け取った時，人間によってその快楽的な価値，すなわち内在的な報酬となる経験，励みとなりうる価値，意欲，魅力，そしてポジティブなフィードバックについて評価されるというものである．報酬となる価値は覚醒を引き起こす刺激属性の最終的な産物であり，情動経験の質と行動プロセスへの影響における機能を決定するものである．人間は，強い報酬的経験と結びついた行動と刺激を追い求めることに動機づけられる．

　バーラインは，脳の快楽的プロセスをコントロールする中枢と，覚醒のゆらぎをコントロールする中枢が辺縁系で大きく重なっていることから，報酬的な経験と脳の報酬システムを関連づけている（Olds, 1962）．心理生理学的な研究がこれらの同じ中枢が音楽刺激を受けている時に活性化されることを示していることから，音楽刺激がこれらの脳部分の機能（感情，意欲，気分，覚醒度）に関連した人間行動の一面に影響を与えると仮説することは理にかなっている．したがって，音楽によって引き起こされた覚醒度の変化を通して，次のような他の変化も生じると考えられる．それらは，強い覚醒状態の変化；活性レベル，感情反応，報酬，快楽，ポジティブ・フィードバックの知覚；意欲レベルである．異なる研究においては，行動変容における音楽の報酬的な潜在力（Madsen, Greer, & Madsen, 1975），そして音楽刺激への心理生理的反応（Clynes, 1978, Peretti & Swenson, 1974; Shatin, 1957; Stevens, 1971），音楽への気分／感情反応（Eagle, 1973; Orton, 1953; Panzarella, 1977; Pike, 1972; Shoen, 1927），そして音楽の不安／リラクゼーション状態への効果（Biller, Olsen, & Breen, 1974; Greenberg & Fisher. 1972）を計測することにより，この見解を支持していると思われる．

　我々は，行動変容のための音楽刺激の療法的な価値についての論述の中で，音楽においてどのように感情経験が知覚されるかについて妥当な根拠を提供するモデルを示した．すべてのモデルは，生理的な覚醒とその情動反応への関係の概念が中心となっている．我々は，刺激に内在する属性

と，刺激に内在するパターン知覚と外的な連想される経験の知覚に集中したその特定の覚醒喚起の特質を提示した．おのおのの刺激属性は，音楽刺激によって引き起こされる情動経験の特有の質に寄与する一連の対応した心理的な経験をもつ．

したがって，方向性と強度という次元の枠組みの中の情動的な経験は，人間に対するその報酬に関して評価される．報酬的価値は，行動変容と学習のための決定要素として，刺激に喚起された経験の機能と妥当性を決定づける．療法において特定の刺激に喚起された経験と行動変容の間の結びつきにある特定の療法的な機能を割り当てる前に，我々は療法的なプロセスにおける音楽刺激のユニークな効果をより深く理解するため，あと二つの探索をしなければならない．我々は音楽と知覚についての短い説明から始め，次に療法的な場における音楽処理に関連した中枢神経系処理の発見について，より詳細に示していく．

音楽と知覚

次に示す五つの段階は，音楽が探求，注意，動機，強化を効果的に制御することによって，知覚を促進する刺激属性を活用するということを提案するものである．

第一に，音楽刺激は，知覚の準備状態に影響を与えうる覚醒に影響する属性をもっていることを前に示した．第二に，知覚的な興味の行動は，覚醒の低下や上昇による報酬的な経験によって引き起こされたり，それと結びついているため，探求的な行動（すなわち，新たな知覚経験を探し求めること）は，音楽刺激によって促進される（Berlyne & Borsa, 1968）．

第三に，選択的注意と抽出のプロセスは，ある特定の（音楽）感覚様式の中の刺激情報を伝達することによって成就され，それは他の様式の刺激からの情報の受け入れを抑制する結果となる（Hernandez-Peon, 1961; Marteniuk, 1976）．構造的な領域の中では，音楽刺激は，刺激パターン（たとえば，メロディーまたはリズムのパターン）を分類する概念に応じて整理される．音楽以外の情報を整理したり塊に分けることを促すために

音楽提示を用いることは，学習プロセスにおいて知覚，保持，回想に効果を示す（Claussen & Thant, 1997; Gfeller, 1983; Wallace, 1994）．四番めとして，心理学的，生理学的な研究では，快適さ，報酬，そして肯定的なフィードバックの知覚を促進する経験に導かれうるであろう知覚プロセスは，感情を伴いうるものであるという事実を指摘している．前に論じたように，音楽刺激はその覚醒に影響を与える潜在力を通して肯定的な感情経験を促す援助となりうる（Berlyne, 1971）．最後に，音楽は反応を取り次ぐ形で機能し，音楽外の刺激状況に独特の刺激を付加し，そして識別学習を促しうるのである．音楽は反応を取り次ぐ異なる形式をとることもでき，たとえば，運動，模倣，共感反応を喚起し，刺激状況の理解と把握のためのきわめて重要な情報を提供する．

　音楽刺激の知覚プロセスに対する影響は，発達障がい，アルツハイマー病や認知症，頭部外傷等，認知や知覚障がいのある患者のセラピーにおいて，注意，記憶，執行のような機能の首尾一貫性を統制し促すために効果的に用いることができる．

音楽刺激と中枢神経系処理

神経情報処理と音楽

　近年，音楽知覚と音楽創作の基礎となる神経回路を研究するためのいくつかの神経科学的な調査が行われてきた．脳地図の研究（ＰＥＴやｆＭＲＩ技術を用いたもの）と電子生理的な研究（ＥＥＧやＭＥＧを用いたもの）では，たとえば，脳の機能と，音楽演奏（たとえば，Sergent, 1992），音楽の構造的要素の知覚（たとえば，Patel et al., 1997; Zatorre, Evans, & Meyer, 1994），テンポの知覚（Tecchio, Salustri, Thaut, Pasqualetti, & Rossini, 2000），音楽リズムの知覚（Parsons & Thaut, 出版準備中），またはリズム同調（Stephan et al., 2002）に関連した研究を調査し始めた．しかし，音楽の情報伝達的側面の高度で複雑な処理（すなわち，音楽への感情反応），または特定の療法的な音楽活用に関連した音楽の脳活動への影

響については，神経生物学的な研究からは，未だに多くのことがわかっていない．しかしながら，この節の中に収集された情報は，音楽療法の実践に必要不可欠となりうる研究課題を明確にすることに役立つであろう．この研究は，二つの前提によって導かれる．(1)音楽刺激の最も独特な特徴の一つとして，情動システムへ入り込み，感情経験を引き起こすことが比較的容易であるということ，(2)音楽が情動状態を変化させる効果的な手段を供給するということである（Goldstein, 1980; Rachman, 1981; Sutherland, Newman, & Rachman, 1982）．したがって，我々は，ここでは情動行動において役割を果たすとみなされる中枢神経系の処理に焦点をあてる．

　ローデラー（Roederer, 1974）は，この研究分野で早くからアプローチを示し，音楽知覚の基礎をなす神経プロセスの仮説をいくつか立てた．彼の理論は，ポリアコヴ（Poliakov, 1972）による神経系機能の水準（レベル）と段階の分類を基礎としている．人間の神経系において，三つの進化的に別個の段階がシステムとして機能することが示された．まず，予め決定されていて遺伝によって統制された脊椎レベルの入力－出力システムは，予めプログラムされた反応を与えられた刺激に対して運ぶ．脳の系統学的に古いレベルの脳幹にある環境に順応する入力－分析／調整－出力システム，それは，条件付けされた反射という形で生物学的に最善の反応を提供する．そして，大脳レベルの高度な神経活動への複雑な反応を伝える入力－分析／調整－統合／統制－出力システム（たとえば，周囲の物理的な世界の因果関係を決定し，覚えて，自分の行動を導く予測に基づいた知覚－運動スキマータを形成することによって）である．この最後のレベルでは，ローデラーは音楽知覚との類似を示した．音楽刺激に心を向けることは，その音楽作品の構造的な流れを予測するメカニズムの活性化を含んでいる．予測していなかった出来事は，そのメッセージを確認するためには神経活動を増加させることが必要である．この脈絡においてローデラーは，脳が新たにもたらされる情報の確認プロセスを予期して過去の経験からできるかぎりの情報を用いようとする神経作用を「最小限の努力」という用語を用いている．予測していない音楽パッセージと過去に保存された

音楽的なパターンを比較するために記憶を探索するための神経系の試みのプロセスにおいて，ローデラーは音楽的な"緊張－解決"の感覚が発展すると仮定している．ローデラーの音楽知覚における神経プロセスの記述は，刺激の中の予測していたスキマータの中断が感情の覚醒を引き起こすというメイヤー（Meyer, 1956）とマンドラー（Mandler, 1984）の感情の理論と似ている．しかし，提案された神経プロセスは，とりわけ音楽知覚については，直接的な経験的証拠に欠けている．

動機づけと感情

セラピストとして我々は，しばしば行動学習と行動変容における動機づけの重要性について語る．しかしながら，我々は"動機づけ"という言葉を，動機づけ行動の特性とメカニズムを厳密に調べることなしに，直観的なレベルで用いることが多い．重要な神経生理学の文献の中で，アイヴァーソンとフレイ（Iverson & Fray, 1982）とシモノヴ（Simonov, 1986）は，動機づけを，活動がニーズを満足させることに向けられた行動の状態と説明している．動機づけは，生物体が学習しなければならない，または過去に学習した覚醒をもたらす内的または外的な刺激によって動機的な行動の特異性が方向づけられた一般的な覚醒の上昇，と生理的に説明される．シモノヴが引用している動物実験では，ネズミの側部視床下部の部位を電気刺激すると，電流の強度によって異なる予測可能な行動の連鎖を導くことが示されている．弱い刺激は，目標としている物体（たとえば，水や食べ物）に関係なく，一般的に何かを探すという活動に導く．刺激の強度が増すと，ニーズを満足させる目標をもった活動に導かれていく．動物は，食べることに意欲を示す．さらに強い電流で刺激すると，自己刺激の行動が現れる．この場合，ネズミは，視床下部を電気的に刺激するレバーを押し続けるようになる．視床下部は，感情的にポジティブな報酬の感覚をもたらす脳の報酬系を司る構造部分であるとみなされている．脳の報酬系については，この章の後の方でさらに詳しく述べる．

シモノヴは，観察された行動の連鎖を，神経器官が徐々にかかわりを広

げていくに基づいて，ニード→動機づけ→感情の連鎖として概念化している．心理生理学の研究においては，同じ脳の構造（すなわち，辺縁系前脳部，視床下部のホメオスタシスの中枢と，脳幹）が感情的な行動に連結していることが前述の研究において示唆されていることから，動機づけと感情状態の関係を想定することが妥当と思われる．アイヴァーソンとフレイ（Iverson & Fray）は，動機づけと感情を，強度の連続体に沿って区別された類似した状態であると示唆している．彼らはまた，前脳ドパミンの経路とその生化学的なプロセスに，動機づけと感情状態に影響を与える機能的な役割を割り当てている．動機づけの行動はしたがって，覚醒の上昇とみなされ，ポジティブな感情状態を最大限にする，あるいは，ネガティブな状態を最小限にする方向に向かう情動行動のモデルの中に組み込まれている．この見解は，我々が先に示した方向性と強度の次元にある情動／覚醒反応を通した情動，覚醒，報酬の経験に関する論議ときわめて論理的に結びつけることができる．

前段落で述べられたことを，セラピーのアプローチにおける音楽情報処理と結合することは，現段階においては確かに難しい．音楽の動機づけへの影響についての概念的な行動モデル，または生物学的なモデルさえ存在していないからである．しかし，我々の前述の論議に基づいて，音楽によって喚起された情動反応のモデルを動機づけの行動に広げる根拠はあるように思われる．我々は，セラピーの場での動機づけ行動の詳細を決定する適切な脈絡と情報が与えられた上で，音楽知覚を通して，感情的に満足感をもたらし，有益で快い経験を最大限にするために動機づけされた行動として実現される価値のある覚醒状態を提供することができるかもしれない．経験的なデータに欠けていることを考慮して，しかしながら，我々はここでは推論的な原理を提案するのみに留める．

音楽刺激と脳の半球での情報処理

脳の半球の違いは，連続的，同時的という二つの異なる情報処理方法の見解を提唱してきた．しかし，脳機能の柔軟性と可塑性は多くの要素（た

とえば，学習，年齢，経験，疾病プロセス）によって変更修正されうるものであり，半球の異なる情報処理のかたくなな概念は半球間のシナプスネットワークの構造的な重要性の証拠に明らかに取って代わられた．

　断定するには注意を要するが，右脳半球は視覚空間的，そして複雑なパターン情報の情報処理に有利であると性格づけることができるであろう．この能力は，音楽の知覚において主要な役割を果たす．このプロセスは，音楽構造の複雑なパターンを識別するために空間的，時間的な情報の統合に強く依存するものだからである．さらにデジタルで連続した分析的な作業では左半球が，たとえば言語的処理に特化されているが，音楽知覚において役割を果たす．両様式は音楽刺激を処理するときに共存し，協力するのである（Springer & Deutsch, 1985）．初期の概念（Gates & Bradshaw, 1977）は，左半球が音楽の連続的分析的な側面が重要な時にはより重要な役割を果たし，音のゲシュタルトと感情的な特性が強調された場合は右半球が有意であると示唆していた．

　しかしながら，言語的な連想なしで歌唱する，音のパターン，音色，音量，和音構造，ハミング，その他の非言語的な音の知覚などのいくつかの機能は，右半球優位であるとみなされている（Zatorre, 1984）．音楽療法士にとって，これらの二つの処理様式はおおいに重要性をもつ．音楽刺激は，知覚障がいのある個人の学習やセラピーのプロセスにおいて，非音楽的な情報を提示するために代わりとなる，または援助的な方法を提供するであろう（Gfeller, 1983; Litchman, 1977）．音楽刺激は，左脳の損傷（ブローカ失語）がある患者に，メロディック・イントネーション・セラピーなど，あるいは右脳を損傷した患者にはリズムを基調とした会話のペースを制御するテクニックによって，頭部外傷にも代わりとなる情報処理の手段を提供するであろう（Belin et al., 1996; Pilon, McIntosh, & Thaut, 1998）．音楽と脳の機能に関するより詳細な研究は，自閉症や左半球の損傷といった神経系の障がいをもつ人に利用可能で代わりとなる表現手段として，どのように音楽を用いるかについての確かな神経科学的な理論的根拠を提供するであろう（Applebaum, Egel, Koegel, & Imhoff, 1979; Thaut, 1987）．

右脳は，音楽情報処理に特有の貢献をするのに加え，感覚入力の情緒的な内容のある種の側面を処理し合成するのに主要な役割を担うようである．ラメンデッラ（Lamendella, 1977）は，右半球は，辺縁系脳構造からの感覚入力を，その即座性と豊かな情動価値を保持するような方法で処理するとしているが，これは，左半球で取り次がれた感覚刺激の概念的な意識と，右半球による感情的な意義の表象の区別を示唆している．ベア（Bear, 1983）は，あらゆる感情機能の半球分化の基礎として，非対称的な皮質辺縁系感覚結合を示唆している．左半球の頭頂側頭接合点（つまり，角回の部分）の非対称的な容積拡張（肥大）は，刺激汎化とクロスモーダルな〔訳者註　異なる感覚領域による感覚を連合する能力〕連合，そして言語発達を司る非辺縁系の感覚間学習システムとして機能することを示唆している．ニューロン間の回路に層を追加挿入することで，感覚と辺縁系の状態はこの側ではさらに離れ，結果として左半球の感情反応の迅速性が失われる（Galaburda, Sanides, & Geschwind, 1978; Geschwind, 1965）．しかし，この側を左半球の腹側辺縁系構造に突出させることにより，言葉や言語的な概念への情動投入，愛についての知的反映など，特定の情動反応が媒介される（Bear, 1983）．特に側頭部てんかんにおける行動変容について書かれた多くの研究結果や信頼のおける臨床観察は，これらの見解と一致するものである（Bear & Fedio, 1977; Bear & Schenk, 1981）．

　脳の右半球では，腹側の側頭前頭部と背側の頭頂前頭部という二つの分かれた感覚辺縁系回路が，強調された単一様式の情動連合と進行中の感覚的イベントへの傾注を媒介するものとみなされ，より迅速な気分変化と覚醒変化と，より深い感情・衝動経験を導く（Ungerleider & Mishkin, 1982）．たとえば，メロディーのイントネーションまたは顔の表情の感情的なシグナルを解読することは，右腹側系の機能かもしれない．なぜなら，皮質の各感覚神経系と辺縁系の独立した連結が示唆されるからである（Heilman, Schwartz, & Watson, 1978）．聴覚のメロディーパターンを保持することについてのより能率のよい右半球の働きもまた，記憶と情動反応のために必須の海馬と扁桃が腹側辺縁系構造であることから，同じ右腹側の皮質と辺

縁系の結合を呼び出すことによるのかもしれない（Bever & Chiarello, 1974）．

　研究文献では，右半球の感情反応を媒介する機能と音楽反応のある側面を媒介する機能の重複について結論づける連結は，まだ確立されていない．もちろん，脳機能と人間行動に関する現在の神経生理学と心理生物学では，絶対的な答えを得ることは不可能である．音楽，脳，行動に関する過去と現在の文献では，しばしば脳の異なる部分に単一の機能を割り当てており，したがって，一般向きではあるが確立していない解釈を提示している．現段階での証拠に対する評価は，したがって，注意深い仮説を導くもので，さらなる探求に役立つものであろう．

　音楽刺激のいくつかの属性は，主に右脳半球で処理される．したがって，これらの刺激属性を処理することは，聴覚様式の中の強い情動反応を媒介するのにより優れている右半球感覚−辺縁系の連結を作動させる，と我々は仮定する．右腹側の側頭前頭の連結は，音楽構造の単一様式による情動信号を解読することを容易にし，頭頂前頭部の背側連結は，覚醒のより一般的な感情反応と音楽信号への注意をもたらすと思われる．情動的な傾注を可能にする音楽刺激のより知的な熟慮，またはクロスモーダルな〔訳者註　複数の感覚間の相互関連を統合する働き〕連合は，左半球の左腹側辺縁系構造への投射による機能であると思われる．刺激を解読し記憶する方策の種類によって，半球優位は移動するものと考えられる（Bever & Chiarello, 1974）．

　このように，音楽刺激の複数の感情機能への影響には，神経学的な基礎があると示唆される．それは，新皮質と辺縁系構造の機能的な接続性を強める結果となる脳半球特有の処理に基づいている．感情機能への効果は，特に，気分障がい，感情障がい，不安な状態な人に音楽刺激を用いるとき，援助に役立つであろう．しかし，これらの提案された機能の正確な生物学的な基礎は，確立される必要がある．

　さらに，音楽刺激を通して異なるタイプの情動経験が喚起されることが示唆されている．神経学的な証拠は，感情的に適切な覚醒と注意の状態と，ムード／気持ちの変化を導くより即座の感情経験，そして連想的，ま

たはより認知的プロセスに基づいた経験の情動的な付帯状況の違いを指摘している．音楽聴取者に用いられる知覚，集中，そして解読／記憶の方策は，その音楽刺激にはどの情動機能が関係しているのかを決定する．したがって，それが適切に用いられたとき，音楽は感情的知覚とコミュニケーションを巻き込んで，学習プロセスの力強い推進力となる．

音楽療法士は，どのタイプの感情経験が，望まれる療法的な目標を援助するかを決める仕事に直面する．この決定に基づき，療法場面でのクライエントの適切な知覚，集中，そして解読／記憶の方策を促す音楽に基づいた療法活動が選択されるべきである．それは有益で，意欲を向上させ，感情豊かな経験で，適切な注意力のコントロール，気分の変化，感情の安定，そして不安／ストレス反応を軽減することを重要視したものであるべきである．

感情の神経的基盤：辺縁系と脳における報酬系

音楽の知覚が強力な感情経験をもたらすという観察は，音楽刺激の処理に辺縁系が関与しているということを示している（Goldstein, 1980; Hodges, 1996; Roederer, 1975）．音楽処理における辺縁系のさまざまな構造の特有の貢献は，まだ系統立てて研究されておらず，音楽への反応と音楽なしでの類似した反応タイプを関連させた状況的証拠とそれらの反応における辺縁系の関与について知られていることから判断しなければならない．陽電子放出Ｘ線断層写真撮影技法〔訳者註　PETスキャンのこと〕（Mazziotta & Phelps, 1983），機能的磁気共鳴映像法〔訳者註　fMRIのこと〕（Norman & Brant-Zawadski, 1983）による感覚刺激に対する局所的脳代謝と血流反応などの新しい脳イメージング技術の到来は，音楽刺激の影響下での皮質辺縁系機能の研究を可能にするであろう．

感情行動と動機づけ行動における辺縁系構造に関与した主だった歴史的に画期的な論文はパペツ（Papez）による研究「感情に関するメカニズムの提案」（1937）である．少々単純化されているが，彼のループの理論は大脳皮質，辺縁系構造，間脳の交互作用を示し，感情経験の解剖学的基盤

とみなされ，辺縁系構造と機能の研究をおおいに推し進める力を与えた．この研究は辺縁系を，感情，覚醒，注意，慣れ，社会的行動，学習，そして行動といった広範なことを受けもつ情報処理システムとして，特別な地位を与えた（Lamendella, 1977; MacLean, 1973; Nolte, 1981）．辺縁系構造の全体的なリストとしては一致した見解はないが，著者はすべて海馬と扁桃体を含めており，ほとんどの著者たちは視床下部，下垂体，視床を含めている．感覚情報は大脳に入る前に辺縁系構造に仲介されるが，交互的な投射も存在し，それによって皮質に導かれた情報は辺縁系によって処理，中継される方法が変化し，したがって，複雑な皮質辺縁系の交互作用を明らかにしていることを，詳細な説明に入る前に強調しておく必要がある（Nauta & Feirtag, 1979）．

　最も明確にされている海馬の役割は，学習と記憶に関するものである．関連のある入力を海馬組織へ供給する最も重要な部位は隣接した嗅内皮質で，これもまた側頭葉にある．これらの皮質の連結により海馬の構造は，ほぼすべてのタイプの感覚情報にアクセスがある．

　扁桃体は，意欲に関する行動と主観的感情経験に影響があると考えられている．扁桃体の求心性神経と遠心性神経の回路は複雑なものである．ほとんどの入力は眼窩，前方側頭葉と，前帯状皮質，嗅球から，またそれほど強力ではないが視床下部から受容される．

　海馬と扁桃体は両方とも，情動反応を伴う多くの自律神経系の生理的な覚醒と恒常性反応を調整する構造である視床下部に主として張り出している．したがって視床下部は，しばしば辺縁系構造の出力システムとよばれる．聴覚処理に関しては，ノータとドメシック（Nauta & Domesick, 1982）は，皮質下の辺縁系連結の神経回路の中で，傍小脳脚の視床下部腹内側核への張り出しは，聴覚神経回路の外側毛帯の中にあるほどかなり外側に位置する細胞から生じているので，視床下部へ聴覚情報を運ぶのであろうことの証拠を報告している．

　視床の機能はしばしば，新皮質への感覚入力の主たる中継ぎの駅と説明される．したがって，皮質辺縁系の相互作用に携わっている．ラメンデラ

（Lamendella, 1977）とプリブラムとクルーガー（Pribram & Kruger, 1954）は，辺縁系は，生物体の自己維持のために最も有益な反応を保証し，報酬，罰，快楽，痛みの感覚を与え，したがって，報酬の最大限の期待によって行動学習を導くと提案した．これらの著者によって示された脳の構造は，後帯状皮質，前側頭皮質，そして海馬である．くり返しとなるが，聴覚刺激の処理に関しては，海馬傍回の刺激がしばしば複雑な聴覚連合を導くことは，指摘に値するであろう（Guyton, 1986）．これらの構造は，生理的な内部状態と外界についての感覚情報の入力を受容し，人間の行動反応に応じて外界状態の肯定的，または否定的なフィードバック価値を査定することができるのである．情動性は，おそらく海馬の記憶機能と扁桃体により仲介された感情経験に基づき，罰と報酬の脈絡の中で生じ，実際の一連の行動の間にこれらの脳構造によって施与されるのであろう．この情緒反応の過程（プロセス）は，知覚と行動の間の関係の現れと特徴づけられる．この情緒反応の過程は，人間に内的に引き起こされたイメージによって刺激されうることをここで付け加えておく必要がある（Roederer, 1975）．

　サンシャインとミシュキン（Sunshine & Mishkin, 1975）は，連想による報酬機能を視覚信号へ結びつける視覚辺縁系の伝達経路があることを示した．脳半球に特有の感覚−辺縁系の連結についての先の議論をもとにすると，報酬機能を聴覚信号と結びつけることにかかわる聴覚と辺縁系の伝達経路があることを私たちは仮定することができる．レドゥ（Ledoux, 1993）による研究のようなものが，この仮説に対する証拠を提供するのである．

　脳の辺縁系の構造はまた，生化学の視点からみて，脳の報酬機能に関与しているものである．オールズとミルナー（Olds & Milner, 1954）は，重要な研究において，脳のある部分に電気刺激を与えると，このタイプの刺激を高い頻度と強度で継続することを目的とした自己刺激行動を引き起こすことを発見した．最も反応する部分は，今日では一般的に，辺縁系にある主要な縦の繊維伝達経路である内側前脳束の周辺にある脳の報酬組織中

枢とよばれる．ある種の精神障がいに対する実験的な治療においてこれらの領域に直接刺激を与えると，確かなウェルビーイングと快楽の感覚が広がる（Notle, 1981）．カテコールアミン，ドーパミン，ノルアドレナリン，エンドルフィンとエンケファリングループの内因性オピオイド神経ペプチドのような生化学的な物質が，脳の報酬システムの機能に関連している．d-アンフェタミンやクロールプロマジンのような気分に影響を与える薬物は，カテコールアミンの活動をブロックし，また自己刺激を妨げることから，脳の報酬系と気分に関係があるとみられる．

　最近の研究では，人の脳の報酬系の境界線を新皮質と脳幹まで広げ，あらゆるタイプの本能的な，また高度に知的な活動を生化学的な変化の影響によるものとみなしている．脳の報酬系の全領域は経路をもっており，しかし，辺縁系の内側前脳束を通して視床下部へ連結することから，辺縁系の機能の影響を脳活動のすべてのレベルに行使するのである．特に，先に述べたように（Routtenberg, 1978），近年の脳報酬に関する研究で，自己刺激行動を支えるのは嗅内皮質であり，そこから記憶，学習，感情行動にかかわる海馬組織へと（神経）繊維が伸びている．

　この文脈で，シナプス変化の際のある種の神経伝達物質クラスと神経ホルモンについてと，学習におけるシナプス変化の役割の関係に関する神経学的研究から示唆されることは，将来的に音楽療法の研究にとってかなり重要なことである（Kety, 1982）．その示唆するものとは，モノアミンと神経ホルモンはさまざまな感情状態のときに分泌されるのであるが，皮質のシナプスのフィールドに散布され，シナプス伝導性の持続的な変化を促しもたらす．シナプス行動のたゆまない変化はまた，学習に必要不可欠の特徴である．したがって，ケティは，認知的学習を伴うような情緒的な経験は，生物学的に同じ神経伝達物質の活性によって媒介されていることから，化学的シナプスのレベルで学習と記憶に影響を与えるとしている．

　脳の報酬系である辺縁系構造の音楽によって引き起こされた感情的至高経験に反応した生化学的な変化は，ゴールドシュテイン（Goldstein, 1980）によって研究されている．二重盲検法による研究において，選択

された音楽刺激への自己申告による「ぞくぞくする（スリル）」経験を妨害（ブロック）するために，エンドルフィン拮抗剤のナロクソンが用いられた．この研究の全被験者は感情の至高経験を報告しており，それは生理学的な反応を伴っていた．それらの経験は，19回までの独立した試行においてナロクソンの注射をすることに同意した10人中3人では顕著に弱められていた．この研究の結果は，三つのことを示している．(1)音楽は，報酬的な感情至高経験を引き起こす力強い刺激である（この研究に参加した人のほとんどによって報告されており，他の経験よりもよりその傾向が強いと記述されている）．(2)これらの感情経験は生理的な覚醒経験を伴っている．(3)データの中で統計的有意差の出ている部分は，音楽によって引き起こされた感情の至高経験を経験している間の神経ペプチドの反応性であると解釈することができる．ここで示されてきた辺縁系の機能，脳の報酬系と生化学的な反応性についての概観に照らしてみると，ゴールドシュテインがこれらの脳構造と機能を彼の研究の中でみられた反応の基礎となるものとして関連付けたことは，驚くに値しないであろう．彼は，音楽により誘発されたエンドルフィン放出によって引き起こされうるこれらの感情の至高経験を媒介する部位は，特に扁桃上部であろうと提案している．

　もっと明確な解釈をするためには，一般的な脳の神経生理学と音楽の応用についてさらに知る必要がある．しかし，中枢神経系のプロセスとその人間の行動への機能的な影響について理解し簡単に概観することが，音楽の療法における行動への影響を理解する前提条件となる．音楽刺激が療法において，行動変化の目標のために実用的な思考，感情，そして観察できる行動を喚起するという前提に，音楽療法士は実践の妥当性を置いている．したがって，音楽療法士の興味は，音楽処理の行動への密接なかかわりについての関連なしに，ただ脳がどのように音楽を処理するのかを研究するだけでは満足できない．これまでに示されている音楽処理の生理的，情動的な要素をもとに，音楽知覚では特有の神経的な処理を伴うという指摘は，中枢神経系処理の役割についての注意深い検証に導かれなければならない．それらの役割とは，(1)記憶，学習，そして感情，(2)気分，動機

づけ，パーソナリティーに影響する脳の報酬系における生化学的な変化についてである．

したがって，注意を要することであるが，我々は記憶，学習，そして複数の動機づけと感情状態に関与する特定の脳機能に作動することで，音楽刺激が人間の行動に生物学的に意味のある効果をもたらすことを提案する．音楽が強力な気分変化をもたらし，健康的な思考プロセスを活性化し，引きこもった，脳に障がいを負った，そして精神的に混乱したクライエントに，現実との接触をもつことを援助するという，よく報告されている実践観察は，音楽療法がより効果的な治療特性に向かっていくために，神経生物学研究の進歩と結びつかなければならない．

療法における音楽刺激

音楽，情動変容，そして行動変化

これまでに示された情報は，患者の認知的，情動的，そして知覚的機能に関する音楽療法のプロセスにおいて，音楽刺激にさらに特化した機能を割り当てることを可能にする．音楽刺激は，療法的な目標の到達に向けて方向づけされた能動的な思考と感情プロセスにクライエントを引き入れる．このことによって，療法のプロセスで用いられるが，上記に示された概説は，その音楽刺激の属性を描いたモデルに客観的な基礎を提供する．音楽刺激と行動プロセスの情動的構成要素の関係は（先の説でそれについては詳細に述べられているが），一般的な行動パターンと行動変容のプロセスの両者における情動行動の重要性を強調する近年の臨床的，研究的な見解をもとに，療法において特に注目を集めてきた（Rachman, 1980, 1981; Watts, 1983）．ストロサルとライネハン（Strosahl & Linehan, 1986）は，感情行動を多面的に査定する方法の発展と認証が急務であると述べている．彼らは，情動行動の二つの構成要素，すなわち，内的情動経験と効果的な心理社会的機能に必要であろう情動コミュニケーションを概念的に区別することを提案している．この脈絡の中で音楽療法は，情動的行動プ

ロセスにインパクトを与える強力な手段として，情動経験を内的に組織化し，また言語的，非言語的に情動コミュニケーションを実行する個人の能力を回復させ強化することをねらいとした特有の臨床技法を提供する．筆者の経験では，情動を処理するために音楽療法の技法と活動を適用するには，療法における五段階からなる一連の感情行動が有用である．音楽療法の技法と活動は，(1)感情の経験，(2)感情の指摘確認，(3)感情の表現，(4)他者の感情コミュニケーションの理解，(5)自身の感情行動の統合，統制，そして調整，を促すことに用いられる．

　他者の感情的コミュニケーションの解釈，内的な感情経験を同定し調整する，そしてその経験を他者に非言語的に伝達するための個人の能力（capacity）は，健康的な自我機能と社会的統合の最も重要な決定要素であることが示唆されている（Kemper, 1978; Scherer & Ekman, 1984; Zajonc, 1984）．音楽の行動への影響の基礎となる音楽刺激特性の神経心理学的なプロセスと，その効果に対する明確な理解を発展させることことは重要である．そうすることによって，音楽療法は，臨床的に重要な感情障がいが行動介入のためのターゲットとなる場合，重要で効率のよい治療手段となる．ラング（Lang, 1970）は，主観的，行動的，生理的な行動要素からなる感情の三系統分析を提案している．このシステムは，患者の行動の最も異常をきたしている要素をアセスメントのためにどのように的を絞り選択するかについて，音楽療法士に実用的で概念的な理解を提供することができる．

　この章の前二節では，情動系統に影響を与え，人間の経験と表現にとって意義のある反応を引き出す音楽刺激のユニークな特性についての理解のために，情報が集められ評価された．

　最後の段階では，情動状態と情動状態の変容が，療法のプロセスにおいて特有の重要性をもちうることを示す．ラックマン（Rachman, 1980）は，行動変容のための前提条件としての感情プロセスの有効性を示す研究を詳細に概観する中で，この重要性について報告している．ラング（Lang, 1977）とウォルプ（Wolpe, 1978）は，イメージと感情プロセスを

通した行動変容に欠かせないことは，療法の中で変化させようとする感情状態の少なくとも部分的な要素がイメージのプロセスにおいて呈示されていることであると指摘している．彼らの行動に基礎をおく研究は，強迫観念，恐怖感，恐怖症，不安状態，そして悲嘆の反応などの臨床症候群に集中している．ラックマン（Rachman, 1981, 1984）は，認知的な行動と情動的な行動の関係と，それらの療法プロセスにおける重要性について論じている．彼は，認知療法のアプローチが，今日の心理療法ではかなり普及しているにもかかわらず，いかに意味のある行動変化をもたらすことにしばしば失敗しているかについて詳細に述べている．気分／感情要素が明らかな行動は，純粋な洞察重視のテクニックにはしばしば特別に抵抗を示すのである．似たような指摘がバンドゥーラ（Bandura, 1977）によってもなされており，行動に影響を与える手段としては，言語による説得の有効性が比較的弱いことを論じている．

　情動的反応を変容させる認知的な操作については，多くの例が存在する（Beck, 1976; Meichenbaum, 1977）．しかしながら，情動と認知のプロセスが部分的に独立していて，またお互いに影響しあうという前提条件を基本とすると，臨床パラダイムの中で行動変容を促すための情動変容のためには，もっと直接的な療法の手続きが必要であるとラックマンは提案している．このように情動変容は，ある種の行動変容のための前提条件とみなされる．バンドゥーラは，変化は認知的なプロセスによって仲介されるのであるが，認知的な事象はパフォーマンス（遂行）を通しての成功経験によって最も容易に引き起こされ変容されると述べている．

　サザーランドら（Sutherland et al., 1982）は，侵入的で望ましくない認知作用を取り除く能力に対する気分状態の影響を比較する研究において，言語的な気分誘導と音楽による気分誘導方法を比較した．望ましくない思考（たとえば，煩わしい強迫観念の形態）は，多くの精神疾患の症状によくみられるもので，気分状態の変動に機能的に関連しているようである（Rachman & Hodgson, 1980）．このことから，サザーランドの研究が，誘導された幸福な状態よりも悲しい状態において不快な思考が取り除きにく

いという結果を示したことは，驚くべきことではない．しかし，気分状態を変容し保持することにおいて，音楽による気分誘導方法が言語による方法よりも優れているという結果が示された．その結果，音楽で誘導された幸福な状態において，望ましくない状態はより効果的に除去されたのである．

　サザーランドは，気分状態と（ある気分状態を）除去する作用の関係を解釈するにあたり，精神不安感の中では，ネガティブな思考をより快適な思考に変更することは，より困難であると示唆している．ティースダールとテイラー（Teasdale & Taylor, 1981）は，彼らの研究の結果から，うつ的な気分においては，ネガティブな情報の影響をより受けやすくなるとしている．したがって，サザーランドは，特定の煩わしい思考や行動に関心を払う前に，現存の気分状態に主要な焦点をおくという療法のための段階的なアプローチを提言している．精神疾患があり刑務所に服役しているクライエントに対し，現存の気分／感情状態を変容するための音楽の効果については，自己申告尺度によって計測されたものが，タウト（Thaut, 1989）によっても示されている．

　前述の考察は，音楽療法にとって重要なものである．なぜならそれは，音楽によって喚起された情動反応が情動変容を可能にするということを示したもので，それは行動変容をめざした療法プロセスの不可欠な部分として重要性をもつことになる方向性を示しているからである．ここで示されたデータは，実質的に精神科領域のリハビリテーションにおける音楽の活用のための二つの概念的な方向性を示すものである．(1)音楽は特定の連想を通して特定の情動反応を引き起こしうるもので，それは介入の必要となる行動に関連したものである．(2)音楽は，その心理的／照合的属性の知覚を通して非特定の快い感情的／気分変化を引き起こしうるもので，それが今度は認知的再統合と行動再編成を促し，思考と情動状態の変化と明白な行動の変化をもたらす．情動変容と行動変容の関係は，行動と療法に関する文献の中で新たな注目を浴びているが，情動行動にアクセスし，変容させるための能率的な療法のテクニックを探す必要性を示している．ラッ

クマン（Rachman, 1981）が，音楽は療法的目的のために情動システムに供給する効果的な手段であると指摘しているのは，驚くことではない．音楽のこの機能を理解し評価することは，療法において思考，感情，行動の変容をもたらすための音楽の刺激属性と音楽の神経心理学的な処理を関連させるモデルの中の最後の連結をなすものであり，したがって音楽療法を，認知的な精神科リハビリテーションの枠組みにおいて，神経精神医学的治療の手段として確立するのである．

療法における音楽の統合モデル

刺激属性，喚起された情動反応，そして情動変容についての治療に特有のモデルを示す前に，実用的に重要性のある四つの点を述べておかなければならない．

1. 反応の喚起は，受容的な，聴取を主とした，または表現的な，演奏を主としたさまざまな音楽的な環境設定の中で起こりうる．
2. 実際の療法プロセスの中での音楽刺激属性の治療特異性は，クライエント各自の個人的メンタルな傾向と社会文化的な背景に影響を受け，人間資源の脈絡の中で展開される．したがって，音楽療法士は，クライエントの好みや選択，音楽様式に対する精通（の度合い）とともに，クライエント各自の今現在の機能レベルと覚醒に対するニーズを知っていなければならない．異なるタイプの音楽は，クライエントのその時のニーズ，好み，固有の刺激属性，そして関連した反応の枠組みの中で，クライエント各自に対して覚醒の方向性と強度の上で異なる潜在力をもつ．音楽療法士は，望まれた経験と反応を達成するためにどのタイプの音楽刺激が適切な心理生理学的，照合的，生態学的な属性をもつのかを決定しなければならない．したがって，音楽療法士は，意義のある刺激を提供し意義のある反応を促すために，各自の異なる反応パターンを査定しなければならない．
3. 音楽療法士は，音楽を通して意義のある経験が起こる療法的な環境

を作らなければならない．それは，適切なセッションの構造，活動を通したガイダンス，信頼あるラポールと交流，そしてたとえば，指示，適切な媒体，または準備的な練習を通しての集中と意味のある知覚をもたらすことを含む．
4. 音楽療法士はクライエントとともに，個人のウェルビーイングと機能レベルについて，引き出された反応を評価し，これをクライエントのための行動目標に翻訳しなければならない．しかし，まず第一に，治療に特化された音楽経験が行われなければならず，(それが)療法の場面において意味のある経験と反応を促進するものであり続けるのである．

次に示すモデルはさまざまな音楽の刺激属性，脳における処理，引き出されたクライエントの反応，そして臨床的目標を療法のプロセスの中で関連しあっているものとして描いたものである．このモデルは，異なる中枢神経系の処理と調停された知覚反応に基づき，活性化のエネルギー，珍しさ／驚愕／明瞭さ，そして音楽以外の，生態学的に顕著な連合という特定の経験軸の中でそれぞれが覚醒／情動反応を引き起こす音楽刺激の三つの属性を示している．これらの経験の特質は，報酬，動機づけ，喜び，肯定的なフィードバック，緊張の解放，そして洞察の観点により，クライエントにとってのそれらの感情的，価値的な評価が決まる．この価値判断プロセスの結果は，知覚された利益，神経学的な変化，喚起された情動変容の行動目標への翻訳の点から，音楽療法経験の結果を決定する（図1-1参照）．

心理物理的な属性 —— 活性化における経験
音楽刺激の心理物理学的な特性が活性化行動，エネルギーレベル，興奮，そして刺激に与えるポジティブな影響は，クライエントへの即座の報酬的経験または不安状態の軽減をもたらすことで，特に価値のあるものである．その影響は，支援的な，または短期の療法の場において，残存の健

康的でポジティブな感覚と行動を刺激することで，そして行動の変化への意欲を与えることで，機能するのである（たとえば，統合失調症の患者で無関心で引きこもった段階，または内的な刺激に活発に反応している人の治療に携わっている場合）．先に示した研究データは，脳の報酬の中枢を刺激することで，精神障がいにおいてポジティブで広範なウェルビーイングの感覚をもたらすこと示している．臨床データは，精神障がいをもつ患者が運動活動の増加，言語活動の増加，ポジティブな気分変化に関して音楽刺激にポジティブに反応することを示唆している．音楽刺激の覚醒レベルへの影響とその自律神経，中枢神経，運動，感覚組織への効果は，それらの変化の原因を説明するものであろう．反対に，多動，不安，緊張状態における非覚醒化，または適度に調整された覚醒は，適切な心理生理的な特性をもつ音楽作品によってもたらされるであろう．音楽鑑賞または音楽演奏を通しての興奮，エネルギー，そして刺激の経験もまた，報いのある，快楽的な，そして現実に基礎をおいた自己の経験を提供する．音楽による活性化の経験は，クライエント（たとえば，他の感覚または運動領域で達成することが妨げられている重複障がいの子ども）に価値のある，予測のつきやすい，そして生物学的に意味のある援助的刺激経験を提供する．

照合的属性 —— 構造の中での経験

音楽における構造的な経験は，音楽療法において，いくつかの療法的目標の中心的なものである．臨床的なデータは，音楽刺激がしばしば自閉症，頭部損傷，精神障がいなどのさまざまな知覚的問題を患う人に，機能的な知覚反応を喚起することを示唆している（DeLong, 1978; Tanguay, 1976）．有益で，時間秩序のある音楽要素の知覚は，〔患者に　訳者追加〕機能的に残されており，音楽処理の神経学的原則に基づくもので，したがって，現実知覚と認知的な首尾一貫性を発達させ促すために用いることができる（Gaston & Eagle, 1970）．言語的なアプローチが不可能でそのような働きかけに適切に反応することがない数名の精神障がいの患者が，音楽を基礎とした療法的な取り組みでは機能的な行動で反応することが，

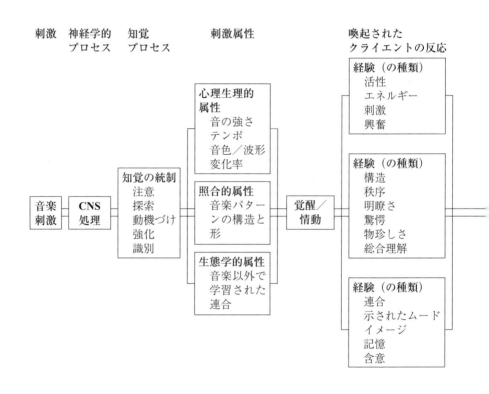

図1-1 音楽療法プロセスにおける音楽知覚

喚起された クライエントの反応		臨床的目標	
クライエントの現段階における機能レベル 覚醒のニーズ			活性化の経験に特化された行動的な変化 　アパシー(無関心)／無気力の変化 　エネルギーレベルの変化 　運動的活動量の変化 　即座の感情経験の供給
情動経験の評価（方向性と強度について） 　報酬 　快楽 　動機づけ 　励みとなる刺激 　肯定的なフィードバック	情動変容	行動変容−非特定的な属性 　気分状態を変化させる 　自己経験に報酬を与える 　不安／緊張を緩和する 　病気についての憂慮から気をそらす 　注意力／集中力を高める 　感情経験を刺激し表現する 　自分自身の思考／感情／行動について洞察する	構造（枠組み）の中での経験に特化した行動的な変化 　感覚的に秩序ある行動の強化 　報酬的で恐怖感を呼び起こさない現実検討 　聴覚的／知覚的な技術の訓練 　情動的な媒体による認知的／分析的技術の訓練 　即座の感情経験の供給
クライエントの好み，選択，熟知の度合い			連合の経験に特化した行動的変化 　重要な記憶想起 　回想を通した感情の処理 　連想的経験を通した感情学習

しばしば臨床的に観察されている.

さらに,精神的な秩序に関する機能的行動の知覚と情動の領域は,音楽知覚の中の経験を通して刺激される.この経験は,音楽に対して高度に訓練された分析的な反応である必要はない.神経学的な処理の原則を基礎として(最小努力の原則と連続的で同時的な知的な処理の原則),彼または彼女の固有の反応パターンに沿って刺激が選択されたのであれば,おのおののクライエントは,音楽刺激の有意義な知覚を生み出すことができる.秩序,明瞭さ,理解,そして音楽構造の中の緊張とその解放の経験は,導かれた音楽鑑賞,楽器演奏,そしてそれに続く言語化を通して,有意義な感覚刺激を知覚し,認知的,情動的に知覚し反応することについて,彼または彼女の行動を整えるのを助ける.

構造的経験の三番めの側面は,単純／複雑,珍しさ／熟知,明瞭さ／あいまいさ,緊張／解決として説明される音楽的事象の知覚的処理の中で繰り広げられる感情的,感覚的な反応,報酬,心地よさ,ポジティブなフィードバック,緊張の解放に関してのそれらの快楽的な価値である.構造的経験のこの側面は,方向づけられた感情経験を提供し,気分状態の変容をめざし,ストレスと不安の軽減を促すために用いることができる.たとえば,構造的で「音楽的」な緊張が予測可能で快楽的な方法で高められ解放される音楽的な事象は,クライエントのニーズに応じて適切な覚醒と非覚醒の低下を彼または彼女に引き起こすことにより,力強いリラクゼーションと,不安に立ち向かうための手段となるであろう.

生態学的属性 —— 連想の経験

連想による経験は,音楽内容の中に含まれているのではなく,音楽刺激とともに学習された連想によって得られたもので,指定されたムード,または暗示された経験,記憶,そして個人的なイメージからなるものである.クライエントは,内面の心理的な出来事に反応するのであり,実際の音楽刺激から聴こえてくるものに反応するのではない.したがって,連想による経験の発生は,個人特有の反応で,クライエントの過去の経験また

は時にはとても自発的で個人的な連想によって形成され，刺激されるものであるから，音楽療法士が制御したり予測することは難しい．音楽療法士は，しばしば音楽経験のこの側面を療法における外面的に観察される行動，思考，感情反応と関連づけて必要以上に強調するミスを犯す．これは，歴史的に音楽反応を非音楽的行動機能に移行するモデルがなかったことから生じたものである．

　精神疾患をもつクライエントは，内観的で，連想的な思考と感情プロセスからよりも，構造と活性化の中で，音楽によって展開された経験を通した彼らの日常的な機能における情動的変化から，より多くの利益を得るだろう．現実に基づいた「いま・ここで」の感情経験は，音楽における構造と活性化を通して，統合失調症のクライエントの「sealing over」のプロセス，またはコヒーレンス（首尾一貫性，調和）訓練のアプローチを援助し，または具体的で，即座の自己のポジティブな経験，または健康的な交流を刺激するであろう．これとは異なる理由により，身体的または感覚的な障がいをもつ子どもたちは，連想を強調した音楽経験よりも，楽器演奏または歌唱の療法を通した構造と活性化の経験の中で，より大きな報酬的価値と意欲を感じるであろう．

　しかしながら，連想による反応は，音楽刺激への反応の中でもよく報告されている部分である．たとえば，それらは重要な人生経験を思い出すことで，しばしば主要な情動プロセスを映し出す．なぜなら，主要な連想される内容が感情行動を強調するものでない場合でも，音楽刺激が連想経験の中の関連し付随したことを思い起こさせるからである．音楽刺激は，クライエントにとっての感情的価値に関して，引き起こされた経験を解釈することを助ける（Zwerling, 1979）．このプロセスは，人生経験の中の重要な感情への気づきと認識を促すであろう．このように，心像を通した抑圧された感情の気づき，重要な記憶の想起，示された気分の経験，ストレス軽減は，音楽の連想経験の主な療法的目標なのである．

まとめ

先の考察は，人間性の健康的な心理的機能の領域での認知的，情動的，そして知覚的な側面に焦点をあてたセラピーにおける音楽の活用のための体系的なモデルを示すために，治療における音楽刺激の限定性を強調してきた．考察とモデルの両者は，音楽刺激の効果の客観的な神経学的基礎と，それらおのおのの刺激属性と連想的反応を，知覚的，評価的な音楽処理の主観的な因子とともに，予測可能で，分析的，そして計測可能な治療結果に到達するために統合しようとするものである．

参考文献

Applebaum, E., Egel, A., Koegel, R., & Imhoff, S. (1979). Measuring musical abilities of autistic children. *Journal of Autism and Developmental Disorders*, 9, 279-285.

Bandura, A. (1977). *Social learning theory*. Englewood Cliffs, NJ: Prentice-Hall.

Bear, D. M. (1983). Hemispheric specialization and the neurology of emotion. *Archives of Neurology*, 40, 195-202.

Bear, D. M., & Fedio, P. (1977). Quantitative analysis of interictal behavior in temporal lobe epilepsy. *Archives of Neurology*, 34, 454-467.

Bear, D. M., & Schenk, L. (1981). Increased autonomic responses to neutral and emotional stimuli in patients with temporal lobe epilepsy. *American Journal of Psychiatry*, 138, 843-845.

Beck, A. (1976). *Cognitive therapy*. New York: International Universities Press.

Belin, P., Van Eeckhout, P., ZZibovicius, M., Remy, P., Francois, C., Guillaume, S., Chain, F., Rancurel, G., & Sampson, Y. (1996). Recovery from nonfluent aphasia after melodic intonation therapy. *Neurology*, 47, 1504-1511.

Berlyne, D. E. (1971). *Aesthetics and psychobiology*. New York: Appleton-Century-Crofts.

Berlyne, D. E., & Borsa, D. M. (1968). Uncertainty and the orientation reaction. *Perception and Psychophysics*, 3, 77-79.

Bever, T. G., & Chiarello, R. J. (1974). Cerevral dominance in musicians and nonmusicians. *Science, 199,* 852-856.

Biller, J. D., Olsen, P. J., & Breen, T. (1974). The effect of "happy" versus "sad" music and participation on anxiety. *Journal of Music Therapy,* 11, 68-72.

Claussen, D. & Thaut, M. H. (1997). Music as a mnemonic device for children with learning disabilities. *Canadian Journal of Music Therapy,* 5, 55-66.

Clynes, M. (1978). *Sentics: The touch of emotions.* New York: Anchor Books.

Crozier, J. B. (1973). *Verbal and exploratory responses to sound sequences of varying complexity.* Unpublished doctoral dissertation, University of Toronto.

Delong, G. R. (1978). A neuropsychological interpretation of infantile autism. In M. Rutler & E. Schopler (Eds.), *Autism: A reappraisal of concepts and treatment* (pp. 207-218). New York: Plenum Press.

Eagle, C. T. (1973). *Effects on existing mood and order of presentation of vocal and instrumental music on rated mood responses to that music* [Review by K. H. Mueller]. *Council for Research in Music Education,* 32, 55-59.

Galaburda, A. M., Sanides, R., & Geschwind, N. (1978). Human brain: Cytoarchitectonic left-right asymmetries in the temporal speech region. *Archives of Neurology,* 35, 812-817.

Gardner, H., Silverman, J., Denes, G., Semenza, C., & Rosenstiel, A. V. (1977). Sensitivity to musical denotation and connotation in organic patients. *Cortex,* 13, 242-256.9.

Gaston, E. T., & Eagle, C. T. (1970). The function of music in LSD therapy for alcoholic patients. *Journal of Music Therapy,* 7, 3-19.

Gates, A., & Bradshaw, J. (1977). The role of the cerebral hemispheres in music. *Brain and Language,* 4, 403-431.

Geschwind, N. (1965). Disconnextion syndromes in animals and man. *Brain,* 88, 237-294.

Gfeller, K. (1983). Musical mnemonics as an aid to retention with normal and learning disabled students. *Journal of Music Therapy,* 20, 179-189.

Goldstein, A. (1980). Thrills in response to music and other stimuli. *Physiological Psychology,* 8, 126-129.

Greenberg, R. P., & Fisher, S. (1972). Some differential effects of music on projective and structured psychological tests. *Psychological Reports,* 28, 817-820.

Hedden, S. K. (1971). *A multivariate investigation of reaction profiles in music listeners and their relationship with various autochthonous and experiential characteristics.* Unpublished doctoral dissertation, University of Kansas.

Heilman, K. M., Schwarz, H. D., & Watson, R. T. (1978). Hypoarousal in patients with the neglect syndrome and emotional indifference. *Neurology*, 88, 229-232.

Hernandez-Peon, R. (1961). The efferent control of afferent signals entering the central nervous system. *Annals of New York Academy of Science,* 89, 866-882.

Hodges, D. A. (Ed.), (1996). *Handbook of music psychology,* (2nd ed.). San Antonio, TX: University of Texas at San Antonio IMR Press.

Iversen, S., & Fray, P. (1982). Brain catecholamines in relation to affect. In A. L. Beckman (Ed.), *The neural basis of behavior* (pp. 229-272.). New York: Spectrum.

Kemper, T. (1978). *A social interaction theory of emotions*. New York: Wiley.

Kety, S. (1982). The evolution of concepts of memory: A overview. In A. L. Beckman (Ed.), *The neural baiss of behavior.* New York: Spectrum.

Lamendella, J. T. (1977). The limbic system in human communication. In H. Whitaker and H. Whitaker (Eds.), *Studies in neurolinguistics, Vol.3*(pp. 157-222). New York: Academic Press.

Lang, P. (1970). Stimulus control, respomse control and the the desensitization of fear. In D. Levis(Eds.), *Learning approaches to therapeutic behavior* (pp. 266-281). Chicago: Aldine Press.

Lang, P. (1977). Imagery in therapy. *Behavior Therapy*, 8, 862-886.

Lazarus, R. (1984). Thoughts on the relations between emotion and cognition. In K. Scherer & P. Ekman (Eds.), *Approaches to emotion* (pp. 247-258). Hillsdale,   N   J : Erlbaum.

Ledoux, J. E. (1993). Emotional memory systems in the brain. *Behavioral Brain Research*, 58, 69-79.

Litchman, M. D. (1977). The use of music in establishing a learning environment for language instruction with autistic children. (Doctoral dissertation, State University of New York at Buffalo, 1976). *Dissertation Abstracts International, 57,* 4992A. (University Microfilms No. 77-3557)

MacLean, P. D. (1973). *A triune concept of the brain and behavior.* Toronto: Toronto University Press.

Madsen, C. K., Greer, R. D., & Madsen, C. H. (Eds.). (1975). *Research in mimic behavior: Modifying music behavior in the classroom.* New York: Teachers College Press.

Mandler, G. (1984). *Mind and body.* New York: Norton.

Marteniuk, R. G. (1976). *Information processing in motor skills.* New York: Holt, Rinehart & Winston.

Mazziotta, J. C., & Phelps, M. E. (1983). Human neuropsychological imaging. Studies of local brain metabolism and blood: strategies and results. *Archives of Neurology, 40,* 767.

McDougall, W. (1908). *An introduction to social psychology.* London: Methuen.

McMullen, P. (1977, March). *Descriptive models of verbal responses to musical stimuli.* Papet presented at Music Educators National Conference, North Central-Southwestern Division Convention, Kansas City: MO.

McMullen, P. (1996). Music as perceived stimulus object and affective responses: An alternative theoretical framework. In D. A. Hodges (Ed.), *Handbook of music psychology,* (pp. 387-400). Antonio IMR Press.

Meichenbaum, D. (1977). *Cognitive behavior modification.* New York: Plenum.

Meyer, L. (1956). *Emotion and meaning in music.* Chicago: University of Chicago Press.

Nauta, W., & Domesick, V. (1982). Neural associations of the limbic system. In A. L. Beckman (Ed.), *The neural basis of behavior* (pp. 175-206). New York: Spectrum.

Nauta, W., & Feirtag, M. (1979). The organization of the brain. *Scientific American,* 41, 88-111.

Nielzen, S., & Cearec, Z. (1981). On the perception of emotional meaning in music. *Psychology of Music,* 9, 17-31.

Nielzen, S., & Cearec, Z. (1982). Emotional experience of music as a function of musical structure. *Psychology of Music,* 10, 7-17.

Nolte, D. (1981). *The human brain: An introduction to its functional anatomy.* St. Louis: C. V. Mosby.

Norman, D., & Brant-Zawadski, M. (1983). Nuclear magnetic resonance in the diagnosis of CNS disorders. *Archives of Neurology,* 40, 7-68.

Olds, J. (1962). Hypothalamic substrates if reward. *Physiological Review,* 42, 554-604.

Olds, J., & Milner, P. (1954). Positive reinforcement produced by electrical stimulation of septal area and other regions of rat brain. *Journal of Comparative Physiology,* 47, 419-427.

Orton, N. R. (1953). *Application of the iso-moodic principle in the use of music with psychotic and normal subjects.* Unpublished master's thesis, University of Kansas.

Panzarella, R. (1977). *The phenomenology of peak experiences in response to music and visual art and some personality correlates.* Unpublished doctoral dissertation, City University of New York.

Papez, J. W. (1937). A proposed mechanism of emotion. *Archives of Neurology and Psychiatry, 38,* 725-743.

Parsons, L. M., & Thaut, M. H. (in press). Functional neuroanatomy of the perception of musical rhythm in musicians and nonmusicians. *NeuroImage.*

Patel, H., Price, C., Buron, J. C., Wise, R., Lambert, J., Frackowiak, R. S., Lechevalier, B., & Eustache, F. (1997). The structural components of music perception: A functional anatomical study. *Brain,* 120, 229-243.

Peretti, P. O., & Swenson, K. (1974). Effects of music on anxiety as determined by physiological skin responses. *Jornal of Research in Music Education, 22,* 278-283.

Pike, A. (1972). A phenomenological analysis of emotional experience in music. *Journal of Research in Music Education, 20,* 262-267.

Pilon, M. A., McIntosh, K. W., & Thaut, M. H. (1998). Auditory vs visual speech timing cues as external rate control to enhance verbal intelligibility in mixed spastic-ataxic dysarthric speakers: A pilot study. *Brain Injury, 12,* 793-803.

Plutchik, R. (1962). *The emotions: Facts, theories and a new model.* New York: Random House.

Poliakov, G. (1972). *Neuron structure of the brain.* Cambridge, MA: Harvard University Press.

Pribram, K. H., & Kruger, L. (1954). Functions of the "olfactory brain." *Annals of the New York Academy of Sciences,* 58, 109-138.

Rachman, S. (1980). Emotional processing. *Behavior Research and Therapy, 18,* 51-60.

Rachman, S. (1981). The primay of affect: Some theoretical implications. *Behavior Research and Therapy, 19,* 279-290.

Rachman, S. (1984). A reassessment of the "primacy of affect." *Cognitive Therapy and Research, 8,* 579-584.

Rachman, S., & Hodgson, R. (1980). *Obsessions and compulsions.* Englewood Cliffs, NJ: Prentice-Hall.

Roederer, J. (1974). The psychophysics of musical perception. *Music Educators Journal, 60,* 20-30.

Roederer, (1975). *Introduction to the physics and psychophysics of music.* New York: Springer.

Routtenberg, A. (1978). The reward system of the brain. *Scientific American, 239,* 154-

164.

Scherer, K., & Ekman, P. (Eds.). (1984). *Approaches to emotion*. Hillsdale, NJ: Erlbaum.

Schoen, M. (Ed.). (1927). *The effect of music*. New York: Harcourt Brace.

Sergent, J. (1992). Distributed neural networks underlying musical sight-reading and keyboard performance. *Science, 257*, 106-109.

Shatin, L. (1957). The influence of rhythmic drum beat stimuli upon the pulse rate and general activity of long-term schizophrenics. *Journal of Mental Science, 103*, 172-188.

Simonov, P. V. (1986). *The emotional brain*. New York: Plenum.

Springer, S. P., & Deutsch, G. (1985). *Left brain, right brain*. New York: Freeman.

Stephan, K. M., Thaut, M. H., Wunderlich, G., Schicks, W., Tian, B., Tellmann, L., Schmitz, T., Herzog, H., McIntosh, G. C., Seitz, R. J., Hömberg, V. (2002). Conscious and subconscious sensorimotor synchronization: Prefrontal cortex and the influence of awareness. *NeuroImage*, 15(2), 345-352.

Stevens, E. A. (1971). Some effects of tempo changes on stereotyped rocking movement of low-level mentally retarded subjects. *American Journal of Mental Deficiency, 76,* 76-81.

Strosahl, K., & Linehan, M. (1986). Basic issues in behavioral assessment. In A. Ciminero, K. Calhoun, & H. Adams (Eds.), *Handbook of behavioral assessment* (2nd ed.) (pp.12-46). New York: Wiley.

Sunshine, J., & Mishkin, M. (1975). A visual-limbic pathway serving visual associative functions in rhesus monkeys. *Federal Proceedings*, 34, 440.

Sutherland, G., Newman, B., & Rachman, S. (1982). Experimental investigations of the relations between mood and intrusive, unwanted cognitions. *British Journal of Medical Psychology, 55,* 127-138.

Tanguay, P. (1976). Clinical and Electrophysiological research. In E. R. Ritvo (Ed.), *Autism: Diagnosis, current research and management* (pp. 75-84). New York: Spectrum.

Teasdale, J., & Taylor, R. (1981). Induced mood and accessibility of memories: An effect of mood state or of induction procedure? *British Journal of Clinical Psychology, 20*, 39-48.

Tecchio, F., Salustri, C., Thaut, M. H., Pasqualetti, P., & Rossini, P. M. (2000). Conscious and preconscious adaptation: A MEG study of human brain responses. *Experimental Brain Research, 135,* 222-230.

Thaut, M. H. (1987). Visual versus auditory (musical) stimulus preferences in autistic children. *Journal of Autism and Developmental Disorders, 17,* 425-432.

Thaut, M. H. (1989). The influence of music therapy interventions on self-rated changes in relaxation, affect, and thought in psychiatric prisoner-patients.*Journal of Music Therapy, 26,* 155-166.

Ungerleider, L. G., & Mishkin, M. (1982). Two cortical visual systems. In D. J. Ingle, R. Mansfield, and M. A. Goodale (Eds.), *The analysis of visual behavior* (pp. 549-586). Cambridge, MA: MIT Press.

Vitz, P. C. (1966). Affect as a function of stimulus variation. *Journal of Experimental Psychology, 71,* 74-79.

Wallace, W. T. (1994). Memory for music: Effect of melody on recall of text. *Journal of Experimental Psychology, 20,* 1471-1485.

Watson, J. B. (1924). *Behaviorism.* New York: W. W. Norton.

Watts, R. (1983). Affective cognition: A sequel to Zajonc and Rachman. *Behavior Research and Therapy, 21,* 89-90.

Wedin, L. (1972). A multidimensional study of perceptual-emotional qualities in music. *Scandinavian Journal of Psychology, 13,* 241-257.

Wolpe, J. (1978). Self-efficacy theory and psychotherapeutic change. *Advances in Behavior Research and Therapy, 1,* 231-236.

Wundt, G. (1874). *Grundzuege der physiologischen Psychologie.* Leipzig: Engelmann.

Zajonc, R. B. (1984). On primacy of affect. In K. Scherer & P. Ekman (Eds.), *Approaches to emotion* (pp. 259-270). Hillsdale, NJ: Erlbaum.

Zattore, R. (1984). Musical perception and cerebral function: A critical review. *Music Perception, 2,* 196-221.

Zattore, R., Evans, A. C., & Meyer, E. (1994). Neural mechanisms underlying melodic perception and memory for pitch. *Journal of Neuroscience, 14,* 1904-1919.

Zwerling, I. (1979). The creative arts therapies as "real therapies." *Hospital and Community Psychiatry, 30,* 841-844.

第2章

音楽刺激への生理的,運動的な反応

マイケル・H.タウト

　この章は,人間の音楽刺激への生理的,運動的な反応の影響について,臨床的,研究的なデータの評価を提供するものである.ここでは,(1)自律神経,中枢神経の機能の変化とそれらがどのように情動的覚醒と不安／リラクゼーション反応に関連しているのか,そして,(2)運動反応と,それらが運動領域のリハビリテーションのプロセスにどのように関連しているのか,について述べる.この章の目標は,特有の音楽刺激属性とそれらの臨床テクニックへの適用に関して,これらの領域における音楽療法の介入が有効であると証明することである.

中枢,自律神経系への効果

　自律神経,中枢神経系の音楽刺激への反応については,100年以上の間,研究され報告されてきた.ウェルド（Weld, 1912）とディゼレンス（Diserens, 1923）は1920年以前の研究の素晴らしいレビューを提供しており,ダイノウ（Dainow, 1977）とホッジズ（Hodges, 1996）は両者とも,1920年以降の関連する研究を網羅した簡潔な概説を提供している.最も一般的に検証されてきた生理的な変数は心拍数,脈拍数,血圧,呼吸,皮膚反応,脳波,筋肉反応である.すべての研究は,音楽刺激が生理的反応に影響を与えるという見解をかなり明確に裏付けている.しかし,反応

パターンについては明らかな方向性が示されたものは少ない．
　自律神経への効果（たとえば，心拍数や皮膚反応）の増加，または減少が，同じタイプの音楽への反応として見出されている．たとえば，鎮静的な音楽対刺激的な音楽の効果の比較は，しばしば用いられる差異化であるが，さまざまな生理的な反応をもたらしている（Gaston, 1951）．
　ホッジズ（Hodges, 1996）は，1920年から今日までの文献のレビューにおいて，次のようなことを見出した．七つの研究においては，刺激的な音楽が心拍数と脈拍数を増加させ，鎮静的な音楽がこれらの値を減少させる傾向があると示されている．二つの研究ではどちらのタイプの音楽も心拍数の変化をもたらさない，としている．ホッジズはまた，三つの研究では両方のタイプの音楽が心拍数と脈拍数を増加させる結果になっていたことを報告している．最後に，彼は六つの研究においては，音楽によって変化がもたらされなかったことを報告している．ホッジズは，これらの研究の結果が一致していない理由を三つ挙げている．それらは，(1)刺激の定義が広範すぎること，(2)測定の方法が信頼できるものでなく，また研究デザインがさまざまであること，そして，(3)検証する状況そのものが，交絡因子を含んでいるためである．
　古典的な実験において，アックス（Ax, 1957）は，被験者を「怒り」と「恐怖」という刺激条件に暴露することによって，二つの異なる生理的パターンを区別することができるとした．シャクター（Schachter, 1957）は，これらの結果を反復することができたが，彼は後に，かなり変動的な心理的経験において類似の自律神経への効果が生じることを発見した．結局彼は，さまざまな感情状態における生理的な区別が存在することについて，疑問を投げかけた（Schachter, 1964）．レイシーとレイシー（Lacey & Lacey, 1970）は，アックス（1957）の研究以来，感情経験に対するユニークな生理的反応が発見されていないことを受けて，個人的な「反応特性」または「反応のステレオタイプ（定型）」という概念を提唱した．これは，与えられた刺激に対して，各自が独自の生物学的反応パターンをもっているということである．人は，刺激の特徴，生理的反応，そして心

理的経験という三つの要素の間で，安定した関係を示す個人特有の方法で反応する．この指摘は，被験者間に共通する反応定型を探すこととは相反するものである．ハラーとハラー（Harrer & Harrer, 1980）は，個人の反応の定型を支持する研究の中で，被験者間の反応パターンを決定する可能性のあるいくつかの因子を表した．それらは，(1)個人の自律神経系の調整プロセスの不安定性と安定性（体質，年齢，性別，生活様式，生理的なフィットネス，健康状態，一時的な疲労に影響を受ける），(2)個人の情動的な反応性，そして(3)音楽以外の連想，好み（taste），選択（preference）〔訳者註 Abelesによると，tasteは，広範囲な物や事柄に対する比較的長期的な価値観や傾倒のことをさし，preferenceは，選択肢の中からのより短期的で特定的な選択のことをさす〕，そして検査の状況によって形成される刺激に対する個人の態度である．これらに加え，ハラーとハラー（Harrer & Harrer, 1980）は，能動的な音楽演奏は，意図的に無関心でいようとすることによって抑圧することができない強い自律神経系の反応の上昇をもたらすと提案している．

　複数の実験の検証結果は，(1)生理的変化は，非常に個人特有な方法で示されること，(2)音楽刺激は，反応定型の概念の中において，著しくこれらの変化に影響を与えることを示している．音楽療法士は，クライエントの心理生理的な反応の形成に影響を与える因子を見つけようとする．セラピストは，クライエントに有意義な心理的，生理的経験を提供するためには，クライエントのある音楽刺激に対する覚醒反応，自律神経と感情の反応性，現在の気分，態度，そして好みについて判定しなければならない．

　ある生理的な反応（特に自律神経の）が意図的に引き起こされる状況については，特別な配慮をするに値する．たとえば，脈拍，血圧，呼吸数，筋緊張などの低下といったいくつかの生理的な計測は，一般的なストレス不安経験の低下の指標とみなされている．この関係性については，臨床，研究文献において多く報告されている（Jacobson, 1974; Wolpe, 1965）．この根底にある概念は，次のように要約できる．生理的なリラクゼーション

は，不安とは相容れないもので，生理的な緊張によって反応する習癖は，不安によって反応する習癖をさえぎる．そして，その反対も同様である（Hernandez-Peon, 1961; Marteniuk, 1976）．生理的反応に影響を与えることによる不安／ストレスの軽減に焦点をあてるとき，音楽療法士は，方向性のある「刺激－反応」の関係を求める．しかし，適切な音楽刺激の選択は，先にも述べたように個人の反応性パターンの判定によって異なるのである．リラクゼーション訓練のための音楽の活用を示した研究は，不安とストレス軽減のための音楽の有効性を立証している．関連文献の簡潔なレビューは，アベレス（Abeles, 1980）とスタンレー（Standley, 1986）によって提供されている．最近の研究者は，個人の反応性パターンの概念を支持し，音楽を選ぶ際のクライエントの好みの重要性を強調している（Stratton & Zalanowski, 1984）．

これまでに述べてきた個人特有の心理生理的反応は，今後の研究に好みなどの個人的な反応性因子を盛り込むことを強く支持するものである．いまだに多くの研究が鎮静的対刺激的という一般的な音楽カテゴリーに頼っており，個人特有の「刺激－反応」の関係をなおざりにしている．心地よくリラックスできると知覚される音楽が，緊張緩和の生理的反応を誘発するであろう．結論として，音楽刺激は高度に個人特有のパターンで生理的反応を誘発し，それは刺激の音楽的な特質によってのみでなく，個人に内在する多くの因子によって決定されるものなのである．この「刺激－反応」関係についてのすべての重要性のある因子に関する情報が提供された場合にのみ，有意義な心理生理的な変化がもたらされるであろう．

運動学習と運動リハビリテーションへの効果

驚くことに，音楽療法における音楽の運動反応への効果については，ほとんど注意が向けられてこなかった．この特殊な関係性を報告することでは，三つの領域の研究がなされてきた．それらは，音楽刺激の(1)筋肉活性，主に筋電図（EMG）を通しての研究，(2)行動として観察できる運

動活動，そして(3)運動遂行，学習，リハビリテーションに対する効果についてである．最後の領域は，(1)一般的な音楽の使用，特にある種の粗大運動と微細運動機能の訓練のために楽器を演奏すること，(2)運動遂行のある側面を促進するためのリズムの使用，の二つに分けられる．

EMG計測を通しての筋肉活動を検証したいくつかの研究は，音楽による刺激への筋肉反応についての見解を裏付けている（Holdsworth, 1974; Oleron & Silver, 1963; Scartelli, 1982; Sears, 1952, 1958, 1960）．ダイノー（Dainow, 1977）とアベレス（Abeles, 1980）は，一般的な運動活動への音楽の影響について報告している研究を概観している．音楽と運動活動の関係性を証拠づけるものはあったが（Brickman, 1940; Patterson, 1959; Reardon & Bell, 1971; Rieber, 1965; Shatin, 1957; Stevens, 1971），この関係性の性質は，異なるタイプの音楽による効果の方向性という面においては，明らかではない．音楽のタイプの定義が一定していないこと，異なる被験者タイプを用いていることなどがあいまいさの原因であろう．「個々の反応定型（ステレオタイプ）」という初期の構造図を基に，この方向的なあいまいさは，安定した被験者内の反応パターンよりも一般的な反応傾向を見出そうとする試みの結果であると思われる．しかし，音楽刺激が与える筋肉反応への明らかな効果を考えると，研究者はここで問われている「刺激－反応」について方向性のある答えを促すために異なったパラダイム（方法論）を見出すであろう．

しかしながら，最近の10年間で，音楽とリズムの運動反応に関連した研究において広範な進展がみられた（Thaut, Kenyon, Schauer, & McIntosh, 1999）．現在の研究の基本は，音楽療法の歴史上初めて，リハビリテーションにおける音楽の運動学習に対する影響についての基本的な生物学的メカニズムと臨床結果を示している．それらの研究は，神経学的音楽療法の治療システム（Thaut, 2000）の中で組み立てられると同時に，証拠に基づいた治療テクニックの基礎を提供している（たとえば，Hummelsheim, 1999）．

音楽的素材が運動学習プロセスに貢献するということをよりよく理解す

るために，音楽療法士は，音楽的に編成された音響刺激とそれに関連した活動の心理学的，生理学的な属性を，運動行動と運動学習のための機能と神経学的メカニズムのフレームワークの中でみるようにしなければならない．たとえば，セージ（Sage, 1977）によって提唱されたように，神経心理学的なモデルに沿ったそれらのメカニズムの分析は，運動行動の基礎となる神経学的プロセスへの音楽刺激の特定的な影響力を評価するであろう．刺激合図の感受，それらの運動プログラムへの翻訳，運動制御におけるそれらの命令とフィードバック機能は，この評価プロセスの検証の焦点であろう．この研究の四つの側面は，音楽療法以外の領域で多く検証されてきたもので，臨床実践における音楽的素材のアセスメントには大変価値のあるものである．それらは，(1)音響刺激の運動神経活動への効果，それは，すべての運動行動の神経学的な基礎である，(2)リズムの効果，それは，音響事象の時間的構造である，(3)中枢神経系における時間的識別プロセスに対する聴覚様式の効果，(4)中枢神経系の時間的知覚プロセスと，運動学習と遂行プロセスにおける時間的要素の関係性，である．

　5番めの側面である音楽素材の実行可能性（たとえば，リハビリテーション訓練における楽器使用）は，粗大，微細運動機能のための音楽を基礎としたリハビリテーションプログラムの効果に関する研究において示されている．フィールズ（Fields, 1954），クロス，マクレラン，ヴォンバーク，モンガとモンガ（Cross, McLellan, Vomberg, Monga, & Monga, 1984），コフランチェスコ（Cofrancesco, 1985）は，運動機能のある面に対して，音楽を基礎としたリハビリテーションプログラムの有効性を立証している．ルチア（Lucia, 1987）は，頭部外傷や脳卒中患者への実践に関するこれらの多くの結果を要約した．音楽を基礎とした訓練を通して促進された運動制御の側面とは，上肢の「屈曲－伸展」と回転パターン，交互的，そして対等に肢を動かすパターン（reciprocal limb pattern），異なる側部パターンを使用した粗大運動の動き，リズミカルな歩行の固有受容のコントロール，粗大運動の調整，可動域，そして握力である．音楽を基礎とした臨床テクニックは，楽器を用いて行うことの実行可能性と応用性を強調

し，療法的目標を達成するために音楽と動きの訓練を組み合わせるのである．動きの機能，身体的障がい，臨床的な活用への楽器演奏の効果は，サットン（Sutton, 1984），クラークとチャドウィック（Clark & Chadwick, 1980），モス・リハビリテーション病院，セトルメント音楽学校，療法的音楽プログラム（1982），ファルナン（Farnan, 1984），ミラー（Miller, 1979）によって評価されている．

　運動機能のある面を促進するための楽器の有効性は，いくつかの方法で説明することができる．サットン（Sutton, 1984）は，楽器演奏に使用される粗大，微細運動の動きは関節とそれに関連した筋肉の機能的な動きを反映するものであるとしている．ベレル，ディラーとオルゲル（Berel, Diller, Orgel, 1971）は，脳性麻痺の子どもの「視覚－運動」の順序的作業を促進するためにトーンバー〔訳者註　棒状または板状の音程のある楽器〕を音階に並べたものを用いた音楽フィードバックの有効性を報告している．付加的な効果として，ほとんどの研究では，機能練習プログラムにおいて楽器を用いることでクライエントの意欲が向上することが示されている．一般的に楽器と音楽を基礎とした活動を用いることのもう二つの必要性は，すべての研究において指摘されている．それは，適切に選択された音楽刺激または楽器を演奏することの運動活性化への効果，そして，音楽の時間的構造（つまり，リズム）の運動遂行への促進効果である．今日の研究の基礎は，これらを神経学的音楽療法の二つの治療テクニックとして標準化された．それが，パターンによる感覚促進（PSE）と，療法的楽器演奏（TIMP）である．

　特に聴覚リズムの効果（Rhythmic Auditory Stimulation, RAS）に関する多くの実験的研究が，脳卒中，頭部外傷，パーキンソン病，脳性麻痺などの患者の治療のために発表されている（Adler & Ahlskog, 2000; Hummelsheim, 1999; Morris, 2000; Thaut et al., 1999）．サフラネック，コシュランドとレイモンド（Safranek, Koshland, & Raymond, 1982）は，腕の動きを制御する際の神経筋肉の協応を助けるための聴覚リズム刺激の使用を検証した．彼らは，リズム条件におけるEMG計測について，持続の

増加，変動の減少，筋肉反応パターンにおける同時収縮に関して，療法的に良い変化を見出した．ゲールニッツ（Goellnitz, 1975），コットン（Cotton, 1965, 1974），コットンとパーンウェル（Cotton & Parnwell, 1968）によっては，量的ではない臨床研究が報告されている．過去の文献は，運動遂行のある側面を促すために学習，矯正，リハビリテーションにおいて聴覚リズム刺激が有効であることを力強く示している．ライモーンとナプチェク（Liemohn & Knapczyk, 1947）は，粗大運動技術の構成要素の因子分析において，リズム的な性質を一つの因子として挙げている．したがって，動きをリズムによって組織化することは，運動機能を改善することを示唆している．音楽療法士にとって重要な課題は，運動機能の回復において，外部からのリズム（音楽）刺激を動作のタイミング，調整，空間的，そして強さの要素の制御を容易にするために，どのように用いるかである（Hurt, Rice, McIntosh, & Thaut, 1998）．タウトらは（1999），リズム聴覚運動同調化のモデルを提案している．この方法では，リズムの時間的な構成がもつ強調された時間的情報が，動きの計画，プログラミング，実行のための機能を最適化するものとして働くのである．

精神障がいにおける運動のコントロール

多くの精神障がいにおいては，しばしば運動のコントロールの異常がみられる．たとえば，統合失調症にみられる受動性は，外部からの作用が意図的に遂行運動を制御しているという感覚である．この運動に関連した症状は，統合失調症の思考制御と類似したものであると考えられてきた．反復的で儀式的な動きもまた，衝動強迫的な障がい，またはトゥーレット症候群の主要な症状である．麻痺は，転化ヒステリーに起こることがよく知られている．最後に，無動症，または運動障がいや震えは，向精神薬の副作用による精神障がいの二次的な症状である．研究的視点からみて，療法的な音楽経験を通して計画され構成された療法的な運動活動が，精神疾患の運動制御の症状にいくらかアクセスして改善できるのか，したがって，

精神障がいの症状の減少に貢献できるのかどうかは，定かではない．たとえば，精神疾患を患う患者のピアノ演奏の運動の首尾一貫性の向上が，精神状態の首尾一貫性の向上と関連していることが，示されている（Steinberg, Raith, Rossnagl, & Eben, 1985）．療法的に方向づけられた方法で，音楽的運動演奏を通して精神機能を変容するこのような関連性にアクセスすることはよく知られていないが，ペリリ（Perilli, 1995）のような研究者によって，特にリズムの構造の効果を知覚の面で強調することが提案されている．

精神疾患の運動面での症状にかかわっている運動と認知のコントロールの神経回路は，認知神経精神医学の研究においてもっと明確にされるべきである（Halleran & David, 2001）．精神疾患における運動面での症状に関連した音楽の新しい療法的な機能は，神経系の障がいを患う患者の運動と認知リハビリテーションにおける音楽とリズムの役割と同様に，明らかになるであろう．

参考文献

Abeles, H. F. (1980). Responses to music In D. A. Hodges (Ed.), *Handbook of music psychology* (pp. 105-140). Lawrence, KS: National Association for Music Therapy.

Adler, C. H., & Ahlskog, J. E. (2000). *Parkinson's disease and movement disorders*. Totowa, NJ: Human Press.552.

Ax, A. F. (1957). The physiological differentiation between fear and anger in humans. *Psychosomatic medicine, 15,* 433-442.

Berel, M., Diller, L., & Orgel, M. (1971). Music as a facilitator for visual motor sequencing in children with cerebral palsy. *Developmental Medicine and Child Neurology, 13,* 335-342.

Brickman, H. R. (1940). Psychiatric implications of functional music for education. *Music Educators Journal, 36,* 29-30.

Clark, C. A., & Chadwick, D. M. (1980). *Clinical adapted instruments for the multiply handicapped: A sourcebook.* St. Louis: MMB Music.

Cofrancesco, M. (1985). The effect of music therapy on hand grasp strength and functional task performance in stroke patients. *Journal of Music Therapy*, 22, 129-145.

Cotton, E. (1965). The institute for movement therapy and school of "conductors." Budapest, Hungary. *Developmental Medicine and Child Neurology*, 7, 437-446.

Cotton, E. (1974). Improvements in motor function with the use of conductive education. *Developmental Medicine and Child Neurology*, 16, 627-643.

Cotton, E. & Parnwell, M. (1968). Conductiove education with special reference to severe athetoid in a non-residential center. *British Journal of Mental Subnormality*, 14, 50-56.

Cross, P., McLellan, M., Vomberg, E., Monga, M., & Monga, T. (1984). Observations on the use of music in rehabilitation of stroke patients. *Physiotherapy Canada*, 36, 197-201.

Dainow, E. (1977). Physical effects and motor responses to music. *Journal of Research in Music Education*, 25, 211-221.

Diserens, C. M. (1923). Reactions to musical stimuli. *Psychological Bulletin*, 20, 183-199.

Farnan, L. A. (1984). Fine motor skills in music and adaptive instruments. In W. Latham and C. T. Eagle (Eds.), *Music therapy for handicapped children* (pp. 96-101). Lawrence, KS: AMS.

Fields, B. (1954). Music as an adjunct in the treatment of brain damaged patients. *Americal Journal of Physical Medicine*, 33, 273-283.

Gaston, E. T. (1951). Dynamic music factors in mood change. *Music Educators Journal*, 37, 42-44.

Goellnitz, G. (1975). Fundamentals of rhythmic psychomotor music therapy. *Acta Paedopsychiatrica*, 41, 130-134.

Halleran, P. W., & David, A. S. (2001). Cognitive neuropsychiatry: Towards a scientific psychopathology. *Nature Neuroscience Reviews*, 2, 209-215.

Harrer, G., & Harrer, H. (1980). Music, emotion, and autonomic function. In M. Critchley & R. A. Henson (Eds.), *Music and the brain* (pp. 202-216). London: William Heinemann Medical Books.

Hernandez-Peon, R. (1961). The efferent control of afferent signals entering the central nervous system. *Annals of the New York Academy of Sciences*, 89, 866-882.

Hodges, D. A. (Ed.). (1996). *Handbook of music psychology* (2nd ed.). San Antonio, TX: University of Texas at San Antonio IMR Press.

Holdsworth, E. (1974). *Neuromuscular activity and covert musical psychomotor behavior: An electromyographic study.* Unpublished doctoral dissertation, University of Kansas.

Hummelsheim, H. (1999). Rationals for improving motor function. *Current Opinion in Neurology, 12,* 687-701.

Hurt, C. P., Rice, R. R., McIntosh, G. C., & Thaut, M. H. (1998). Rhythmic auditory stimulation in gait training for patients with traumatic brain injury. *Journal of Music Therapy, 35,* 228-241.

Jacobson, E. (1974). *Progressive relaxation.* Chicago: University of Chicago Press, Midway Reprint.

Lacey, . I., & Lacey, B. C. (1970). Some autonomic-CNS interrelationships. In P. Black (Ed.), *Physiological correlates of emotion* (pp. 205-228). New York: Academic Press.

Liemohn, W. P., & Knapczyk, D. (1947). Factor analysis of gross and fine motor ability in developmentally disabled children. *Research Quarterly, 45,* 424-432.

Lucia, C. (1987). Toward developing a model of music therapy intervention in the rehabilitation of head trauma patients. *Music Therapy Perspectives, 4,* 29-33.

Marteniuk, R. G. (1976). *Information processing in motor skills.* New York: Holt, Rinehardt & Winston.

Miller, K. (1979). *Treatment with music: A manual for allied health professionals.* Kalamazoo: Western Michigan University Printing.

Morris, M. E. (2000). Movement disorders in people with Parkinson's disease: A model for physical therapy. *Physical Therapy, 80,* 578-597.

Moss Rehabilitation Hospital, Settlement Music School, and Therapeutic Music Program (1982). *Guide to the selection of musical instruments with respect to physical ability and disability.* St. Louis: MMB Music.

Oleron, G., & Silver, S. E. (1963). Tension affective et effete dynamogniques dus a la musique. *Année Psychologique, 63,* 293-308.

Patterson, C. H. (1959). *An experimental study of the effect of soothing background music on observed behavior indicating tension of third grade pupils.* Unpublished doctoral dissertation, University of Wisconsin.

Perilli, G. P. (1955). Subjective tempo in adults with and without psychiatric disorders. *Music Therapy Perspectives, 13,* 104-109.

Reardon, D. M., & Bell, G. (1971). Effects of sedative and stimulative music on activity levels of severely retarded boys. *American Journal of Mental Deficiency, 75,* 156-

159.

Rieber, M. (1965). The effect of music on the activity level of children. *Psychonnomic Science, 3,* 325-326.

Safranek, M., Koshland, G., & Raymond, G. (1982). Effect of auditory rhythm on muscle activity. *Physical Therapy, 62,* 161-1168.

Sage, G. (1977). *Introduction to motor behavior: A neuropsychological approach.* Reading, MA: Addison-Wesley.

Scartelli, J. (1982). The effect of sedative music on electromyographic biofeedback assisted relaxation training of spastic cerebral palsied adults. *Journal of Music Therapy, 19,* 210-218.

Schachter, J. (1957). Pain, fear, and anger in hypertensive normotensives. *Psychosomatic Medicine, 19,* 17-29.

Schachter, S. (1964). The interaction of cognitive and physiologic determinants of emotional states. *Advances in Experimental Social Psychology, 1,* 49-80.

Sears, W. W. (1952). Postural responses to recorded music. In E. G. Gilliland (Ed.), *Music therapy 1951* (pp. 197-198). Chicago: Allen Press.

Sears, W. W. (1958). The effect of music on muscle tonus. In E. G. Gaston (Ed.), *Music therapy 1957* (pp. 199-205). Lawrence, KS: Allen Press.

Sears, W. W. (1960). *A study of some effects of music upon muscle tension as evidenced by electromyographic recordings.* Unpublished doctoral dissertation, University of Kansas.

Shatin, L. (1957). The influence of rhythmic drumbeat stimuli upon the pulse rate and general activity of long-term schizophrenics. *Journal of Mental Science, 103,* 172-188.

Standley, J. (1986). Music research in medical/dental treatment: Meta-analysis and clinical applications. *Journal of Music Therapy, 23,* 56-122.

Steinberg, R., Raith, L., Rossnagl, G., & Eben, E. (1985). Music psychopathology: Musical expression and psychiatric disease. *Psychopathology, 18,* 274-285.

Stevens, E. A. (1971). Some effects of tempo changes on stereotyped rocking movements of low-level mentally retarded subjects. *American Journal of Mental Deficiency, 76,* 76-81.

Stratton, V. N., & Zalanowski, A. (1984). The effect of background music on verbal interaction in groups. *Journal of Music Therapy, 21,* 16-26.

Sutton, K. (1984). The development and implementation of a music therapy physiological measures test. *Journal of Music Therapy, 21,* 160-169.

Thaut, M. H. (2000). *Training manual for neurologic music therapy*. Fort Collins: Colorado State University, Center for Biomedical Research in Music.

Thaut, M. H., Kenyon, G. P., Schauer, M. L., & McIntosh, G. C. (1999). The connection between rhythmicity and brain function. *IEEE Engineering in Medicine and Biology, 18*, 101-108.

Weld, H. P. (1912). An experimental study of musical enjoyment. *American Journal of Psychology, 23*, 245-308.

Wolpe, J. (1965). *The practice of behavior therapy*. New York: Pergamon Press.

第3章

コミュニケーションとしての音楽

ケイト・E. グフェラー

　コミュニケーションとは何か．ギラム，マルクァート，マーティン（Gillam, Marquardt, & Martin, 2000）によれば，コミュニケーションとはそれが意図されたものであろうとなかろうと，あらゆる意味の交換である．オーウェンズ（Owens, 2001）は，コミュニケーションを次のように説明している．

　参加者が情報と考え，ニーズ，願望を交換するプロセスである．そのプロセスは，意図されたメッセージを符号化し，伝え，解読する能動的なものである……．それは送信者と受信者を要し，メッセージが効果的に伝達され，意図された意味が維持されていることを保証するためには，それぞれが他者の情報のニーズに注意を払うことを必要とする（p. 11）．

　これらの定義は，話し言葉，身振り，書き言葉のことについて書かれたものであるが，音楽もまた，楽音に特定の指示された意味がないにもかかわらず，長い間コミュニケーションの一つの形式とみなされてきた．この意見は，神経学者，心理学者，音楽家によって支持されている．たとえば，プリブラム（Pribram, 1982）は，音楽は，人間が自己表現を行い，お互いにコミュニケーションをとるための言語に類似した形態である，と述べている．バーライン（Berlyne, 1971）は，「もしも芸術作品がシンボ

ルのシステムであるとみなされるなら，私たちはさらに踏み込んで，芸術がコミュニケーションとして分類されるための追加的な基準を満たしていると結論づけることができる」(p. 59) と述べている．クライトラーとクライトラー (Kreitler & Kreitler, 1972) によると，芸術作品は，意味を伝達するための手段である，と広く考えられているのである．

　意味の伝達は，刺激，またはメッセージの機能のみで成り立つのではない．意味は，むしろそれがさし示すシンボルと，共通の観察者との関係からもたらされる (Meyer, 1956)．シンボルは，それを示した人と受けた人にとって同じ意味をもっていなければならない (Berlyne, 1971, 1974)．音楽の意味のほとんどは，話し言葉の場合のように，文化的な脈絡の機能なのである．したがって，よく知らない様式の音楽は，聴取者にとってはあまり意味をなさないのである．

音楽と話し言葉

音楽と話し言葉の比較

　聴覚情報としての音楽は，話し言葉や言語とよく比較される．リタ・アイエロ (Rita Aiello, 1994) は，「音楽と言語：類似と対比」という題名の章の中で，鍵となる類似点と相違点を列挙している．話し言葉と音楽は，両者とも人類に特有のもので，既知のすべての文化においてみられるものである．この両コミュニケーションの形態は，時代とともに発展してきたもので，聴取者に期待を抱かせる (Krumhansl, 1992) 特定の規則（すなわち，統語論または文法）にしたがって構成されたピッチ，持続時間，音色，強度といった構造的な類似点をもつ．話し言葉と音楽は，両方とも文化的な脈絡と，聴取者の過去における経験と神経学的な能力があってこそ，意味をなすのである．

　しかし，話し言葉と音楽の神経系のプロセスには，興味深い相違がある．たとえば，話し言葉によるコミュニケーションの受容と表現は，主に脳の左半球（すなわち，ウェルニッケとブローカ言語野）で優位的になさ

れるようである．それと対比して，脳損傷を患った人への放射線を用いた研究では，音楽の認知的プロセスは局所に制限されないのである．むしろ，音楽のある特定の面についてのプロセスは（たとえば，ピッチ，リズム，メロディー再認の知覚），左右両半球においてなされ，音楽行動には脳全体の複雑な神経ネットワークの共同作用が要求されるのである（Marin & Perry, 1999; Peretz et al., 1994）．神経学的な研究をとおして指摘されたある特定の聴覚能力の機能的分離状態（たとえば，楽音を処理できないのに，話し言葉を理解することができる，またはその逆）は，表現性失語の人の中には，音楽的コミュニケーションにおける受容，表現の残存機能をもつ人がいることを示唆している（Gottselig, 2000; Peretz et al., 1994）．このような神経的処理の違いは，障がいされていないメロディーの輪郭を処理する能力を，発語を促すために利用するメロディック・イントネーション・セラピー（MIT）などの療法的処置の理論的基礎を形成している（Sparks, Helm, & Martin, 1974）．

　話し言葉と音楽は，両方とも口頭筆記字による形態をもっている．しかし，会話言語の口頭と文字による形態は，産業社会の大多数の人々によって用いられるが，音楽的な読譜力と演奏の能力は，すべての文化の一般人口に平均的に行き渡っているわけではない（Krumhansl, 1992）．話し言葉と音楽によるコミュニケーションは，両者ともに自発的な交流の形（すなわち，会話，音楽においては即興やジャズの形式）と，演じる芸術家が他の芸術家によって創造された完成作品を解釈し，伝達する（たとえば，俳優が劇を解釈する，作曲家による作品を演奏家が解釈する）集成されたパフォーマンスの両方の形式をもつ．会話と音楽は両者ともに，象徴的な意味を伝達し，情動を表現または喚起することに用いられる．しかし，この二つのコミュニケーション形式の鍵となる違いは，とりわけ感情表現におけるその機能にある．話し言葉は，主にその特質は参照的（意味論的）であると考えられ，推論的な情報を伝える効率的な方法を提供する．したがって，それは適応能力（すなわち，生存のために必要なもの）とみなされる．多くの人は，音楽の最も目立った機能は，気分と感情を浸透させる

能力であると考えている（Aiello, 1994; Boltz, Schulkind, & Kantra, 1991）．音楽が生存に必要な機能であるかどうかは，論議の的となるものである．もし，音楽が生存のために必要でないのであれば，人間に二つのコミュニケーション形式が必要であることは，不思議なことである（Roederer, 1982）．研究者の中には，この問題について，音楽と話し言葉の起源を調査する人類学的で歴史的なアプローチをとっている人もいる．

原始的社会における音楽についての研究は，話し言葉と音楽の起源についての洞察をもたらしてくれるが，これら二つの体系の進化については，憶測の域に留まっている（Radocy & Boyle, 1979）．提案されている説明には，音楽と性的本能，つがいの現象を結びつけるダーウィンの理論と，ネットルの情熱的な会話の理論（1956）がある．この理論は，感情表現の最中に音楽が会話の抑揚を強調する，というものである．

また，初期的な文明においては，ピッチ，強調，持続時間という共通の特徴をもつが，話し言葉でも音楽でもなく，それらを区別しないコミュニケーションの方法が用いられていたとも言われている．ネットル（Nettle, 1975）によると，漸進的な分化と特殊化により，言語は母音と子音を獲得し，音楽は固定したピッチを獲得したという．バーンスタイン（Bernstein, 1976）は，最初の聴覚コミュニケーションは，歌われたものであったとしている．プリブラム（Pribram, 1982）は，この見解を支持し，人間以外の霊長類の発声は，本質的にピッチと持続時間の変化によるもので，言語音（アーティキュレーション）は，人間の能力に特徴的なものであると述べている．

話し言葉と音楽の発展については憶測する以外に方法はないが，統語論，意味論，社会的脈絡において，今日の話し言葉と音楽には顕著な共通点と相違点がある．話し言葉と音楽は，どちらも聴覚システムによって処理されるコミュニケーションの形態である．学習と文化を身につけることによって，私たちは両方において内容，構造の間違い，またはユーモアのある意図を知覚することができる．これらの類似点は，言語学者，音楽学者，心理学者の興味を引きつけた．

レナード・バーンスタイン (Leonard Bernstein) は，彼の講演シリーズ「答えのない質問」(1976) の中で，言語学者，ノーム・チョムスキー (Norm Chomsky) による言語の表面構造と深層構造のモデルを基にして，音楽と言語の統語的構造の共通点を描いている．この共通点については，賛否両論があった．たとえば，ダイアナ・ドイッチェ (Diana Deutsch, 1979) は，音楽と言葉の名詞，動詞などの基礎要素は，適切な比較はできないとしている．さらに，音楽は話し言葉と違い，特定の思考，アイディア，事柄を指示せず，むしろ具現化した意味を伝達する (Benson, 1979; Deutsch, 1979)．また，言語と音楽の比較は実りの多いものであるという学者もいるが (Campbell & Heller, 1981; Day, 1979)，過去におけるその努力は，不適当な比較の結果，成功しなかったとしている．たとえば，キャンベルとヘラー (Campbell & Heller, 1981) は，会話と音楽演奏との有意義な比較は不可能であると論じている．

音楽的コミュニケーションから意味を引き出す

存在する構造的な類似点（それぞれのシステムにある多くの下位機能を含む [Borchgrevink, 1982]）があるにもかかわらず，（これらの二つのシステムの）音楽をコミュニケーションの形式としてユニークなものとし，療法的なプロセスに密接にかかわるものとする重要な相違が残っている．おそらく音楽と言語によるコミュニケーションの最も顕著な相違は，音楽には指示的な意味がないことである．言語の中の言葉とは異なり，音楽のピッチは，ある特定なやり方で音楽外の世界を参照，あるいは表示したりしない (Aiello, 1994; Meyer, 1956; Winner, 1982)．音楽のもつ非推論的なシンボルは，特徴として抽象的で，翻訳することはできない (Kreitler & Kreitler, 1972; Winner, 1982)．では，はっきりした表示なしに，音楽はどのようにして意味を伝えるのであろうか．

学者たちは，長い間，音楽に本来備わっているまたは具現化される意味といわれるものがあると説明してきたが，それは，内的な参照または音楽

内部の構造から派生するものである．この具現化される意味は，私たちの音楽形式についての知識と過去の聴取経験からくる期待の機能である（Krumhansl, 1992; Meyer, 1956; Winner, 1982）．この音楽内部の構造は，指示的な意味合いとしては限界があるが，実用的な手続きからもたらされる豊かな意味をもつ．これらの手続きは反復，重複性，変動，削除などの構造的な性質に基づいており，認識，慣れ，慣れからの離脱の反応を促進する．プリブラムによると，変動や重複性などの実用的な特徴は，音楽の意味の鍵を握るものである．音楽パターンの変化は，慣れからの離脱を喚起し，一方，反復は，慣れと認識をもたらす．これらの反応は内臓自律神経的な反応と感情の発生に関連している（Pribram, 1982）．

　音楽の中の変化のパターンと重複性を識別する能力は，人間の発達のごく早い時期から見受けられる．生後数週間の乳児でさえ，母親の胎内で聴いた音楽と聴いたことのない曲を区別できることが研究で示されている（Butler, 1992）．乳児の慣れのパラダイムを用いた研究は，乳児がメロディーの輪郭，リズム，ピッチの変化，音色，強弱といった音楽の構造的特質の変化に繊細であることの重要な証拠を示している（Chang & Trehub, 1977; Demany, 1982; Demany & Armand, 1984; Thorpe & Trehub, 1989; Thorpe, Trehub, Morrongiello, & Bull, 1988; Trehub, 1987）．クラムハンスルとジャチュク（Jusczyk & Krumhansl, 1993; Krumhansl & Jusczykm 1990）による研究では，4カ月の乳児が，音楽的シークエンスの基礎をなすフレーズ構造を知覚するのを助ける音楽フレーズの構造的な特徴（たとえば，ピッチの下降，または音楽フレーズの最後における音の持続時間の変化）に繊細であることを示している．小さな乳児でさえも，音楽コミュニケーションの構造的特徴に繊細であるという事実は，音楽が乳児とその面倒を見る人の間の有力なコミュニケーションの形式である理由を，部分的に説明している．

　指示的よりもむしろ実用的な意味を強調する中では，音楽的コミュニケーションは，理性的，知的な反応にあまり頼っていないということができる（Krumhansl, 1992）．アルトシュラーは，音楽の療法的な活用につい

て記述する中で，音楽は「言葉のように知性的なバリアに直面することがあまりない，あるいはまったくないという利点をもたらす」（1956, p. 120）と述べている．同様に，バーライン（Berlyne, 1971, 1974）は，芸術の鑑賞は，ある程度，分別と理性的な思考からの圧力が緩和された特権的な状況からもたらされるものであろう，と提唱している．この理性的反応の削減は，知的能力に限界のあるクライエントにとって，また，クライエントによる知的処理が望ましくない治療において，意味をもつのである．

音楽，感情の言語

音楽の内部構造を強調することは，音楽がどのように意味を伝達するのかを説明するかもしれないが，生存のために必要ではない情報システムが，どうして人間に知られているあらゆる文化に存在するのかについては，未だ疑問が残ったままである．音楽の価値の一部は，「奇妙にも言語が伝達に適さない重要な経験の形式を表現する」（Langer, 1942, p. 32）能力から生じている．特に強く心に訴えるような瞬間に言葉を失う経験は，言語的に雄弁な人にとっても珍しい現象ではない．ガストン（Gaston, 1968）によると，音楽で容易に伝えられることを言語で伝えられるのであれば，音楽は必要ではないのである．

おそらく非推論的なコミュニケーションの形式である音楽がユニークで価値あるものとして重要視される理由の一つは，それが感情反応と共通の関連をもつからである．音楽は，しばしば「感情の言語」とよばれるが（Langer, 1942; Winner, 1982），一般に感情を喚起する性質をもつと信じられている（Boltz et al., 1991; Haack, 1980; Meyer, 1956; Pribram, 1982; Winner, 1982）．スロボダ（Sloboda, 1992）によると，「音楽は，音楽とかかわる人に，深く重要な感情を引き起こすことができると一般的に考えられている」のである（p. 33）．

多くの研究においては，音楽がどのようにして情動反応に影響を与える

のかについては，刺激的，鎮静的，穏やかな，または嫌悪的な，などの一般的な記述語によって対照的であると分類される音楽様式の効果を比較することにより，検証されてきた（Biller, 1973; Elam, 1971; Fisher & Greenberg, 1972; Greenberg & Fisher, 1966; Jellison, 1975; McFarland, 1984, 1985; Smith & Morris, 1976）．これらの研究においては，感情反応を示すために言葉による記述と生理的計測の両方が用いられた．どのタイプの音楽が特定の効果をもたらすのかについては，データは一致していないが，このような対比的な音楽は，確かに気分に影響を与えるようであった（Abeles, 1980）．

　ウィナー（Winner, 1982）とゴッセリグ（Gottselig; 2000）によれば，似通った文化の中で生活している聴取者は，音楽を感情の表示によって分類するとき，驚くほど一致するという．トランク（Trunk, 1982）とスラッテリ（Slattery, 1985）の研究では，音楽の感情的内容の知覚は，5歳頃から始まる，と述べている．そして，年齢とともにその（感情的内容の）指摘は正確に一貫性のあるものとなっていく（Trunk, 1982）．これらの研究結果は，訓練と特定の文化に属する音楽にさらされることが，音楽への感情的反応を形成する，というローデラー（Roederer, 1982）の考えと一致する．音楽の感情的内容の知覚は，確かに訓練と文化への同化によるものである一方，音楽自体の構造的な要素は，感情的なメッセージを効果的に伝達する重要な役割を果たす（Gabrielsson & Juslin, 1996; Gottselig, 2000; Hevner, 1937; Nielzen & Cesarec, 1981; 1982b; Peretz, Gagnon, & Bouchard, 1998; Sloboda, 1992）．

　フリードとベルコウィッツ（Fried & Berkowitz, 1979）は，慰めるような，または嫌悪的な音楽は，参加者の気分を変化させるのみではなく，感情的に動機づけられた行動をも顕著に変化させることを発見した．また，研究に参加した被験者のうち，慰めるような心地よい音楽を聴いた被験者は，嫌悪的な音楽を聴いた被験者よりも，音楽を聴いた直後に親切な行動を示すことが多かったのである．同様に，コネクニは，聴いた音楽の種類が，他者への行動に影響を与えることを発見した．特に，参加者の中でも

非常に大音量の複雑な歌にさらされた人は，ソフトでシンプルなメロディーにさらされた人に比べ，他の参加者に対して攻撃的な行動を示したのである（Konecni, 1982）．

これらの研究は，たとえ音楽には明確な指示的な内容がなくとも，人間の行動に影響を及ぼすようなある種の情報を聴取者に伝達することを示唆している．しかし，音楽と情動的な反応の関係は，原因と結果という単純なものではないことを念頭におくことが重要である．

聴取者の特徴が音楽的な反応に及ぼす影響については，多くの研究において検証されてきた（Cantor & Zillman, 1973; Fisher & Greenberg, 1972; O'Briant & Wilbanks, 1978, Shatin, 1970; Sloboda, 1992; Sopchak, 1955; Wheeler, 1985）．これらの研究においては，特に（音楽を聴取する）事前の気分と好みまたは選択が，音楽への情動的反応にもたらす効果が検証された．オブライエントとウィルバンクス（O'Briant & Wilbanks, 1978）の研究は例外であるが，それ以外の研究ではすべて，音楽への気分反応は，音楽形式に加えて，聴取者の気分と音楽に対する態度などを含んだ多くの要素が影響している，というファーンワース（Farnworth, 1969）の見解を支持している．したがって，音楽は情動的反応を喚起するだけでなく，聴取者の事前の気分と態度が伝達される「キャンバス」として活用することができるのである．

音楽は人の気分に影響を与える力をもち，また，個々の聴取者の気分によって影響されることがある．このことから，音楽は情動反応を喚起し，広範な感情を探索するための道具を熟達したセラピストに提供すると言える．それに加え，音楽の構造的要素は，非指示的ではあるが，象徴的情報を伝達し，多面的な意味と柔軟性のある含意を呼び起こす可能性をもっているのである．

シンボルとしての音楽

符号は，比較的特定の指示された意味をもつが，シンボルはそれとは異

なり，あまり特定的ではなく，より主観的な意味を呼び起こす（Kreitler & Kreitler, 1972）．審美的，象徴的な形式として音楽は，言語的表現を超越し，感情を呼び起こすであろう．

バーライン（1974）によると，審美的な対象物は，シンボルの集積であるとみなされ，⑴イコン的属性，⑵価値属性を伝達する能力によって特徴づけられる．シンボルは，価値を伝達するために三つの方法で機能する（Kreitler & Kreitler, 1972）．それらは，⑴統合，または別々の実体（人と自然，人と社会など）を統合すること，⑵新発見，または理論を超えた深層を明らかにされた実在，⑶人が経験を理解し，解釈し，整理し，そして普遍化することを助け，現実への適応を促進すること，である．これらのすべての機能は，環境への順応をとおして緊張を緩和する．視覚芸術に比べると，象徴的意味は音楽の中では達成されにくいかもしれないが（Merriam, 1964），聴覚パターンは近接性，文化的慣習，イコン的属性によって，連想を通して象徴的意味を帯びることができる（Berlyne, 1974; Meyer, 1956）．

近接性による連想

ある場合には，音楽的材料とその構成は，反復によって照合するイメージに連結する（Cohen, 1990; Gottselig, 2000）．くり返し出合うことにより，含意は習慣的で自動的なものになる．ラドシーとボイル（Radocy & Boyle, 1979）は，これをある特別の音楽作品や音楽様式が古典的な条件づけによって，特定の感情と関連づけられる"ダーリン，私たちの歌が演奏されている"現象と呼んでいる．ローデラー（Roederer, 1982）によると，保持活動で起こる神経活動の部分的な再活性化のみでも，強い連想的再生を放出するのに十分なのである．

連想による再生は，療法の場において多くの方法で活用することができる．その一例は，高齢者，または終末期の患者に対してなじみの音楽素材を回想で用いることである（Bright, 1981; Munro, 1984）．過去の重要な出来事を思い起こすことは，高齢者が人生における出来事を回想し，過去の

自分の業績についての意識を高め，社会的交流を促すための療法的な方法として推薦されている．音楽療法士は，連想による再生によってクライエントが長い間忘れていた人生における出来事にアクセスすることを援助することができる．大切な出来事を思い出すことは，過去の出来事や感情をとおして考えることが推奨される精神科におけるケアにおいても有効であろう（Cassity & Cassity, 1996）．

近接性による連想は，個人的な経験に基づく個々の反応でありがちである．しかし，多くの音楽テーマとシンボルは，文化全体に共通するものであり，単に個人的なだけではないのである．たとえば，ある愛国的または宗教的なテーマは，古典的条件付けによるというよりも，文化的な慣習に基づく特定の含意をもつのである（Gottselig, 2000; Meyer, 1956）．

文化的慣習

人々がより効果的に意志伝達するように言語的な交流が慣習化されるのと同じように，気分と情緒の音楽的コミュニケーションも標準化された音楽的表現によって慣習化される（Meyer, 1956）．たとえば，西洋音楽においては，ある種の音階，和声，音色は，ある特定の存在状態を象徴する（Hevner, 1937; Merriam, 1964; Peretz et al., 1998）．メリアムは，音楽がある特定の音楽的クリシェをとおしてどのように望まれた感情を呼び起こすかについて，テレビまたは映画のスコアを明確な例として挙げている．同じ文化の中で暮らす人々の集団に共通するこれらの含意は，象徴的な意味を伝達する上で，強力な要素なのである．療法的なプロセスの中において，音楽療法士はこの要素を利用して，一般的に共通の意味を内包する特定の作品や音楽様式を提示することによって，集団の結合力またはある程度の一致した反応を促すことができる（Plach, 1980）．これらの文化的慣習のいくつかについては，部分的にはバーライン（1974）が偶像性（iconicity）とよぶものに帰着する．

偶像性

偶像性は，聴覚刺激の特性とある照合的な出来事，感情，または考えとの類似性を意味する．これは，ゲシュタルト概念の人相学，または，芸術物の物理的特質が特定の感情と関連した身体的容貌（特に顔だち）と類似したパターンを有するというアイソモーフィズムとよばれるものと似ている（Gottselig, 2000）．偶像的意味の他の例としては，自然の音のある特質（たとえば，風や鳥の音）を模倣した聴覚パターンの使用がある（Krumhansl, 1992; Meyer, 1956; Roederer, 1982）．たとえば，偶像性は，子どもの運動活動を促すことができる．セラピストは，象の動きを象徴するものとして遅い，足重に進む音楽，あるいはぴょんぴょん飛ぶ動きを促すために旋律とリズムが分裂したような音楽というように，特定の性質をもつ音楽を選ぶであろう．

どのように象徴的な意味が引き出されようと，療法的な脈絡においてそれは音楽にコミュニケーションの可能性を与える．クライトラーとクライトラー（Kreitler & Kreitler, 1972）によると，

> 象徴的表現との出会いは，個人が苦痛，気おくれ，特定の状況での危険を乗り越え……（象徴は）生命や愛から苦しみや死への恐怖という広範な普遍的な人間的意義の問題を扱う洞察への到達をもたらすであろう（pp. 323-324）．

音楽に内在する連想，文化的慣習，偶像的特質は，多かれ少なかれ，聴覚刺激からの特定の付随して生じる意味に影響を及ぼす．これらの誘導的な要素にもかかわらず，音楽は意味において非特定のものである．究極的には，文化的，個人的な経験に基づいて，聴取者が意味を確立するのである（Meyer, 1956）．

この非照合的な抽象作用があるために，（音楽には）多様な構造と多面的な意味が認められるのである（Kreitler & Kreitler, 1972）．クライトラーとクライトラーによると，芸術作品は，連結された潜在的な意味のいくつものシステムで理解され，念入りに作り上げられ，経験されうる．美的な対象の一つ以上に解釈される特質は，意味の豊かさと広く人の心を動かす

力に貢献しており，したがって，一般的な意味と特定された意味を融合する．バーライン（1974）は，芸術のこの意味の多義性が，心地よい性質の知覚的で知的な取り組みを駆り立てるというのである．

　芸術が複数段階の意味をもつことが，観察者の視点を変えること，一つの照合の枠を他のものと交換すること，系統立てて知覚する能力を変えること，そして複数の段階を同時に見て統合を試みることまでも可能にする（Kreitler & Kreitler, 1972）．一つの段階から他への移動は，確かに動機づけとなる要素を含んでいる．第一に，その対象物に飽きてしまい，その結果興味を失うという傾向を克服する．第二に，芸術作品の異なったレベルが，過去の経験レベルではふれられなかった未解決の問題に関与するであろうという期待がもてる．第三に，最も総合的なレベルでは，その人に対して意義深く個人的な洞察と提案を提供し，そして個人的なニーズと問題への新たな問いと答えを提供するであろう（Kreitler & Kreitler, 1972）．要約すると，音楽は，付随する言外の意味を特定化したり詳細に述べることはできないが，その人に人間の経験をユニークな洞察力でとらえることを可能にする多様な意味を含んだ柔軟性を持ち合わせているのである（Meyer, 1956）．

音楽と他のコミュニケーション形態との連結

　音楽は，コミュニケーションとして独立して機能する一方，芸術音楽とポピュラー音楽，宣伝や他のメディアにおいて，詩，散文，芸術と組み合わせて用いられることも多い．歴史的に見ると音楽は，組み合わされた芸術形態の感情的な内容やテクストを強烈にするために用いられてきた．たとえば，ムジカ・レゼルヴァータ，テキスト・ペインティング，そして音楽的パターンがテキストの素材を反映するその他の技法を思い起こしてみるとよい．初期のオペラ作曲家は，台本の感情的な効果を強めるためにこの新しい音楽形態に乗り出したのである（Kamien, 1984）．音楽を他の芸術形態と組み合わせることは，現代音楽と音楽劇場の中ではいたるところ

でなされている．最近では，この音楽とテクストを組み合わせる歴史的な習慣は，経験主義的な研究対象となっている．

　音楽と話し言葉の同時処理を研究した現存の資料を熟読すると，この二つのコミュニケーション形態を組み合わせたものへの反応に影響を与える多くの要素が際立っている．これらは，参加者の音楽訓練のレベル，言語刺激，音楽刺激のタイプ，そして研究方法それ自体である（Coffman, Gfeller, & Eckert, 1995; Gfeller, Asmus, & Eckert, 1991; Gfeller & Coffman, 1991）．たとえば，言語情報と二つの対照的な音楽様式（慣習的で予測がつきやすい旋律と和声の連鎖をもった比較的単純な音楽と，より複雑で無調，不協和な音楽）を組み合わせた研究においては，非音楽家は，より慣習的で予測可能な音楽と組み合わせたものに対してより肯定的な情動反応を示す傾向があった（Gfeller, Asmus, & Eckert, 1991）．それとは反対に，高度な音楽経験のある若い人は，非音楽家よりも，より複雑な音楽様式により肯定的な情動反応を示し，言語メッセージと付随音楽の情動的な調子の明らかな不調和（すなわち，過酷な戦いの場面を叙述した言語情報が心地よい音楽と組み合わされているなど）に否定的な反応を示した（Gfeller & Coffman, 1991）．この異なる結果は，聴取者の経験，音楽様式言語的なインプットという従属変数に帰するものであり，バーラインの経験美学の構成，すなわち，人は最適の複雑さとなじみ深さのレベルで美的な対象物（たとえば，音楽，視覚芸術）に対してより肯定的な情動反応を示す傾向がある，というもので説明される（最適な複雑さについての詳細は，本書の第5章を参照）．

　言語と音楽の同時情報処理について，神経学的な説明に焦点をおいた研究がいくつかなされている．ライネケ（Reineke, 1981）は，音楽と言語には，異なる情報処理システムが使われると仮説を立てた．ローデラー（Roederer, 1982）は，脳半球の特殊化（脳の左または右半球の優位）は絶対的ではないが，音楽と言語において用いられる異なる処理方策に関係していると確信している．彼は，ホリスティックな分析は，音楽において顕著であるが，それは右半球の機能であり，連続的な処理は，言語（左）半

球でなされると仮説を立てている．この章の冒頭部分でも述べたが，最近の神経解剖学的な研究もまた，言語と音楽の神経系での処理の違いを示している（Gottselig, 2000; Peretz, et al., 1994）．

音楽と言語を対比させて，プリブラム（Pribram, 1982）は，言語を主に指示的（すなわち，意味論）で，音楽は主に喚起的（すなわち，実用的）であると説明している．彼は，指示的，喚起的なタイプの情報は，異なる神経系の処理の支配下にあると信じている．プリブラムは，この違いを次のように説明している．

> 厳しく制限された情報処理とその結果の制限された指示的な意味にもかかわらず，音楽には豊かな意味がある．この意味は，特にその詩的な活用において自然言語をも豊かにする実用的な手順によってもたらされる．実際的な手順は，反復，反復の変化，そして予測される反復の削減に基づいている．それは，一般的に感情の産出とコントロールに関連していると考えられている前頭葉の前頭−辺縁系構造の機能とみなされてきたプロセスなのである（p. 31）．

ローデラー（Roederer, 1982）は，音楽の抽象的な音による辺縁系機能の誘発が，われわれの音楽への感情的反応に寄与している，と提唱している．脳卒中を患った人についての最近の神経解剖学的研究は，右の側頭頭頂の傷害が，音楽における感情知覚の障がいに関連していることを示している．傷害の部位によっては，ある人はなじみの音楽だったものを認識する能力が障がいされ，それにもかかわらず音楽への感情反応は維持されているのは，興味深い（Gottselig, 2000）．この発見は，他のコミュニケーション形態の感情的内容を強調するために音楽が用いられてきた理由について，神経学的に説明するものである．音楽は，テクスト，または視覚的な情報に感情的な性質の意味を付け加えるのである．

いくつかの経験的研究においては，視覚的，言語的なコミュニケーションが音楽的な背景にはめ込まれるとどのような結果になるのかについて調査された．マックファーランド（McFarland, 1984）は，参加者があいまいな TAT〔訳者註　絵画統覚テスト〕の絵を解釈するときに，聴取者が緊張

を喚起する音楽，穏やかな音楽，または音楽なしの条件で，その感情的な内容を著しく異なって解釈することを明らかにした．彼は，緊張を喚起する音楽を聴いた聴取者は，絵を不安とフラストレーションの感情をもつものと解釈することを発見した．それとは対照的に，穏やかな音楽に分類される音楽は，絵への反応においてネガティブな効果を減少させたのである．したがって，音楽は，音楽と視覚的な刺激の感情的な内容が合致しているかどうかにより，視覚的な情報への情動的な反応を強調したり，減じたりするようである．

　パロット（Parrott, 1982）による研究は，音楽が絵画への感情反応に与える効果は本質的に付加的なものであり，それはその音楽と絵画の調和の良さ／悪さによるものであると説明している．パロットは，音楽についての感情的な評価は，音楽が絵画の評価に影響を与えるよりも絵画（特に複雑な性質の絵画）によってより強く影響されることを発見した．よって，二つのコミュニケーション形態の交互作用は，複雑さと情報の種類などの要素によって変化すると思われる．

　ウィントル（Wintle, 1978）による音楽がテレビコマーシャルに与える感情的インパクトに関する研究においても，音楽と視覚，言語情報の類似した関係が見出されている．ウィントルは，コマーシャルの内容に関する支持的な背景音楽が，そのコマーシャルによって肯定的に特徴づけられている質（すなわち，活動性，快適さ，有効性のレベル）を日常的に強調しており，一方，妨害するような背景音楽は，そのコマーシャルが肯定的に特徴づけている質の強度を減じていることを見出した．

　音楽と視覚的情報の組み合わせでよくみられるものは，典型的に映画，ビデオ，テレビのプロダクションで添えられる映画のサウンドトラックである．コーエン（Cohen, 1990）によれば，音楽と映画に関する研究は，(1)音楽の意味への連合主義者的なアプローチ，(2)音楽と視覚素材の構造，(3)映画の記憶と意識への音楽の影響力，(4)音楽と映画の美的特性，の四つの主なカテゴリーに分けられる．

　連合主義の基本的な教義は，通常他のものと組み合わされている一つの

アイディアは，（この章の始めの部分で近接による連合を説明したように）その一つが欠けている場合でも，もう片方を思い起こさせるというものである．たとえば，テレビの警察ドラマ「ドラグネット」からの「ドゥン　ダ　ドゥン　ドゥン」という有名なテーマは，差し迫ったサスペンスや凶運を知らせるために，そのテレビ番組と切り離して活用されうる．ある特有の様式の音楽や特定のテーマも，ある特有のアイディアや感情を引き起こすことが可能である．たとえば，非常に不協和な音楽は，しばしば恐怖映画のぞっとするようなシーンと関連づけられている．音楽の映画への反応の効果を検証した研究で，セイヤーとレヴェンソン（Thayer & Levenson, 1983）は，ストレスのかかる映画に「ホラー」音楽，または中立的な「ドキュメンタリー」音楽のいずれかを組み合わせた．結果として，これらの対照的な音楽は，生理的な計測（自律神経系の反応）と心理的な計測（自己報告）の両方において，自己報告によるディストレスを向上させること（ホラー音楽）と減少させること（ドキュメンタリー音楽）に成功したのである．それに加え，「ホラー音楽」によって生じた効果の増大は，「典型的な」音楽へ条件づけされた反応以上のものである，と著者は仮定したのである．彼らは，音楽が映画の中で恐ろしい時間がくることの予測に役立つ効果的な聴覚的ヒントを参加者に提供するものである，と提唱した．

　他の研究では，同じメディアの要素内と，二つのメディアの要素のパターンの間の構成的な関係について検証された（Cohen, 1990）．たとえば，漫画アニメーションでは，ある視覚的にダイナミックな要素（たとえば，ジャンプ，ホップ，スキップ，落下）が音楽で模倣されることは一般的である．または，広々とした静かな牧草地の一場面は，構成的にシンプルで「オープンに」聴こえる音楽と組み合わされる．

　音楽は，どのように映画の中の出来事の想起に影響するのだろうか．コーエン（1990）によると，情報は，それが入念な連想によって符号化され，またそれが鮮明にまたは具体的に符号化されるほうが，より強く保持されるのである．適切な脈絡を提供するサウンドトラックは，明らかに

符号化を促進する連想を生みだす．たとえば，ボルツらは（Boltz et al. 1991），映画の情動的内容と適合しているとみなされる音楽は，（情報の）再生を助長することを見出した．それとは反対に，出来事を予示する音楽は，もしその音楽の情動的内容と実際の出来事の間に不適合性があれば，再生をより効果的に助長するのであり，したがって期待違反の結果となる．

映画の美的特性に焦点をおいた研究は，実験的美学として知られる下位専門分野の研究を反映している．この伝統による多くの研究によれば，人々は，音楽や映画のような美的な出来事の構造が，複雑さと熟知度において最適のレベルのときにおそらく最も心地よいと感じるのである．この問題については，療法的なプロセスにおける美的な刺激の機能について焦点を絞った第5章でさらに広範に取り扱う．

音楽の心理的な効果は，感情的な覚醒を変化または増大させるだけではない．ガリツィオとヘンドリック（Galizio & Hendrick, 1972）は，音楽に言語メッセージを埋め込むことが，感情覚醒を高めることを認めている．しかし，著者たちはまた，情報に器楽伴奏をつけることが顕著に説得力またはメッセージの受け入れを増す結果となることも発見したのである．歌唱したヴァージョンのテクストが，器楽伴奏のものと同じインパクトをもたないことは，興味深いことである．

これらの研究は，ある場合には音楽が言語的，または視覚的なコミュニケーション形式への心理的，行動的な反応を変化させたり強めたりすることができることを示している．テクストまたは視覚的なメディアは一般的に，歌詞分析，歌作り，または複合メディア活動などの療法的な活動に一般的に用いられる．したがって，情動的な素材へ焦点をあてること，または情動的な素材への気づきの増大というものに療法的な意図があるのならば，この強化は音楽療法にとって重要な意味をもつのである．

これらの研究は，コミュニケーションの形式としての音楽が，(1)感情的なメッセージを伝達することができること，(2)個人の気分に影響を与えたり反映したりできること，(3)テクストまたは視覚的な情報に埋め込

まれた意味を強化，増大，または変化させるための手段として活用できること，を示している．その結果，音楽は感情反応を引き起こしたり，あるいは反映し，感情的な気づきを明らかにしたり，あるいは高め，グループプロセスに妥当なテーマを表現したり，または反映するための効果的な手段となるのである．

精神科実践現場における音楽的コミュニケーション

音楽療法士は，音楽が，これまでに示された多くの研究に参加した健常な人へのものと似通ったメッセージを病的な思考と情動を患う精神科の患者に伝えるとみなしてよいであろうか．精神障がいの状態における音楽の感情的な効果を記述した文献の内容は，多様で時には相反する結果を示しているが（Nielzen & Cesarec, 1982c），二つの主な見地があり，それは，(1)音楽の経験は，正常な参加者のものと類似したものである．しかし，(2)音楽経験は，精神障がいの状態によって影響を受ける，というものである．

ビラー（Biller, 1973）とジアコベ（Giacobbe, 1973）による研究は，音楽が精神科の患者と正常な人の両方に，ある程度一様な感情的な意味を伝えるという見地を支持するものである．それに加え，ビラーは，両方のグループにおいて，好みの音楽と被験者によって述べられた感情的な気分の間に顕著な関係があることを指摘している．この結果は，音楽療法の文献においてよく知られている同質の原理（Altschuler, 1948）を思い起こさせるものである．

スタインバークとレイス（Steinberg & Raith, 1985）は，病的なプロセスの効果を検証する上で，うつ病からくる心理運動的な差異は，おそらく運動作業を通して計測される音楽テンポの知覚によって確認されるであろうと仮定した．著者らは，テンポの知覚（個人内部のテンポとよばれる）は健常な人のみでなく，精神障がいをもつ人の大多数でも安定していると結論づけた．

これとは対照的に，ニールゼンとセサレク（Nielzen & Cesarec, 1982a, 1982c）による研究は，精神障がいのある人とない人では，音楽の感情経験にいくらか違いがあることを示している．しかし著者らは，診断分類別の確認できる傾向は弱いものの，対照的な特徴的反応は，精神障がいのある患者と正常な参加者を比べたときよりも異なる診断分類の参加者間の方がより明らかであると推定されることを指摘している．これらの研究は，精神疾患のある人に対して音楽が異常なまたは逸脱した感情的内容を伝えると仮定する理由をほとんど示していない．音楽は，精神障がいをもつ人に対しても実行可能なコミュニケーションの形式として働くと考えられる．

要約

音楽は言葉による談話形式のものではないが，確かに感情のメッセージなどの情報を伝達するものである．近接による連想，文化的慣習，構造的な要素（すなわち，偶像性）をとおして，感情を呼び起こすことのできるシンボルとして機能する．音楽の非指示的な性質は，音楽に多くの意味と柔軟性をもたらしている．音楽は，言葉による談話形式でない言語として，知的，合理的な思考を超越し，高レベルの代理機能性をとおして容易に伝えるのである．それは，言葉ではもはや十分ではないときに，人間のニーズと価値観を伝えるのである．

音楽は，感情反応を反映し，影響を及ぼし，変化させることができるので，同一視，自覚，熟慮，感情表現と重要な問題の表現などの治療プロセスにおいて，療法的な道具として特有のメリットをもつ．音楽がテクストや視覚的情報と組み合わせて容易に活用できることも，さらに高度に柔軟性のある療法的媒体としての価値を高めているのである．

生来，この療法的道具の効果は，音楽療法士の技術にかかっている．歌作り，即興，歌詞分析などの音楽療法のプロセスの脈絡の中で，セラピストはこのユニークなコミュニケーション形態を，示された療法的目標と一

致した方法で，そしてクライエントの文化的，個人的な特徴を繊細に考慮して活用しなければならない.

参考文献

Abeles, H. F. (1980). Resonses to music. In D. Hodges (Ed.), *Handbook of music psychology* (pp. 105-140). Lawrence, KS: National Association for Music Therapy.

Aiello, R. (1994). Music and Language: Parallels and contrasts. In R. Aiello (Ed.), *Musical perceptions*. New York: Oxford University Press, 40-63.

Altshuler, I. M. (1948). A psychiatrist' s experiences with music as a therapeutic agent. In D. Schullian and M. Schoen (Eds.), *Music and medicine* (pp. 266-281). New York: Henry Schuman.

Altshuler, I. M. (1956). Music potentiating drugs. In E. T. Gaston (Ed.). *Music therapy 1955* (pp. 120-126). Lawrence, KS: National Association for Music Therapy.

Benson, W. (1979). Cited in Language and music as communication: A discussion. *Music Educators Journal, 65,* 68-71.

Berlyne, D. E. (1971). *Aesthetics and psychobiology.* New York: Appleton- Century-Crofts.

Berlyne, D. E. (1974). *Studies in the new experimental aesthetics.* New York: Wiley.

Bernstein, L. (1976). *The unanswered question: Six talks at Harvard.* Cambridge, MA: Harvard University Press.

Biller, O. A. (1973). *Communication of emotions through instrumental music and the music selection preferences of patients and nonpatients experiencing various emotional moods.* Unpublished doctoral dissertation, University of Arkansas.

Boltz, M., Schulkind, M., & Kantra, S. (1991). Effects of background music on the remembering of filmed events. *Memory & Cognition, 19(6),* 593-606.

Borchgrevink, H. M. (1982). Prosody and musical rhythm are controlled by the speech hemisphere. In M. Clynes, (Ed.), *Music, mind, and brain* (pp. 151-158). New York: Plenum Press.

Bright, R. (1981). *Practical planning in music therapy for the aged.* Lynbrook, NY: Music-graphics.

Butler, D. (1992). *The musician's guide to perception and cognition.* New York: Schimer Books, 171-194.

Campbell, W., & Heller, J. (1981). Psychomusicology & psycholinguistics: Parallel paths or separate ways. *Psychomusicology, 2*(2), 3-14.

Cantor, J. R., & Zillman, D. (1973). The effect of affective state and emotional arousal on music appreciation. *Journal of General Psychology, 89(1),* 97-108.

Cassity, M. & Cassity, J. (1996). *Multimodal psychiatric music therapy for adults, adolescents, and children* (3rd ed.), St. Louis: MMB Music.

Chang, H. W. & Trehub, S. E. (1977). Auditory processing of relational information by young infants. *Journal of Experimental Child Psychology, 24,* 324-331.

Coffman, D., Gfeller, K., & Eckert, M. (1995). Effects of textual setting, training, and gender on emotional response to verbal and musical information. *Psychomusicology, 14,* 117-136.

Cohen, A. J. (1990). Understanding musical soundtracks. *Empirical studies of the arts. 8*(2), 111-124.

Day, R. (1979). Language and music as communication: A discussion. *Music Educators Journal, 65,* 68-71.

Demany, L. (1982). Auditory stream segregation in infancy. *Infant Behavior and Development, 5,* 261-276.

Demany, L., & Armand, F. (1984). The perceptual reality of tone chroma in early infancy. *Journal of the Acoustical Society of America, 76,* 57-66.

Deutsch, D. (1979). Language and music as communication: A discussion. *Music Educadtiors Journal, 65,* 68-71.

Elam, R. W. (1971). *Mechanism of music as an emotional intensification stimulus.* Unpublished doctoral dissertation, University of Cincinnati.

Fisher, S., & Greenberg, R. P. (1972). Selective effects upon women of exciting and calm music. *Perceptual and Motor Skills, 34,* 987-990.

Fried, R., & Berkwitz, L. (1979). Music hath charms⋯and can influence helpfulness. *Journal of Applied Social Psychology, 9*(3), 199-208.

Gabrielsson, A., & Juslin, P. N. (1996). Emotional expression in music performance: Between the performer's intention and the listener's experience. *Psychology of Music, 24*(1), 68-91.

Galizio, M., & Hendrick, C. (1972). Effect of musical accompaniment on attitude: The guitar as a prop for persuasion. *Journal of Applied Social Psychology, 2*(4), 350-359.

Gaston, E. T. (1968). *Music in therapy*. New York: Macmillan.

Gfeller, K. E., Asms, E., & Eckert, M. (1991). An investigation of emotional response to music and text. *Psychology of Music, 19*(2), 128-141.

Gfeller, K. E., & Coffman, D. (1991). An investigation of emotional responses of trained musicians to verbal and musical information. *Psychomusicology, 10*(1), 3-18.

Giacobbe, G. A. (1973). *The response of aggressive emotionally disturbed and normal boys to selected musical stimuli.* Doctoral dissertation, University of Georgia, Athens.

Gillam, R. B., Marquardt, T. P., & Martin, F. N. (2000). *Communication sciences and disorders: From science to clinical practice.* San Diego, CA: Singular Publishing Group, 25-61.

Gottselig, J. M. (2000). *Human neuroanatomical systems for perceiving emotion in music.* Unpublished doctoral dissertation, The University of Iowa, Iowa City, IA.

Greenberg, R. P., & Fisher, S. (1966). Some differential effects of music on projective and structured psychological tests. *Psychological Reports, 28*, 817-820.

Haack, P. (1980). The behavior of music listeners. In D. Hodges (Ed.), *Handbook of music psychology* (pp. 148-150). Lawrence, KS: National Association for Music Therapy.

Hevner, K. (1937). The affective value of pitch and tempo in music. *American Journal of Psychology, 49*, 621-630.

Jellison, J. (1975). The effect of music on autonomic stress responses and verbal reports. In C. K. Madsen, R. Greer, and C. H. Madsen (Eds.), *Research in music behavior: Modifying music behavior in the classroom* (pp. 206-219). New York: Teachers College Press.

Jusczyk, P. W., & Krumhansl, C. L. (1993). Pitch and rhythm patterns affecting infants' sensitivity to musical phrase structure. *Journal of Experimental Psychology: Human Perception and Performance, 19*(3), 627-640.

Kamien, R. (1984). *Music: An appreciation* (3rd ed.). New York: McGraw-Hill Book Company, 142-156.

Konecni, V. J. (1982). Social interaction and musical preference. In D. Deutsch (Ed.), *The psychology of music* (pp. 497-516). New York: Academic Press.

Kreitler, H., & Kreitler, S.(1972). *Psychology of the arts.* Durham, NC: Duke University Press.

Krumhansl, C. L. (1992). Internal representations for music perception and performance. In M. R. Jones & Holleran (Eds.), *Cognitive bases of musical communication* (197-212). Washington, DC: American Psychological Association.

Krumhansl, C. L., & Jusczyk, P. W. (1990). Infant' perception of phrase structure in music. *Psychology of Science, 1,* 70-73. Langer, S. (1942). Philosophy in a new key. New

York: Mentor Books.

Marin, O. S. M., & Perry, D. W. (1999). Neurological aspects of music perception and performance. In D. Deutsch (Ed.), *The psychology of music* (2nd ed., pp. 653 -724). New York: Academic Press.

McFarland, R. A. (1984). Effects of music upon emotional content of TAT stories. *Journal of Psychology, 116*(2), 227-234.

McFarland, R. A. (1985). Relationship of skin temperature changes t the emotions accompanying music. *Biofeedback and Self-Regulation, 10*(3), 255-267.

Merriam, A. P. (1964). *The anthropology of music*. Evanston, IL: Northwestern University Press.

Meyer, L. B. (1956). *Emotion and meaning in music*. Chicago: University of Chicago Press.

Munro, S. (1984). *Music therapy in palliative/hospice care*. St. Louis: MMB Music.

Nettle, B. (1956). *Music in primitive culture*. Cambridge, MA: Harvard University Press.

Nettle, B. (1975). Music in primitive cultures: Iran, a recently developed nation. In C. Hamm, B Nettle, & R. Byrnside (Eds.), *Contemporary music and music cultures* (pp. 71-100). Englewood Cliffs, NJ: Prentice-Hall.

Nielzen, S., & Cesarec, Z. (1981). On the perception of emotional meaning in music. *Psychology of Music, 9*(2), 17-31.

Nielzen, S., & Cesarec, Z. (1982a). Aspects of tempo and perception of music in mania. *Psychology of music, 10*(2), 81-85.

Nielzen, S., & Cesarec, Z. (1982b). Emotional experience of music as a function of musical structure. *Psychology of Music, 10*(2), 7-17.

Nielzen, S., & Cesarec, Z. (1982c). The effect of mental illness on the emotional experience of music. *Archiv fur Psychiatric und Nervenkrankheiten, 231*(6), 527-538.

O'Briant, M. P. & Wilbanks, W. A. (1978). The effect of context on the perception of music. *Bulletin of the Psychonomic Society, 12*(6), 441-443.

Owens, Jr. R. E. (2001). *Language development: An introduction* (5th ed.). Boston: Allyn and Bacon.

Parrott, A. C. (1982). Effects of paintings and music, both alone and in combination, in emotional judgments. *Perception and Motor Skills, 54*(2), 635-641.

Peretz, I., Gagnon, L., & Bouchard, B. (1998). Music and emotion: perceptual determinants, immediacy, and isolation after brain damage. *Cognition, 68*(2), 111-141.

Peretz, I., Kolinksy, R., Tramo, M., Labrecque, R., Hublet, C., Demeurisse, G., & Belleville, S. (1994). Functional dissociations following bilateral lesions of auditory cortex. *Brain, 117*, 1283-1301.

Plach, T. (1980). *The creative use of music in group therapy.* Springfield, IL: Charles C. Thomas.

Pribram, K. (1982). Brain mechanism in music: Prolegomena for a theory of the meaning of meaning. In M. Clynes (Ed.), *Music, mind, and brain* (pp. 21-36). New York: Plenum Press.

Radocy, R., & Boyle, D. (1979). *Psychological foundations of musical behavior.* Springfield, IL: Charles C. Thomas.

Reineke, T. (1981). Simultaneous processing of music and speech. *Psychomusicology, 1*(1), 38-77.

Roederer, J. G. (1982). Physical and neuropsychological foundation of music. In M. Clynes (Ed.), *Music, mind, and brain* (pp. 37-48). New York: Plenum Press.

Shatin, L. (1970). Alteration of mood via music. A study of the vectoring effect. *Journal of Psychology, 75*, 81-86.

Slattery, W. S. (1985). *The effect of music and visuals on mood agreement under cue summation and channel interference conditions.* Unpublished doctoral dissertation, Boston University.

Sloboda, J. A. (1992). Empirical studies of emotional response to music. In M. R. Jones & S. Holleran (Eds.), *Cognitive bases of musical communication* (pp. 33-50). Washington, DC: American Psychological Association.

Smith, C. A., & Morris, L. W. (1976). Effects of stimulative and sedative music on cognitive and emotional components of anxiety. *Psychological Reports, 38*(3, Pt. 2), 1187-1193.

Sopchak, A. L. (1955). Individual differences in responses to music. *Psychology Monograph, 69*(11), 1-20.

Sparks, R., Helm, N. & Martin, A. (1974). Aphasia rehabilitation resulting from melodic intonation therapy. *Cortex*, 10, 303-316.

Steinberg, R., & Raith, L. (1985). Music psychopathology: Musical tempo and psychiatric disease. *Psychopathology, 18*(5-6), 245-264.

Thayer, J. F., & Levenson, R. W. (1983). Effects of music on psychophysiological responses to a stressful film. *Psychomusicology, 3*(1), 44-52.

Thorpe, L. A. & Trehub, S. E. (1989). Duration illusion, and auditory grouping in infancy. *Developmental Psychology*, 25, 122-127.

Thorpe, L. A., Trehub, S. E., Morrongiello, B. A., & Bull, D. (1988). Perceptual grouping by infants and preschool children. *Developmental Psychology, 24*, 484-491.

Trehub, S. E. (1987). Infants' perception of musical patterns. *Perception & Psychophysics, 41*, 635-641.

Trunk, B. (1982). *Children's perception of the emotional content of music*. Unpublished doctoral dissertation, Ohio State University, Columbus.

Wheeler, B. L. (1985). Relationship of personal characteristics to mood and enjoyment after hearing live and recorded music and to musical taste. *Psychology of Music, 13*(2), 81-92.

Winner, E. (1982). *Invented Worlds*. Cambridge, MA. Harvard University Press.

Wintle, R. R. (1978). *Emotional impact of music on television commercials*. Unpublished doctoral dissertation, University of Nebraska, Lincoln.

第4章

療法的媒体としての音楽
—— 歴史的，社会文化的な展望

ケイト・E. グフェラー

　人類学，心理学，音楽学，生理学など，多くの領域の研究者は，人の生存のために明確な価値をもたない音楽が，なぜ何千年もの間，私たちの行動の一部として存在し続けてきたのかについて，長い間疑問をもち続けてきた（Hodges, 1980; Winner, 1982）．人類に知られている文化には必ず音楽が存在し，そのことは，根源的に神経学的な過程から生じていることを強く示唆している（Berlyne, 1971; Hodges, 1980; Merriam, 1964; Nettle, 1959b; Sloboda, 1985）．しかし，神経生理学的な展望のみでは，私たちの生活における音楽の偏在を十分に説明することはできない．私たちは，単に受動的に聴覚信号を受けるのではない．人間として，私たちは「象徴化し，文化を生み出し，過去と将来の枠組みの中で行動する歴史的な創造物で，道理にかなうこともかなわないこともできる存在である」（Smith, 1978, p. 33）．私たちの知覚的，認知的なプロセスでさえ，文化的な色彩を帯びた信念や期待に影響されている（Kreitler & Kreitler, 1972; Meyer, 1956b）．したがって，歴史的，社会文化的な展望は，なぜ音楽が療法的に効果的な媒体であるのかを説明するのに役立つのである．本章では，歴史をとおしての音楽の療法的な活用と，今日の文化における音楽の機能に焦点をあてるが，それは現代の医療における音楽の活用と密接な関係をもつのである．

療法的な媒体としての音楽：歴史的な展望

　音楽が療法的な媒体となりうるという考えは，現代の発想ではない．原始文明の記録からも，音楽が身体的，精神的なウェルビーイングに対して貢献するとみなされていたことがわかっている．たとえば，古代エジプトでは，司祭である医師が音楽を「魂の薬」とよび，医療実践の一部として「詠唱療法」を用いていた（Feder & Feder, 1981）．聖書にも，音楽の心を慰める特性についての言及があり，古代中国においても，音楽の健康と道徳心への影響についての論文が書かれていた（Tame, 1984）．

　古代ギリシャにおいて，音楽は，思考，感情，身体的な健康に対して，特別な力をもっていると考えられていた．紀元前600年に，タレスが，音楽の力によってスパルタの疫病を治癒したと信じられている（Merriam, 1964）．癒しのための神社や寺は，賛歌を歌う専門家を抱え，音楽は情緒障がいのある人に処方された（Feder & Feder, 1981）．この精神疾患のための音楽の活用は，音楽が直接的に感情を生じさせ，性格を形成することができるという信念を反映したものである．ギリシャにおいて，音楽を処方した著名な人物にはアリストテレスがおり，彼は音楽のもつ感情のカタルシス効果を評価した．プラトンは，音楽を魂の薬であると説明している．カエリウス・オウレリアヌスは，戦いの狂気に対して，音楽を無差別的に使用をすることに注意を呼びかけた（Feder & Feder, 1981; Strunk, 1965）．

　古典ギリシャ時代の理想や信念は，中世の時代には失われまたは変化したが，影響力のある政治家，哲学者，そして音楽は人のモラルを低下させるか向上させるかのどちらかであると述べた宗教家（たとえば，ボエチウス）らによって，音楽の力に対する興味は継続していった．この時代には，知覚される音楽の力と，宗教的，道徳的な概念が密接に結びついていた．カシオドルスは，アリストテレスと同様に，音楽をカタルシスの効能のあるものであるとし，聖バジルは，音楽は聖なる感情の肯定的な伝達手

段となりうると信じた（Strunk, 1965）．音楽のカタルシスの手段としての活用は，ルネサンス時代の医学文献の中で再び登場した．音楽は，メランコリー，絶望，狂気のための特効薬であり，痛みと多くの病気を緩和するものである，と記述された（Feder & Feder, 1981）．

音楽にカタルシス効果があるというこの古来の信念は，20世紀の医学文献にも再び登場し，それは精神分析理論の文脈の中にみられる．フロイト本人は，音楽の療法的な価値については言及しなかったが，彼の精神分析学の弟子によって語られた．ノイ（1967）によれば，精神分析療法における音楽の活用は，(1)本能を社会的に適切な方法で昇華する手段，(2)無意識に対する洞察を深める手段，(3)熟達をとおして自我構造を増強する方策なのである．

音楽を療法的な手段であるとするこれらの歴史的な言及は，主に音楽の力に対する哲学的，またはスピリチュアルな信念に基づくものである．20世紀においては，科学的な方法が現代の医療ケアの推進力となった．現代の医療における音楽の活用も，実験的に検証された生医学的な原則を強調する傾向にある．しかし，私たちは，未だに音楽についての歴史的慣習の痕跡と哲学的，スピリチュアルな信念を日常的にみることができる．したがって，歴史的な探求は，私たちが今日，個人的な意義と社会的所属を確立するための宗教的，または文化的に重要な儀式における音楽の重要性をよりよく理解するのに役立つのである．

療法的媒体としての音楽〜社会文化的展望

音楽の療法的な活用については，過去の文献と文化遺物に加え，民族誌による研究をすることで，今日の音楽活用についてよりよく理解することができる．ネットル（1956a, 1956b）によると，現代の文字を使用しない社会における原始的な音楽様式についての知識は，人間の音楽に対する反応だけではなく，前史時代における療法としての音楽についての洞察をも可能にするのである．音楽療法の専門領域において特に興味深いのは，(1)

音楽に共通の属性として超自然的な力があり，それによって音楽が宗教と癒しの儀式で用いられること，(2)音楽が感情の表現であり，(3)音楽が社会的慣例の一部分となっていること，である．

音楽と超自然的な力

ネットル（1956a）によると，前史時代の多くの文化では，人々は音楽の力が人間の行動に影響を与えることを信じていた．この信念は，しばしば音楽と超自然との関係に関連したものであった．たとえば，ソンギエ部族（basongye）やアメリカ原住民の部族では，重要な儀式で用いられる音楽は，超人間的または超自然的な源からきたものであると信じられている（Merriam, 1964; Sachs, 1965）．これらの歌は，超自然的なエネルギーをもち，神々をもてなし，宗教や治癒の儀式などの特命の援助を必要とするすべての活動をコントロールする力がある，と信じられた．

バーライン（1971）によると，世界中の宗教的慣習において，音楽は必要なものなのである．それを用いることの重要性は，儀式を正確に注意深く施行する様子に浮き彫りにされている．たとえば，ザックス（Sacks, 1965）は，儀式の最中になされた音楽演奏のミスは，その力と神の容認を傷つけるものである，と述べている．したがって，そのようなミスは，厳格な方法で罰せられ，時には死刑に処せられる．多くの前史文化においては，魔法的な力と音楽を組み合わせることは，病気に対するまじないにおいて通例行われることである（Sacks, 1965）．呪術医やシャーマンは，人々の癒し，悪魔の力を取り除く儀式において，ラットル，ドラム，歌を不可欠なものとして用いる．

一見して，これらの魔法・宗教的な音楽の活用は，現代の医療実践には無関係のようにみえる．しかし，私たちは現代の音楽療法の中に，これらの文化的伝統の影響をみることができる．現代社会では，音楽は今でもスピリチュアルな価値と実践に密接に関連している（Gaston, 1968）．音楽は，多くの宗派による宗教儀式において顕著な役割を果たすが，それに加え，音楽は，道徳的価値と容認できる行動を表現することができるのであ

る（Kreitler & Kreitler, 1972）．音楽と宗教の密接な関係は，ホスピスケアのような場において特に療法的な価値があり，そこではクライエントが死への準備として宗教的な信念を再確認し，表現するために音楽を用いるであろう（Gilbert, 1977; Munro, 1984）．

音楽は今日の宗教儀式においても，過去と類似した用いられ方をしているが，現代の音楽療法における音楽活用の意味づけは，前史時代の癒しの儀式のものとは非常に異なっている．原始的な文化においては，人々は音楽の力を超自然的な力に帰していた．現代の音楽療法士は，生じた変化は，音楽の直接の効果と，信念による象徴的な価値，態度，個人の過去の経験による条件付けされた行動，そして生理的反応によるものであるとする（Nettle, 1956a）．ここ数十年間には，ポジティブな態度とスピリチュアルな，または社会的な支援が，免疫機能と病気との対処（たとえば疼痛の対処法）に影響を及ぼすことが明らかになってきた．したがって，個人的，またはスピリチュアルな慰めの手段としての音楽と，より大きな社会との連結が，現代の医療においては重要な関係があるのである．メイヤー（Meyer, 1956a）は，「美的経験の顕著で情緒的な力についての信念が，人の心理生理学的に反応する傾向を活性化するための重要な機能を果たすのと同様に，音楽の癒しの力の効能についての患者の信念は，音楽療法における成功の重要な要素であるようだ」（p. 33）と述べている．

たとえば，疼痛対処法のために音楽を使う場合，メルザック（Melzack, 1973）は，音楽の効力についての患者の信念が，痛みに対する耐性に対して顕著な影響を及ぼすことを見出した．要約すると，音楽が癒す力をもつという私たちの文化的な伝統が，療法的な媒体としての音楽の効果に貢献しているのである．

感情表現としての音楽

原始時代，前史時代についての研究において，音楽が感情のはけ口であったことが明らかにされている（Merriam, 1964）．たとえば，ツイ（Tshui），マオリ（Maori），フタナ（Futana）といった文字をもたない部

族では，音楽は感情表現として用いられている．しかし，民族音楽学の文献は，今日の文化が真実であるとみなしている信念ではあるが（Hargreaves & North, 1999），音楽が実際に感情を生む，または引き起こすかどうかについては，明らかにしていない（Merriam, 1964）．

原始文明と産業文明に共通な一つの特徴は，「安全価値の機能」のために芸術を用いることである（Merriam, 1964）．音楽は，公には禁止されているような話題について，美学的な脈絡の中で，非難を受けることなく表現するために用いられる．内容は，形式に従属しているかのようである．審美的な距離（詳細は，第5章で説明）が，表現のためのユニークな機会を提供するのである．たとえば，西洋の文化においては，性的に露骨で禁じられた，または政治的に要注意の話題がポピュラー音楽の型の中で公然と表現される（Russel, 1998）．このような正直で感情的に繊細なコミュニケーションの機会が，個人または集団の心理療法において，重要な意味合いをもつ（Plach, 1980）．

また，私たちは，芸術は，感情表現または反応の適切な伝達手段であるとみなすようになっている（Kreitler & Kreitler, 1972）．イスラエル・ズワーリング（Israel Zwerling, 1979）によると，創造的芸術療法は，非言語的手段をとおして，伝統的な言語による療法よりもより直接的で即時に私たちの感情過程に働きかけるのである．したがって，音楽的な脈絡が，通常控えめで抑圧された人に，繊細で個人的な性質の感情を探索したり表現することを可能にするのである．音楽は，感情を喚起するとともに，言語的な表現が難しいクライエントに代替の表現方法を提供するのである（Plach, 1980）．

私たちが音楽の情動的な特質を考慮するとき，音楽の中にある感情的内容の各自の識別は，文化的な現象であり，学習によってもたらされたものであることを理解することが重要である．それに加え，感情反応は，文化によってそれぞれ異なるのである．したがって，セラピストは（クライエントにとって）文化的に意味のある音楽媒体を用いることが重要なのである．

社会的慣例の中での音楽

音楽の社会的な特性は，音楽が下記のようなものであることを考えると明確である．

> 音楽は多くの活動のまとめのしるしとして，また音楽なしでは正確に遂行できない，もしくはまったく遂行できない多くのほかの活動の不可欠な一部分として用いられる……おそらくこれほどにあまねく普及しており，人間の行動の多くの面に到達し，形成し，しばしばコントロールする人間の文化的活動はないであろう（Merriam, 1964, p. 218）．

音楽は，私たちをゆりかごから墓場まで，すなわち，私たちの最初の子守唄からミサにおけるレクイエムまで運んでいく．それは，私たちの人生に楽しみと社会構造をもたらし，私たちの最も深い感情を表現し，私たちの文化の安定に貢献する（Merriam, 1964）．複雑に階層化した文化では，音楽はグループ所属の「社会的めじるし」または象徴となりうる．カントリー・ミュージック，ロック，ジャズ，オペラといった特定のスタイルの聴取者の好みは，しばしば異なった階層，ライフスタイル，民族集団と関係している（Abeles, 1980; Haack, 1980; Radocy & Boyle, 1979; Russel, 1998）．音楽は，集団の一体感と結合を助長し，反抗的若者の抗議や国民祝日などの多くの社会現象の結合焦点を提供してきた（Hargreaves & North, 1999; Russell, 1998）．

集団との結合は，音楽療法のクライエントにとっては重要な療法的な問題である．たとえば，孤立は，身体的な能力低下よりも，高齢者をもっと衰弱させるものであると言われてきた（Bright, 1991）．不満足な，または不適切な社会関係は，大多数の感情障がいの人にみられる顕著な問題である（Paul, 1982）．人との適切な交流方法を学ぶことは，知的障がいをもつ人の主要な目標である（Carter, 1982）．したがって，多くの治療プログラムにおいて，社会的交流の向上が，主要な関心事なのである．精神分析においては，精神科医と患者個人との親密な関係が重要であるが，そのよ

うな治療の中においても，集団の中で人とかかわる能力が強調される（Boenheim, 1968; Kohut, 1956）.

音楽には，社会的行動を促進するリズム構造に加え，社会的機会を与える他の特徴がある．まず一番めとして，これが最も重要なことであるが，音楽は社会的芸術として認められている．個人は，音楽の経験をするために，社会的な出来事に参加するという「準備姿勢」（第5章参照）をもってやってくる（Berlyne, 1971; Kreitler & Kreitler, 1972; Meyer, 1956b）．次に，音楽は，会話に代わるユニークなコミュニケーション形式を提供する．したがって，音楽は言語能力の低い人に，それに代わる交流の方法を与えるのである．第三に，音楽は「一枚岩的な」技術ではなく，むしろ下位技術の集合体なのである（Sloboda, 1985）．個人は，聴くことから熟達した演奏までの，広範な能力で参加することができる．

音楽の技術をまったくもたない人は，音楽への反応を促す音楽鑑賞の活動に参加することができる．音楽は無数のさまざまな様式と形式をもっているため，個人の経験をより有意義なものにするために，ほとんどの音楽の好みに適応することができるのである．音楽の演奏においても，熟練した音楽療法士は，個人の経験のレベルと認知的な発達に合わせて音楽材料を調節することができる．この形式の柔軟性が，広く異なる人々によって形成されるグループを，共通の試みに統合するすばらしい可能性を音楽に与えるのである．

病院における音楽活用についての初期の文献は，音楽を中心とした社会活動を気晴らし，または娯楽と記述している（Van de Wall, 1936）．過去の慢性疾患のケアのモデルでは，これは適切な音楽の活用法であった．今日における短期治療の方針と，コミュニティー・センターで医療的ケアを提供するような状況では，気晴らしとしての音楽という活用法は，限られた役割となる．むしろ音楽は，障がいのある人を社会的存在として包含するための柔軟性のある方策を提供するのである．ズヴァーリング（Zwerling, 1979）によると，音楽を含む創造的芸術の果たす主な役割の一つは，本質的に社会的で現実に基礎をおく活動に患者を組み込む能力であ

り，そこではクライエントが人と交流し，最大限に機能することが求められる．音楽は，伝統的な言語による療法において，知的なレベルで論じられた洞察を実践する機会を提供する．

集団療法においては，音楽は，話し合いと個人的な努力のための共通テーマと中心点を提供し，発言と交流を刺激するのである（Plach, 1980）．美的な形式として，音楽はさまざまなレベルでの意味を伝える（Kreitler & Kreitler, 1972）．たとえば，音楽は，歌詞と結びついて，含蓄的なレベルで働くと同時に，表示的な情報を伝えることができる．象徴的な表現としては，音楽は文化全体に意味のある考えを物語ることができ，さらに推論的な情報として，個人がかかわり合い，解釈することができるのである．音楽は，集団と個人の両方のレベルにおいて，意義深く情緒的な情報を伝えるので，集団療法のすばらしい伝達手段となるのである．

要約すると，豊かな人間関係は，今日の医療における主要な関心事である．音楽は，その無数の多様性と適応性と，またその影響力のある歴史的，文化的伝統をとおして，感情表現と，現実に基づいた社会交流のための力強い療法的な手段なのである．

参考文献

Abeles, H. (1980). Responses to music. In D. A. Hodges (Ed.), *Handbook of music psychology* (pp. 105-140). Lawrence, KS: National Association for Music Therapy.

Berlyne, D. E. (1971). *Aesthetics and psychobiology*. New York: Appleton- Century- Crofts.

Boenheim, C. (1968). The position of music and art in contemporary psychotherapy. *Journal of Music Therapy, 5*(3), 85-87.

Bright, R. (1991). *Music in geriatric care: A second look*. Wahroonga, NSW: Australia: Music Therapy Enterprises.

Carter, S. A. (1982). Music therapy for mentally retarded children. In W. B. Latha and C. T. Eagle (Eds.), *Music therapy for handicapped children* (Vol. 2, pp. 61-114).

Feder, E., & Feder, B. (1981). *The expressive arts therapies*. Englewood Cliffs, NJ:

Prentice-Hall.

Gaston, E. T. (1968). *Music in Therapy*. New York: Macmillan.

Gillbert, J. P. (1977). *Music therapy perspectives on death and dying*. Journal of Music Therapy, *14*(4), 165-171.

Haack, P. (1980). The behavior of music listeners. In D. A. Hodges (Ed.), *Handbook of music psychology* (pp. 141-182). Lawrence, KS: National Association for Music Therapy.

Hargreaves, D. J. & North, A. C. (1999). The function of music in everyday life: redefining the social in music *psychology*. Psychology of Music, *27*, 71-83.

Hodges, D. A. (Ed.). (1980). *Handbook of music psychology*. Lawrence, KS: National Association for Music Therapy.

Kohut, H. (1956). Some psychological effects of music and their relations to music therapy. In E. T. Gaston (Ed.), *Music Therapy 1955* (pp.17-20). Lawrence, KS: National Association for Music Therapy.

Kreitker, H. & Kreitler, S. (1972). *Psychology of the arts*. Durham, NC: Duke University Press.

Melzack, R. (1973). *The puzzle of pain*. Middlesex, England: Penguin Education.

Merriam, A. P. (1964). *The anthropology of music*. Evanston, IL: Northwestern University Press.

Meyer, L. B. (1956a). Belief and music therapy. In E. T. Gaston (Ed.), *Music therapy 1955* (pp. 26-33). Lawrence, KS: National Association for Music Therapy.

Meyer, L. B. (1956b). *Emotion and meaning in music*. Chicago: University of Chicago Press.

Munro, S. (1984). *Music therapy in palliative/hospice care*. St. Louis: MMB Music.

Nettle, B. (1956a). Aspects of primitive and folk music relevant to music therapy. In E. T. Gaston (Ed.), *Music Therapy 1955* (pp. 36-39). Lawrence, KS; National Association for Music Therapy.

Nettle, B. (1956b). *Music in primitive cultures*. Cambridge, MA: Harvard University Press.

Noy, P. (1967). The psychodynamic meaning of music. Part V. Journal of Music Therapy, *4*, 117-125.

Paul, D. W. (1982). Music therapy for emotionally disturbed children. In W. B. Latham and C. T. Eagle (Eds.), *Music therapy for handicapped children* (Vol. 2, pp. 1-59). St. Louis: MMB Music.

Plach, T. (1980). *The creative use of music in group therapy*. Springfield, IL: Charles C.

Thomas.

Radocy, R. E. & Boyle, J. D. (1979). *Psychological foundations of musical behavior*. Springfield, IL: Charles C. Thomas.

Russell, P. A. (1998). Musical tastes and society. In D. J. Hargreaves and A. C. North (Eds.), *The social psychology of music* (pp. 141-158). New York: Oxford University Press.

Sachs, C. (1965). *The wellspring of music* (J. Kunst, Ed.). New York: McGraw-Hill.

Sloboda, J. A. (1985). *The musical mind: The cognitive psychology of music*. Oxford: Clarendon Press.

Smith, B. (1978). Humanism and behaviorism in psychology: Theory and practice. *Journal of Humanistic Psychology, 18*, 27-36.

Strunk, D. (1965). *Source readings in music history*. New York: W. W. Norton.

Tame, D. (1984). *The secret power of music*. New York: Destiny Boooks.Van de Wall, W. (1936). *Music in initiations*. New York: Russell Sage Foundation.

Winner, E. (1982). *Invented worlds*. Cambridge, MA: Harvard University Press.

Zwerling, I. (1979). *The use of creative arts in therapy*. Washington, DC: American Psychological Association.

第5章

療法的プロセスにおける美的刺激の機能

ケイト・E. グフェラー

　音楽は，感情の言語，社会的連帯感を発生させるもの，知的な満足感の源，喜びの表現，われわれを単調さから理想の領域へと連れ出してくれるもの，などと言い表されてきた（Seashore, 1941）．この音楽に内在する価値への信念は，障がいをもつ人の審美的経験を満足感（喜び）の源，自己実現，ノーマライゼーションを提唱する音楽療法の文献の中においても明白に示されている（Gaston, 1968; Lathom, 1981）．ノードフとロビンズによれば（Nordoff & Robbins, 1983），「ふさわしい音楽が知覚的に使われるとき，障がいのある子どもをその病理から解放し，知的または感情的な機能障がいからかなり自由な経験と反応の領域へと引き上げることができる」（p. 239）のである．

　クライエントが音楽経験に参加して満足感を得ている様子をじかに観察した音楽愛好家や音楽療法士にとっては，この言葉は，相当な妥当性をもっている．しかし，一般の人々や医療分野の他領域の専門家など，音楽療法にあまり精通していない人々にとっては，この言葉の真実性は自明のこととは感じられないであろう．何が音楽を療法的な手段としてふさわしいものにするのか，とたずねる人もいるだろう．

　本書の他章では，音楽の音響学的な特質への精神的，生理的な反応（たとえば，リズムパターンへの運動反応）を説明することによって，この質問を取り扱っている．この章では，音楽という芸術形態の美学的な特質

と，その特質が療法的過程にどのように貢献するのかに焦点をあてる．

美的経験の理論的展望

二十世紀の後半，美学の領域は，伝統的な美学哲学または精神分析的な解釈をはるかに超えていった．新しい理論またはパラダイムが出現し，療法的プロセスに関連した美学的反応に関するわれわれの現在の理解を深め，広げることに貢献したのである．5人の研究者の業績は，特に顕著で影響力の強いものである．(1)レナード・メイヤー（Leonard Meyer）は，期待の理論を展開した．(2)ダニエル・バーライン（Daniel Berlyne），彼の実験的美学は最適複雑度と快楽的覚醒の理論に帰着した．(3)ハンスとシュラミス・クライトラー（Hans & Shulamith Kreitler）は，美学的反応に関連したホメオスタシスのモデルを提唱した．(4)アルバート・ブレグマン（Albert Bregman）は，聴覚背景分析（Auditory Scene Analysis, ASA）という認知心理学の分化専門領域を発展させた．この節では彼らの研究の大要を述べる．

レナード・メイヤーの期待の理論

1956年に，理論家レナード・メイヤーの著書『音楽の感情と意味』が出版された．メイヤーの著作は情報理論の副産物であるが，音楽への美学的反応についての権威のある作品となった．彼の期待の理論の詳細を理解するためには著書を熟読する必要があるが，その理論の主要な立場は，人が反応しようという傾向が阻止されたり妨害されたとき，感情が喚起されるというものである．これは，どういう意味であろうか．ある音楽作品が聴取者にある種の予測を引き起こすとき，それは過去の音楽聴取経験から得られたものであり，音楽の反復的な要素とパターンから発展したものなのである．その予測が妨害され，または新たな予測が確立されるとき，不安定さが生じる．西洋音楽においては，導音の後にトニックの音を聴くこと，またはドミナントの和音の後にトニックの和音を聴くことが予測され

る．もしトニックへの解決が抜かされ，または遅れたりすると，われわれの反応しようとする傾向が阻止され，したがって，われわれには驚愕のような感情反応が起こる，とメイヤーは述べたのである．

　音楽に感情と意味をもたらすことを促進するものは，音楽作品の中の予測されたことと予測以外のことのバランスなのである．したがって，われわれが非常に珍しい音楽様式に最初に遭遇したとき，音楽がどのような進行をするのかを予測することは難しいのである．われわれは音楽の音を音響学的なレベルで「聴く」ことはできるが，それが意味をもたないかもしれない（Meyer, 1956）．簡潔に言えば，レナード・メイヤーの予測の理論は，音楽が非談話的な形態のコミュニケーションであるにもかかわらず，なぜわれわれが音楽から意味と感情を引き出すのかを説明しようとするものなのである．レナード・メイヤーは，この理論を論理と信念によって発展させたのであるが，彼の理論は後に多くの実験的研究によって検証されている．

ダニエル・バーラインの実験的美学

　1971 年，心理学者，ダニエル・バーラインによって『美学と心理生物学』が出版された．この著作は，今日では実験的美学，または新行動主義として知られる分野の権威ある文献である．バーラインは，音楽のような美的対象物や出来事への人間の反応を検証し理解するために，実験的な方法を用いることを擁護したのである．彼は，概念の定義，自明主義，一般的に認められた主張，個人の信念や経験に重度に頼る推論的美学として知られる美学的哲学の流派に対しては批判的であった．バーラインは，知覚や認知に関する基本的な心理学的概念を，美的経験（たとえば，美術作品や音楽を鑑賞すること）にも適用できると信じた．したがって，認知心理学において通常用いられる実験的方法を用いることによって，われわれは芸術様式への理解と感情反応への洞察力を得ることができるとした．

　いろいろな美的対象への反応を計測する多くの実験の結果，バーラインは最適複雑度と覚醒と快楽的価値の理論を展開した．この理論でバーライ

ンは，音楽の構造的特質（たとえば，どの程度複雑か単純か，どの程度なじみ深いか珍しいか）が，感情反応を左右すると提唱した．この理論によると，音楽のような美的対象物が最適複雑度または馴染み深さであるときに，われわれは心地よいと感じる傾向がある．複雑すぎたり珍しすぎる音楽は，聴取者を混乱，混沌，不快な状態にする．反対に，単純すぎたり何度もくり返し聴いた音楽は，退屈さと不満足な結果を招く．たとえば，ラジオのディスク・ジョッキーによって積極的に売り込まれた歌の急激な人気上昇と下降を考えてみるとよい．多くの研究者による研究が，バーラインの仮説を支持し，改良し続けている（Hargreaves, 1984; Heyduck, 1975; Gfeller, Asmus, & Eckert, 1991; Gfeller & Coffman, 1991）．

クライトラーとクライトラーによる美的反応の認知理論

ハンスとシュラミス・クライトラーの著書『芸術心理学』（1972）は，音楽を含むさまざまな芸術への人の反応について説明している．この著書の中で，本質的に一般心理学の理論（たとえば，精神力動学，ゲシュタルト心理学，行動主義，情報理論）を適用した美的経験についての著名な見解を評論し，彼らが聴取者，または観察者の美的経験を説明するために特に発展させたモデルを提示している．クライトラーとクライトラーによると，美的対象物に関連した行動は，単に刺激の知覚的構造によって起こるのではない．行動は，その対象物についての知識と信念によっても方向づけられるのであって，それは判断と評価に基づいているのである．方向づけのある認知をとおして美的対象物や出来事を経験することにより，われわれはより高められた意識で現実をみることができる．芸術様式は，現実に対する特別な見方を提供し，それは「あたかも〜のような」，または代替となる概念化であって，複製ではない．このユニークな象徴的な見方をとおして，われわれは以前から抱えている問題に対する新しい解決策に気づいたり，新しい問題に気づいたりするのである．

クライトラーとクライトラーは，この著書の中で美的対象物への感情反応を，動機づけのホメオスタシス・モデルとよばれるもので説明しようと

している.このモデルは,バーラインの覚醒の理論と組み合わせて,人が能率的に機能するための最適度の刺激(ホメオスタシス的バランス)の役割を取り扱っている.そのバランスは,過度,または不十分な刺激によって乱されうるのである.このいずれの場合にも,動きによる状態変化が均衡と,その結果として心地よい気分を復活させる.リズム,協和音,不協和音,メロディーのゲシュタルト(構成の良さ)などの音楽的特質が,聴取者がテーマの展開を追いながら聴いているときに,緊張と安堵をもたらす.クライトラーとクライトラーはさらに,人の美的経験への参加は,緊張を緩和させるために動機付けられているという立場をとっている(Kreitler & Kreitler, 1972).

アルバート・ブレグマンの聴覚背景分析

1990年に心理学者アルバート・ブレグマンの著書『聴覚背景分析——音の知覚的構成』が出版され,人が一連の聴覚情報をどのように組織化して理解するかについての権威のある文献となった.この著書は,聴覚知覚についての多年にわたる実験研究によって得られた到達点である.ブレグマンは,音が環境の中でどのように発生するかの法則によって,聴覚分類(ゲシュタルトの原則を想起させる)のいくつかの原則を発展させた.たとえば,もし音が,(1)同じ場所から発生した場合,(2)類似した音色の場合,(3)類似した音高の場合,(4)時間的に近接していた場合(時間の中で急速な進行で生じた場合),そして/または(5)良好な継続状態であった場合,すなわち,一定である場合(たとえば,反復音),または緩やかに変化する場合(たとえば,上行または下行の音階),音は同じ源から生じているとみなされる傾向がある.異なった始まりと終わりをもつ音は(開始と終結が異なる場合),音は異なる源から生じていると知覚される.ブレグマンによる原則は,何世紀も昔に必要とされた生存のための適応聴覚技術に関係している.たとえば,これらの知覚構成の原則は,洞窟の中で生活する男女が重要な環境音(たとえば,近づいてくる鋭い歯をもった虎)に適切に反応するために役立ったのである.

彼の研究は音楽にのみ焦点を置いたものではなく，聴覚知覚一般に対するものであるが，一章は音楽についての内容で，同じ原則が音楽聴取にどのように応用できるかについて述べられている．それは，われわれがどのようにピッチ，リズム，音色，強度を意味のあるパターンに構成するかということである．音楽に関してブレグマンは，聴覚連鎖の構造を作り上げるのは，究極的には聴取者の責任であると強調している．言い換えれば，彼は音楽を，聴く人の心に生ずる「フィクション」であるとみなしたのである．

これらの音楽に対する考え方は，どのように療法的プロセスに関連しているのであろうか．この章の次の節では，音楽療法において頻繁に取り扱われる四つの異なる機能領域へのこれらの考え方の適用について説明する．それらの領域とは，(1)注意力，(2)知覚，(3)高次認知過程，そして，(4)感情である．

美的反応と療法的過程

音楽療法士は，年齢（実年齢，発達年齢）と機能領域（認知的，運動的，コミュニケーション，社会的，感情的）にわたる能力のさまざまな対象者にサービスを提供する．したがって，セラピーにおいて焦点をあてる機能領域は，個人の年齢，特定の障がいや病気，療法的プロセスの中でのある点で存在する問題や経過などにより異なってくる．

注意力

多くのクライエントにとって，注意力のコントロールは療法的目標の鍵となりうる．スターンベルク（Sternberg, 1996）は，注意力を「実際に知的に操作される限られた量の情報と，感覚器官，蓄積された記憶，その他の認知的過程をとおして得られる膨大な量の情報との認知的な連結である」(p. 497)と定義している．クライエントがもつ注意力の問題としては，注意を向けるようになること，またはそれを持続することが困難なこ

と，目立った特徴に集中することができないこと，そして／または動機づけ（意欲）が低いことなどが挙げられる．これらの問題の原因は，実年齢（例，未熟児で生まれて間もない乳児），発達遅滞（例，発達障がい），神経学的な問題（例，頭部外傷，認知症，脳性麻痺，注意欠陥障がい），情緒・行動障がい，または環境的な状況によるもの（例，貧困で危険性の高い生活環境）であったりする．注意を集中し，それを持続する能力は，乳児と両親の関係を築くこと，自己管理，教科の学習，職業的，社会的な能力など，多くの生活機能の基礎となるものであり，したがって，療法における多くの他の目標の前提条件となるものである．

バーライン（1971）による美学の実験的研究では，芸術が効果的に注意力をコントロールして強化する過程を刺激できることを示唆している．応用臨床研究と多くの治療方法がバーラインの理論的な立場を例証し，すなわち，音楽が障がいのある多くの人の注意行動を強化するとしている（例，Carter, 1982）．美的な刺激は，(1)慣れからの解放，(2)準備姿勢，(3)探検的行動，をとおして集中を促す．

慣れからの解放（dishabituation）

慣れは，単調な規則性，または，おそらく過度の対比や過度に奇抜な刺激がもたらすもので，これらの現象は両者とも不快であり，感覚合図への反応を減じるものである（Berlyne, 1971）．施設に入居したり，感覚的，知的な機能の低下状態にあるようなとき，熟知した対象への反応は自動的で無意識的なものとなる（Kreitler & Kreitler, 1972）．魅力的な楽音のような新しい刺激を活用することにより，心理的，生理的に活性化することができる（Altshuler, 1956; Hodges, 1980）．シュクロヴスキ（Shklovskij）は，芸術は世界を経験する新しい方法であるとみなし，したがって，慣れからの解放を促すとしている（Ehrlich, 1965, pp. 150-151 を参照）．

リズム，メロディー，ハーモニーという容易に操作できる変数が，刺激の奇抜さとなじみ深さ，またはくどさの理想的な組み合わせを提供できるため，音楽は機能レベルの低い対象者に対しても注意力をもたらす柔軟性

のある素材を提供するのである．バーラインらの研究によると（Gfeller et al., 1991; Gfeller & Coffman, 1991 を参照），中庸なレベルの音楽刺激は，複雑さと奇抜さが過度に低いまたは高い音楽よりも，心地よいことがわかっている．ある状況（やかましすぎる環境）では，いかなる音（継続的に流れる音楽も含む）も刺激の過多をもたらし，静寂がより新鮮に感じられ，望ましいのである（Clair, 1996; Wolfe, 1980）．たとえば，老人ホームの多目的スペースで継続的に音楽を流すことは，（たとえモーツァルトの音楽のように心地よいように思えるとしても）認知症の人の苛立ちを高めるかもしれない．つまり，音楽は本質的に療法的なのではない．ある種の音楽，音楽のある特別な用い方，または音楽提供のタイミングは，場合によっては望ましくないことがある．注意力を向上させるために音楽を用いるときには，賢明な選択と活用法をすることが重要である．音楽療法士は，対象者の機能レベルと彼らの興味に合った適切な複雑さをもった音楽刺激を選択し，提供するときには，注意深くさまざまな要素（たとえば，対象者が参加する音響的な環境，発達年齢，実年齢，神経的な安定度，過去の音楽鑑賞経験，好み）を考慮すべきである．

準備姿勢（Preparatory set）

慣れからの解放に加え，音楽のような美的な形式は，「準備姿勢」とよばれるものをとおして注意力を援助する．私たちは傾聴者として，生の音響材料のみでなく私たちの音楽の価値についての信念も，音響経験に取り込むのである．一般的に言って人は，美的経験は興味深くユニークなものだと信じている（Kreitler & Kreitler, 1972; Meyer, 1956）．この信念が，行動プログラムの付随としての音楽の有用性に貢献している（たとえば，望まれる行動の報酬としてコンサートに行く，ステレオを使用する，など）．価値のある報酬または褒美の選択は，成功するオペラント条件付けに必要不可欠の要素である．褒美としての音楽の有用性は，美的な形式が価値あるものであるという文化的な態度によって，強められている．

準備姿勢は，傾聴者に予測された楽音への反応を促して条件付ける意識

的，または無意識的な調整をもたらす（Meyer, 1956）．これが注意力を促し，刺激への行動反応を喚起する（Kreitler & Kreitler, 1972）．

探究的行動

美的刺激の第三の効果は，探究的な行動を励ますことであり，この行動は環境への適応を援助するのである．このような適応は，生存のために食料や危険なものを感知したりする必要があるときにはっきりと表れる．しかし人間は，多様な探究的な行動として知られる確認の行動を，審美的な刺激に対する反応の中で示す．私たちが知るかぎりにおいて，多様な探究的な行動は，人間が生存するために必要なのではない．この行動は，環境刺激が低い時期が長期間続くときに，特に強く現れる（Berlyne, 1971; Kreitler & Kreitler, 1972）．

美的な対象は，ある程度，学習のよりどころとなるものであるため，探究的な行動を励ますのである．事実，社会について学ぶ機会はすべて，より効果的なコーピングメカニズムの形成に貢献するのである．さらに，広範な研究が明らかにしているように，新しい刺激にふれて探索することは，本質的に価値のあることであり，新しい反応への動機を提供する（Kreitler & Kreitler, 1972）．美的な対象にとって，この探究は，芸術形態の快楽的な価値（つまり，心地よさ）によってさらに動機付けされるのである（Berlyne, 1971）．

対象者が目立った情報に注意を集中させたり，または望ましい交流や作業に取り組むと，その情報を再生したり理解できるように情報処理する必要がある．したがって，もう一つの重要なプロセスである知覚（perception）について，次に論じる．

知覚（perception）

スターンバーク（Sternberg, 1996）は，知覚を「人々が環境の刺激から（感覚器官で）得た感覚を（脳で）認め，組織化し，統合し，意味を与える一連の心理的プロセスである」（p. 506）と定義している．したがって，

知覚は選択的なプロセスであり，私たちは広大な互いに競い合う刺激の世界をすべて吸収することはできない．そのかわり私たちは，さらなる処理のために情報を濾過し，選択し，組織化する．私たちが知覚することは，個人の態度，嗜好，そして過去の経験に基づいた期待によって影響を受ける．

個人内部の要素（たとえば，個人の態度，期待）に加え，外部刺激の組織構造が，情報がどれだけたやすく知覚されるかどうかについての役割を担っている．ゲシュタルト心理学によると，入ってくる感覚刺激の構成は，「良いゲシュタルト」とよばれるパターンやグループ分けによってわかりやすくなる．この用語は明確に定義されていないが，（刺激の）構造特性が，規則性，類似性，近接性，対称性，簡素などの「良いゲシュタルト」に貢献していると信じられている（Berlyne, 1971; Bregman, 1990）．ゲシュタルト理論と研究の大部分は，視覚の知覚についてのものであるが，構造の似通った原理は聴覚刺激にもあてはめられる（Berlyne, 1971; Bregman, 1990; Kreitler & Kreitler, 1972; Krumhansl, 1983; Meyer, 1956; Sloboda, 1985）．

音楽では，リズム，メロディー，ハーモニーの要素が音の時間的な構成を与え，それらが規則性をもたらし，聴取者が音響的な情報を「解剖する」ことを可能にする（Bregman, 1990; Berlyne, 1971; Krumhansl, 1983）．たとえばリズムは，周期的な空間／時間的構成に時間配分をもたらし，時間構造の外的刺激として働く．このリズム構成は，音楽的情報の知覚を促すことに加え，外部から入ってくる言語的な情報などを含む刺激の記憶と理解を助けるものだと考えられる（Berlyne, 1971; Gfeller, 1982; Sloboda, 1985）．

ゲシュタルト心理学者は，知覚的構成を神経学的プロセスの自然な一部分であると考える．近年，聴覚感覚の知覚構造に関するアルバート・ブレグマン（Albert Bregman）の研究（聴感覚の分析，1990）が，私たちが末梢（聴覚メカニズム）と中枢（脳）のレベルでどのように音楽の構造的性質を知覚するのかをより明確に示した．音の高さ，音色，強度が，さまざ

まな組み合わせで時間的に構成される（持続時間，リズム）様式が，私たちがどのように音を知覚するのかを左右するのである．「良いゲシュタルト」は，私たちの知覚プロセスを促すように形成される．このことが，発達遅滞や学習障がいなど，短期記憶や情報符号化に支障のある人への聴覚刺激の活用と密接な関係がある．

　ある音楽パターンは他のものよりも容易に知覚されるが，メイヤー（1956）は，「良いゲシュタルト」の価値の一部は，学習によるものであるとしている．彼は，私たちが環境の中のある特定のパターンを知覚するように教えられ，条件付けられている，と提唱している．それに加えて，ピアジェの理論によると，知覚は子どもの発達段階に関係しているのである．たとえば，あるパターンは，子どもが保存の技術（conservation skills）を獲得するまでは知覚することができないのである．療法的な実践において，セラピストが適切な使用教材を選択する際には，音楽の構造と，クライエントの過去の音楽経験と発達段階を意識的に評価することが必要である．

　私たちの知覚プロセスは，音楽の構造的特性によって促されることに疑いはない．しかし，心理学者の中には，象徴性と音楽的な意味という点において，美的な対象物が私たちに与える心理的なインパクトは，構造的特質のみが原因ではないと論じる人もいるだろう（Kreitler & Kreitler, 1972）．私たちは，認知のより高度なプロセスについて，さらに検証しなければならない．

高度認知プロセス：知識，信念，意味

　審美的な意味と楽しみにおける認知の役割について，二つの美学理論，すなわちメイヤー（1956）の期待の理論とクライトラーとクライトラー（1972）による認知適応の理論によって述べていく．

レナード・メイヤーによる期待の理論

　レナード・メイヤー（1956）による期待の理論は，美学の領域において表現派の立場を示したものである．表現派によると，音楽の意味は，音楽外の連想（たとえば，雷の音や鳥の声など，聴取者に音楽以外の経験を思い出させる音楽の音）から派生するものではなく，音楽そのものの構造的な特徴に本来備わっているものなのである．（音楽のもつ）意味は，音楽様式や構造的な特徴についての私たちの知識と，それによって生じる次に来る音の予測の機能なのである．音楽刺激を聴くことから，私たちはある特定の様式の音楽の中で，特定の音楽的なグルーピングやクリシェが頻繁に用いられることに気づく．私たちは，入ってくる感覚情報と過去の音楽鑑賞経験を比較することで，期待をもつようになる．これらの期待が，新しい情報の処理を効果的に促し，音楽要素の間での内的な照合の発展を助ける．このプロセスの中では，経験が重要であるため，私たちがある種の様式（の音楽）に過去にほとんどふれていない場合，私たちはその音楽から意味を見出すことがほとんどできないのである．

　メイヤー（1956）は，期待は，刺激とその刺激が出現した脈絡の両方の判断と認識を含む高度な認知的活動を要することが多い，と述べている．この認知的なプロセスは意識的，無意識的なレベルで高速で起こりうる．私たちの音楽聴取経験は，部分的には記憶によって構成されているので，音楽を聴いて期待を抱くためには，記憶プロセスが必須なのである．事実，メイヤー（1956）は，「思考と記憶なしでは，音楽経験はありえない」と述べている（p.87）．

　メイヤーの理論は，顕著な認知的障がいをもつ人の音楽への反応という観点において，特に興味深いものである．知的発達遅滞を伴う人は，アメリカにおいて音楽療法士がかかわるクライエントの約3分の1を占めるが，彼らは音楽刺激に非常によく反応すると報告されている（Carter, 1982）．実際，音楽は楽しいもので，このタイプのクライエントにとって本質的に喜びをもたらす価値のあるものなので，行動修正のプログラムの中で強化子としてしばしば用いられる．メイヤーの理論は，この一般的な

供述をさらに改善することを提唱する．おそらく，高度な複雑さと奇抜さをそなえた音楽は，記憶への負担が大きく，強化子としてはあまりふさわしくない．一方，予測可能で反復の多いメロディーとリズムパターンをもつ多くの音楽作品は，ゲシュタルト理論の見解から言うと，より容易に知覚，符号化できるものである．メイヤーが提唱するように，過去の音楽経験に基づく期待が音楽の意味の必須の部分であるならば，単純で反復の多い音楽が，何度もくり返された後でさえも，中度の知的発達遅滞をもつ人の興味を継続できるわけの説明がつくであろう．

スロボダ（Sloboda, 1985）は，音楽の許容能力（制作，理解する能力）は多くの独立した下位技術から成っており，脳の異なる部位で処理されると仮定している．ヒグズとマックリーシ（Higgs & McLeish, 1966）もまた，音楽の下位技術について，教育的に平均以下の人は，音楽の構造要素の単なる識別についてはよくできるが，記憶と意味のある比較が必要な音楽技術については，同じ年齢の人の平均より劣ることを指摘している．たとえば，音楽刺激は，主に注意を引き出すなら奇抜な音として活用することができる．より複雑で広範な音楽教材は，意味をなさないかもしれない．したがって，知的発達遅滞のある人は，比較的，機能する下位技術を用いて音楽に反応するであろう．また，かなりの知的障がいのある人で，音楽において分離した技術をもつ人が存在し，特別なケース，しばしばサヴァンとよばれる事例があることも特記に値する（Winner, 1982）．

クライトラーとクライトラーによる認知的方向づけの理論

クライトラーとクライトラー（1972）によると，美的な対象にかかわる行動は，単に刺激の知覚的構成の結果によるのではないという．行動は，その対象に対する知識と信条によっても管理されており，それは判断と評価に基づいているのである．美的な作品を認知的方向づけを通して経験することにより，私たちは高度な意識をもって現実を見ることができる．その芸術作品は，私たちに現実の特別な視点と，「あたかも〜のような」，または代替となる概念化を提供するし，それは模倣物ではないのである

(Kreitler & Kreitler, 1972). このユニークな象徴的な展望をとおして，私たちは現存の問題に対する新たな解決策や，新たな問題に気づいたりするであろう．

　クライトラーとクライトラー（1972）は，芸術形式は，参照対象または構造的要素の奇抜な刺激と熟知の混合したものであるため，認知的な方向づけの拡大や新たな考えに直面するのにふさわしい脈絡を提供すると述べている．この未知（したがって，奇抜さによる高い覚醒の源）と熟知（節度ある覚醒の源）の混合が，慣れによる退屈を，その人に快い覚醒レベルの興味，好奇心，探索に置き換える．ここに見られるように，クライトラーとクライトラーは，バーラインの覚醒と快楽価値の理論（1971）と彼らの認知的構成の理論を統合させたのである．

　治療の重要な目標として洞察を強調する心理療法の学派においては，認知的な方向づけを拡大することは重要な療法的可能性を示す．臨床実践の一例として，歌詞分析という音楽療法の手法がある（本書後半にある分類の「音楽心理療法」を参照）．この手法においてセラピストは，クライエントの個人的な問題に関係ある状況や表現を示す歌詞の歌または音楽ビデオを紹介する．クライエントが歌詞について思案するとき，彼らは曲の中に自分がよく知っているジレンマや状況，感情が表現されていることに気づくであろう．その歌は日常的な感情または問題を語っているのであるが，音楽的脈絡の新鮮さによって，聴いている人は彼ら自身の状況に新たな意味合いや，おそらく新たな洞察をもつことができるのである．

　認知的な方向づけは，その人の意見を修正したり新たな洞察を提供したりできるということに気づくことは重要である．しかし，それが対応する行動変化にいたるとは限らない（Kreitler & Kreitler, 1972）．したがって，審美的な経験をとおして促された洞察は，療法的なプロセスの中の一歩にすぎないのである．多くの場合セラピストは，その個人が洞察と意義のある行動修正を統合できるように，さらに導かなければならないのである．

感情と気分

　音楽は，気分と感情に関係する生理的，心理的反応を伴う感情の言語である（Winner, 1982）と言われてきた（Hodges, 1980）. プラトチク（Plutchik, 1984）によると，「感情とは，刺激への推定された複雑な一連の反応であり，認知的評価，主観的な変化，自律神経的で神経学的な覚醒，行動への衝動，その複雑な一連の流れを喚起した刺激へ効果をもたらすように計画された行動を含むもの」（p. 217）である. カールソンとハットフィールドは，感情状態を気分よりも継続時間が短いもので，気分は感情ほど強いものではないがより根強いものである，と述べている.「feeling（感じ，気持ち，感覚）」という用語は，私たちの日常の世界に対する認知的な評価のことをさす（Carlson & Hatfield, 1992）.

　音楽鑑賞は，知的な試みでありうるが，大多数の日常的な聴取者にとっては，音楽は感情と気分に強く結びついているものなのである．たとえば，1,007人のアメリカ人に，うつ的な気分を緩和するために何をするかと調査で訊ねたところ，77％の人が音楽を聴く，と答えたのである（Gallup, Jr. & Castelli, 1989）. 別のアンケート調査では，308人の男女（年齢16歳から89歳）のうち47％の人が，気分をよくするために音楽を聴く，と答えたのである. 人々の日常での気分調整において，29の選択肢の中で音楽は三番めに位置づけられた〔註　誰かと話しをしたり時間をいっしょにすごす，が54％で第1位であった〕（Thayer, 1996）. また，音楽が気分に影響を与え，気分を表現する証拠としては，音楽サンプルの中で伝えられている気分について（素人と訓練を受けた音楽聴取者の両者で）驚くべき一致が見られたことが挙げられる（Winner, 1982）.

　ランガーによると（Langer, 1953），音楽刺激が直接的に感情をもたらすのではない．音楽刺激は，感情の象徴として働くのである．非推論的な音楽象徴は，逐語的に訳されないので，おそらく通常の言語よりもより効果的に感覚と感情の流れを捉えることができるのである（Winner, 1982）. ウィナーとランガーは，両者とも感情的反応を音楽に内包された要素に帰

するとしているが，アルトシュラー(Altshuler, 1956)は，この反応を音楽がもたらすイメージと心的関連によるものであるとする．これらの二つの見解は，美学的哲学の表現主義者と表示主義者の意見を例示するものである．

音楽と感情の本質的な特徴 —— 表現主義的姿勢

表現主義の見解では，音楽の音響学的な要素が音楽の感情的表現を引き起こすのである．ウィナー（1982）によれば，音楽の構造が，感情経験の構造を写し出す．「音楽は，気分が感じるように鳴り響く．音楽は，緊張と緩和，動きと休息，成就と変化の点から構成されている」(p. 211).

メイヤーの音楽と感情の理論　音楽の非指示的情報が気分を引き起こす能力は，メイヤー（1956）の期待の理論の真髄でもある．メイヤーの音楽と感情についての信念は，ジョン・デューイの感情の対立理論，これは「人の反応しようとする傾向が阻まれたり禁じられたりするときに，感情または情動が生じる」というものであるが，この理論に基づいている(Meyer, 1956)．メイヤー（1956）によれば，音楽は直接的に，または即座に満たされるか，満たされないかもしれない期待を意識的にも無意識的にも引き起こす．期待が満たされないとき，反応しようとする傾向が阻まれ，感情または情動が引き起こされる．したがって，無意識的な非理知的なレベルで音楽は気持ちの反応を呼び起こすのである．メイヤーは，関連のプロセス〔訳者註　音楽が音楽以外のものと関連すること〕を通じて感情反応が起こることを認めているが，具現化された感情の理論が，彼の研究の根本理念である．

バーラインの覚醒と快楽価値の理論　メイヤーと同様に，バーライン（1971）は音楽の構造特性に焦点をあて，感情反応の源となるものを照合的属性とよんだ．バーラインの理論は，美的対象物の形式要素への心理生物学的反応の実験的研究を基礎としている．彼は情動反応を覚醒と快楽価値の結果（つまり，芸術形式の美しい，または快い要素）であるとみている．複雑さと単純さ，または反復と新鮮さなどの特性の組み合わせが，観

察者の覚醒の原因となる．バーラインは，快楽は理想的な覚醒レベルから発生するもので，それは次のいくつかのことから生じると仮定している．(1)低い覚醒レベルから節度ある覚醒レベルの上昇，(2)不快なほど高い覚醒レベルから覚醒レベルの下行，(3)覚醒の鋭角的変化，最初に強度の覚醒上昇があり，即座にそれが減少すること，これが快楽をもたらす．彼はまた，覚醒の活動を，感情活動を司る脳の中心に結びつけている．

　　クライトラーとクライトラーによる動機のホメオスタシスモデル　このモデルは，バーラインの覚醒の理論を取り入れており，人間が能率よく機能する際の刺激の最適なレベル（ホメオスタシス・バランス）の役割を扱っている．このバランスは，過度の刺激または不十分な刺激により崩されうるものである．この両者の場合，変化の開始が均衡を復活させ，その結果，快い気持ちを再びもたらす．リズム，協和音，不協和音，メロディーのゲシュタルト（構成の良さ）などの音楽的特性は，聴取者が展開されるテーマの材料を追うときに，緊張と弛緩を呼び起こすことができる．さらに，クライトラーとクライトラー（1972）は，美的な経験に参加することは，緊張の減少の可能性によって動機づけられている，としている．

　　　芸術への主な動機付けは，観客の中に存在する芸術作品にふれることへの緊張感である，というのが私たちの論点である．芸術作品は，特定の新しい緊張感を生み出すことによって，すでに存在している緊張感を軽減する．すでに存在している緊張感がこのプロセスに関係しているという私たちの仮説は，緊張感が長時間続き，そして一つの領域から別の領域へと移行が可能であるとみなしている……．人は，緊張感を軽減するための行動を実行に移すことをしばしば阻止されるので，引き起こされた緊張感は，軽減されることなく継続する（p. 19）．

　緊張感を軽減することへの障がいが生じたとき，人は攻撃性を一つの領域から他へと移行させる．したがって，人は阻害された活動と似通った活動を行うことによって，緊張感を解き放つ．さらにクライトラーとクライトラー（1972）は，解決されない緊張感は，放散という形，つまり方向性

のない緊張が，過剰反応しやすい状態を含む落ち着きのなさと，感情的な状態という形で表現されることが持続する，と主張している．緊張感の放散は，芸術作品のより特定の方向性のある緊張感へと吸収されうる．これらの特定の緊張感は，美的な手段で解決される．

音楽に内在する特性への感情的反応は，美学的哲学の表現学派の典型である．音楽療法の実践においてより一般的なのは，おそらく表示主義の見解であり，それは，音楽の意味は，音楽が音楽以外の概念や行為と関連することである，というものである．

音楽以外の連想

音楽への情動的反応における音楽以外のものとの連想で，よくある例は，古典的条件付け，または近接性による連想（この用語についての詳しい解説は，第3章を参照）である．ある例では，音楽刺激はその音楽の構造的特質によってではなく，感情的な影響をもたらす刺激とその音楽が過去にいっしょに経験されたことによって，感情的反応を引き起こす．ホラー映画に用いられる「背中がぞくぞくする」音楽は，この現象の古典的な例である（Berlyne, 1971）．

二番めのタイプの音楽以外のものとの連想は，類似性によってもたらされるもので，その音楽の中のある物理的な構造が，音楽以外の出来事や気持ちの似通った特質を模倣するのである．たとえば，悲しみの中のうつ的な運動反応は，音楽的には遅いテンポまたは下行するパッセージをとおして象徴される（これはアイソモーフィズムとして知られる）（Berlyne, 1971; Kreitler & Kreitler, 1972）．

これまでに挙げられたすべての例においては，一般的な気分反応は，特定の感情よりもより特徴的な反応であるようだ．しかしそのような一般的な気分反応は，特定の過去の出来事への回想をもたらすかもしれない（Kreitler & Kreitler, 1972）．このことは，一つの重要な点に導かれる．特定の音楽刺激と，その結果生じるイメージの関係をたどることは非常に難しい（Meyer, 1956）．音楽が個人的な経験と結びついた結果，音楽を聴く

人は，その音楽に非常に個人的でそして不適切とも思われるイメージを結びつけることができる．さらに，情動的経験それ自体が記憶を呼び起こし，それがさらなるイメージを生じさせる．音楽によってではなく，音楽を聴く人の心の中の主観的な内容のゆえに，一つのイメージが他のものとつながっていくであろう（Meyer, 1956）．

しかしながら，いかなる文化的な脈絡においても，その集団全体に共通の，いわゆる集団的な反応というものがある．ある特定のタイプの音楽刺激によって引き出される気分について，個々人が一致するようである．たとえば，西洋音楽における下行半音階は，しばしば悲嘆や絶望と連合している（Meyer, 1956; Radocy & Boyle, 1979）．

音楽が本来備わったものによって感情反応を喚起するにせよ，音楽以外の出来事により感情反応を喚起するにせよ，聴く人を感情的な領域へ移行させる音楽の能力は，療法的な方策の中で特別な地位にあるのである．ズワーリング（1979）が指摘しているように，多くの心理療法の主な目標は，感情の自覚と表現を向上することである．芸術が直接的に感情領域に働きかける能力は，知的なプロセスをとおして働きかけるのとは反対に，芸術を精神科領域のケアにおいて特に効力のある手段としている，と彼は主張している．

音楽は非指示的な特性をもっているため，感情の音楽的表現の信憑性に疑問をもつ人もいるが，この指示的意味をもたないことが，音楽療法において個人的な投影や検証の自由をもたらす（Kreitler & Kreitler, 1972）．一つの美的対象物が，より一般的な象徴的メッセージを伝えながらも，ユニークで個人的に妥当な意味を取ることが可能である（Kreitler & Kreitler, 1972）．音楽刺激は，複数の解釈が可能であり，聴く人はその音楽の意味を定義する自由を楽しむ．クライトラーとクライトラー（1972）は，芸術の捉えがたい大まかさは，完全に明らかにされることはないが，観察者に個人のニーズの投影と個人的な経験による意味の補足を余儀なくさせる，と主張している．より認知的な療法的な手法においてさえも，それは情動的発展よりも知的な面を強調するのであるが，音楽刺激の指示的な意味の

欠如が，問題解決，意志決定，評価，観察のための練習機会を提供する（たとえば，理性情動現実療法のモデル）（Corey, 1986）．

どのような療法的音楽活用であろうとも，セラピストは，クライエントの過去の経験と期待，その音楽以外の連想を呼び起こす可能性において，意味のある音楽選択の重要性を考慮すべきである．音楽療法士が，ある音楽からの抜粋の音楽によって特定の認知的，または感情的な反応を組織的に導くことができる，とみなすのは非現実的である．(音楽に対する）反応は，個人によって異なるのである．音楽療法士は，クライエントの年齢やその他の文化的な差異を考慮し，集団の中の個人の音楽の好みや背景を熟知する努力をすべきである（第4章参照）．セラピストは，構造的な「擬態」，音楽様式，個人的に重要な出来事との関連，クライエントの関心事に関係した歌詞などをとおして，非音楽的な連想を容易に呼び起こす音楽を選択すべきである．音楽には，気分を引き起こす能力があるため，セラピーの強力な手立てなのである．

美的対象物の特性

クライトラーとクライトラー（1972）は，一般的な心理的プロセスの延長線とは対比して，美的反応をユニークなものとみなし，多くの美的経験に共通する特徴を指摘する．経験豊かな音楽療法士は，次のような療法プロセスの中で，これらの特質が潜在的に有益なものであることに気づくであろう．(1)準備姿勢，(2)美的距離，(3)感情移入，または共感，(4)同一視，(5)複数段階化．

1. **準備姿勢** この特性は，前出の注意喚起の部分で述べたように，感情的かかわり合いの準備を高めるであろう．われわれの人間社会においては，芸術は特別なもので，概して感情を帯びた経験であるとみなすことから，芸術は感情的反応への期待を促すのである．

2. **美的距離** 大多数の芸術の一つの特質として，無興味，または美的な距離が挙げられる．この現象は部分的には，芸術形式が実質的な必要性

と目的から独立していることと，多くの芸術経験をする際の形作られた物理的な距離（絵画の額縁，ステージ，コンサートホールの構造など）によるものと思われる．美的な距離は，現実に私たちの経験に影響を及ぼす運動的反応を抑制する（たとえば，私たちは，芝居の中の悪役に，ステージによじ登って声をかけたりしない）だけではなく，感情的なかかわりの促進をも抑制する．観察者は，かかわっていながらも，より客観的な離れたやりかたで状況をみるのである．

この強烈なかかわりは，ある程度の客観性と組み合わされ，現実生活で判断を妨げかねない主観的で感情的な反応をすることなく，個人的な問題や憂慮に対して，洞察と検証をすることを促すのである（Kreitler & Kreitler, 1972）．認知的方向づけの拡大のケースと同様に，この美的経験の特徴は，洞察志向モデルのセラピーにおいて有益な手段であろう．

3. **感情移入**　この特性は，時には共感とよばれるが，引き出された緊張を，芸術作品の中に表現または暗示された感情の反映をとおして強め，個人的な問題として捉えるようにする可能性をもつ．共感の反応は，感情的反応の現実的な形というよりも，減じた形のものである．

4. **同一視**　抑制された，または満たされない願いと想像的な達成は，昇華，投影，または同一視によって作動される．

5. **複数段階化**　芸術の豊かさと象徴的な特性は，美的な出来事の多数の解釈を（同時に，または矛盾さえも）可能にする．この特徴は，なぜ一つの芸術作品が多くの人にとって意味深いものであり，観察者各自にとって非常に個人的な意味をなすのかを，部分的に説明するものである．複数段階化は，特に集団療法の場面で有効である．たとえば，セラピストまたは誘導者は，音楽刺激を，テーマを中心にした交流の焦点として，またはグループ共通の緊張を象徴するものとして，選択するであろう（Plach, 1980）．

結論として，美的な刺激は，注意力，知覚，高度な認知プロセス，感情に関して，これらの特質が熟練した音楽療法士によって選択され，適用されることによって，療法的な可能性をもつのである．音楽経験自体が，快

さと安寧(well-being)の気持ちをもたらすであろうが,音楽刺激の計画性のある活用は,ある特定の療法的な方向に向かうためには真に重要なものなのである.この方向性がなければ,音楽は,コンサートやラジオの音楽よりも明確なまたは拡大した療法的価値はないのである.

参考文献

Altshuler, I. M. (1956). Music potentiating drugs. In E. T. Gaston (Ed.), *Music therapy 1955* (pp. 120-126). Lawrence, KS: National Association for Music Therapy.

Berlyne, D. E. (1971). *Aesthetics and psychobiology*. New York: Appleton-Century-Crofts.

Bregman, A. S. (1990). *Auditory scene analysis*: The perceptual organization of sound. Cambridge, MA: MIT Press.

Carlson, J. G. & Hatfield, E. (1992). *The psychology of emotions* (pp. 2-26). New York: Harcourt Brace Jovanovich College.

Carter, S. A. (1982). Music therapy for mentally retarded children. In W. B. Latham and C. T. Eagle (Eds.), *Music therapy for handicapped children* (Vol. 2, pp. 61-114). St. Louis: MMB Music.

Clair, A. A. (1996). *Therapeutic uses of music with older adults*. Baltimore: Health Professions Press.

Corey, G. (1986). *Theory and practice of counseling and psychotherapy* (3rd. ed.). Monterey, CA: Brooks/Cole.

Ehrlich, V. (1965). *Russian formalism* (2nd. Ed.). New York: Humanities.

Gallup, G., Jr., & Castelli, J. (1989). *The people's religion*. New York: Macmillan.

Gaston, E. T. (1968). *Music in therapy*. New York: Macmillan.

Gfeller, K. E. (1982). *The use of melodic-rhythmic mnemonics with learning disabled and normal students as an aid to retention*. Unpublished doctoral dissertation, Michigan State University.

Gfeller, K. E., Asmus, E., & Eckert, M. (1991). An investigation of emotional response to music and text. *Psychology of Music, 19*(2), 128-141.

Gfeller, K. E., & Coffman, D. (1991). An investigation of emotional responses of trained musicians to verbal and musical information. *Psychomusicology, 10*(1), 3-18

Hargreaves, J. D. (1984). The effects of repetition on liking for music. *Journal of Research in Music Education, 32*, 35-47.

Heyduck, R. G. (1975). Rated preference for musical composition as it relates to complexity and exposure frequency. *Perception and Psychophysics, 17*, 84-91.

Higgs, G. & McLeish, J. (1966). *An inquiry into the musical capacities of educationally sub-normal children*. Cambridge, England: Cambridge Institute of Education.

Hodges, D. A. (1980). Neurophysiology and musical behavior. In D. A. Hodges (Ed.), *Handbook of music psychology* (pp. 195-224). Lawrence, KS: National Association for Music Therapy.

Kreitler, H. & Kreitler, S. (1972). *The psychology of the arts*. Durham, NC: Duke University Press.

Krumhansl, C. (1983). Perceptual structures for tonal music. *Music Perception, 1*, 28-62.

Langer, S. K. (1953). *Feeling and form*. New York: Scribners.

Lathom, W. B. (1981). *Role of music therapy in the education of handicapped children and youth*. Lawrence, KS: National Association of Music Therapy.

Meyer, L. B. (1956). *Emotion and meaning in music*. Chicago: University of Chicago Press.

Nordoff, P. & Robbins, C. (1983). *Music therapy in special education* (2nd ed.). St. Louis: MMB Music.

Plach, T. (1980). *The creative use of music in group therapy*. Springfield, IL: Charles C. Thomas.

Plutchik, R. (1984). A general psychoevolutionary theory. In K. Shcerer & P. Ekman (Eds.), *Approaches to emotion* (pp. 197-219). Hillsdale, NJ: Erlbaum

Radocy, R. E. & Boyle, J. D. (1979). *Psychological foundation of musical behavior*. Springfield, IL: Charles C. Thomas.

Seashore, C. E. (1941). *Why we love music*. Philadelphia: Oliver Ditson.

Sloboda, J. A. (1985). *The musical mind: The cognitive psychology of music*. Oxford: Clarendon Press.

Sternberg, R. J. (1996). *Cognitive psychology*. New York: Harcourt Brace College.

Thayer, R. E. (1996). *The origin of everyday moods: Managing energy, tension, and stress*. New York: Oxford University Press.

Winner, W. (1982). *Invented worlds*. Cambridge, MA: Harverd University Press.

Wolfe, D. (1980). The effect of automated interrupted music on head posturing of cerebral palsied individuals. *Journal of Music Therapy, 17*, 184-206.

Zwerling, I. (1979). *Creative arts therapies*. Washington, DC: American Psychological Association.

第2部

臨床現場における音楽療法

　本書第2部の五つの章には，音楽療法のいくつかの臨床実践の紹介と要約がなされている．音楽療法という専門職は，過去50年の間に発展してきた．臨床の技法は，長い間かけて精査され再発展してきたが，それらは今では音楽療法の専門家の間で確認しうる共通の実践のレベルで安定している．

　第6章では，認知神経科学に基づき，精神科領域における音楽療法の新たな枠組みが提案され概説される．

　第7章は，さまざまな臨床現場における音楽療法実践に焦点をあてる．第8章は，いくつかの心理療法モデルの枠組みの中で，音楽療法を紹介する．第9章は，クライエントのリハビリテーションにおけるその他の心理社会的な療法とともに，向精神薬の使用と音楽療法の関係に特化して示す．

　第10章では，クライエントのニーズのアセスメントにおける音楽療法士の責任について取り上げ，現在の音楽療法アセスメントと評価の資料と治療判断のモデルを示す．たとえば，症状の緩和のためにいくつかの技法が推奨されたとき，セラピストは一人の特定のクライエントに最適である一方法を選択する．現場の環境が，個人か集団で行うかの選択を決定する．ただ主たる技法のみが提案されるが，他の技法は，ある患者には有効である可能性がある．すべてのプログラムと技法は，さまざまなレベルにおいて活用されうる．たとえば即興演奏の技法は，綿密に構成化されうる

し，または高度に創造的で自由でもありうる．漸進的筋弛緩法は，誘導され構成化されたものでもありうるし，完全にクライエントによって制御された方法で実践されることもできる．

効果的な治療は，患者のよりよい行動と健康の発展を刺激するために行う介入法の選択，そしてその使用におけるよいタイミングによってもたらされる．

第6章

神経精神医学における音楽療法の認知・情動モデルに向けて

マイケル・H. タウト

　現在，精神科の治療における音楽療法の理論的パラダイムを構築するための新たな努力がなされているが，そこでは，療法的な音楽による介入のユニークさ，能率，特殊性が認知神経精神医学的な枠組みを強調して概念化され，研究されるのである（Halligan & David, 2001）。このようなパラダイムでは，音楽知覚と音楽認知における音楽反応モデルと，音楽がもたらす人の非音楽的行動への心理的，神経生物学的な影響，そして行動学習と療法的な変化の概念，これらを統合することができなければならない（Gaston, 1968; Thaut, 2000）。

　ここで私たちは，音楽療法が行動学習と精神医学的なリハビリテーションにおいて，効果的に変化を促進することのできる治療方法であるという根本的な仮定に基づいて，ある理論的な前提と臨床的な考察の短い概説を試みる。私たちは，治療的効果の主たるメカニズムは，音楽が脳の情動／意欲のシステムにアクセスするユニークな力に埋め込まれていることであると提案する。この音楽の「特権的な」アクセスが，情動の状態に影響と変化を与える際に，効果的な役割を果たすことを可能にする。情動の変容を通して，音楽は，患者の認知と知覚，感情状態，そして行動の組織化の総体にアクセスする中心的な役割を担う。私たちはこの情動変容のパラダ

イムの展開が，音楽療法士が神経精神医学的音楽療法において特定の介入法を発展させ，確証することのできる，検証可能な仮説を導き出すための有用な理論的基礎となることを望む．

行動学習と修正における情動行動の役割

　心理学と神経科学において急速に積み上げられている認知と情動に関する研究データは，行動と行動変容を決定する上で，情動状態が重要な役割を担うことができることを多く示している（Izard, Kagan, & Zajonc, 1984; Lane & Nadel, 2000; Strohsal & Linehan, 1986）．したがって，行動変容をなすための情動変化を生みだす方法を作り上げることへの臨床家の興味は理論的なのである（Rachman, 1980）．この点については，いくつかの概念的なアプローチがある．最も注目すべきことは，認知療法では情動を認知過程の結果であるとし，したがって感情の変化をもたらすために，否定的な思考または誤った知覚を修正しようとすることである（Beck, Rush, Shaw, & Emery, 1979）．しかし，気分と感情は，記憶，注意力，学習，社会行動，意欲の状態などの認知機能，そして意志決定，問題解決，自己についての思考といった認知執行機能に強い相互的な役割を果たすことが，認知心理学と神経科学の多くの研究で示されている（Bower, 1981; Bower & Gilligan, 1979; Lane & Nadel, 2000）．たとえば，人が否定的な気分状態であると，その人の認知には否定的な記憶，破壊的な社会行動，自信のなさ，意欲の低さなどがアクセスされやすく，したがってそれらが行動を支配することになる．肯定的な気分では，そうでないときよりも，肯定的な材料と記憶機能の促進がもたらされやすい（Fieldler, 1991; Hale, Strickland, 1976; Strickland, Hale, & Anderson, 1975; Teasdale & Fogarty, 1979）．また，肯定的な感情や気分状態は，気分適合性にかかわらず，符号化や再生などの記憶の機能を促進するようである．

　気分状態を変化させるために認知を変化させることの効率性について，研究で示されているが，それはまた，異常な感情経験，ある特殊な気分状

態,認知の変化への不合理な恐怖感と信念などといった情動行動の抵抗,そして気分と認知の相互的な影響についても示している（Teasdale, 1983）．しかしながら,認知は療法的な努力に必ず反応するというわけでもないようであり,場合によっては療法的な介入は,結果として生じる行動の情動部分に焦点をあてて行った方がより実際的であると考えられる．したがって何人かの科学者たちは,より効果的に認知作用に変化をもたらす道筋を見出すため,直接的に情動のシステムに変化を送り込み,または変化を促す情動修正のテクニックを行動修正の概念に含めることを提案している（Rachman, 1981, 1984）．認知・知覚過程は,感情と情緒状態の形成において中心的な役割を果たすこと,そしてほとんどの場合,情動は認知作用を抜きにしては存在しないということを示す研究結果によって,情動と認知の相互的な役割は,さらに強調されているのである（Lane & Nadel, 2000）．

ラックマン（Rachman, 1984），グリーンバークとサフラン（Greenberg & Safran, 1984）が示すように,望ましい情動傾向を喚起して直接的に情動変化をもたらすことのできる方法を用いて感情／気分経験を療法的な過程に組み入れるために,私たちは,情動と認知の関係について分析を広げていくことを提案する．よって,認知的または行動的介入の従来用いられていた方法（言語による説得,行動摂生法,誤った知覚を訂正するための洞察法）には,感情を喚起し,気分状態に影響を与えるユニークな特質を有した方法と刺激が補足される．

研究に基づいた理論モデル（記憶と気分の連想ネットワーク理論,Bower, 1981）は,情動状態と情動変化が記憶,学習,社会行動,そして認知執行機能に影響を及ぼすことについての証拠を示した（Blaney, 1986; Bower, Monteiro, & Gilligan, 1978; Isen, Shalker, Clark, & Karp, 1978）．連想ネットワーク理論では,気分状態が,ある気分状態のときに起きたすべての人生の出来事と認知が付着する中心"節"となるとする．ある特定の気分にアクセスしたりその気分をもたらすことによって記憶の中でこの気分状態と関連するすべての出来事と認知への連携が促される．この連携は,

電流のシステムにも似ている．他の気分状態節からの記憶のネットワークへの同時的なアクセスは，より難しい．このようなネットワークのモデルでは，情動が認知的順応と情報処理の構成，記憶の再生，そして学習策略の主な力となる（Thaut & De L' Etoile, 1993）．感情状態は，記憶機能の中でも情報の符号化（Ruiz-Caballero & Gonzalez, 1994）と再生想起のとき（Burke & Mathews, 1992; Eich, 1995; Kenealy, 1997; Rusting, 1999）に影響を及ぼすことが示されている．感情状態のあらゆる執行機能への影響（つまり，問題解決や意志決定）も示されている（Carnevale & Isen, 1986; Hertel, Neuhof, Theuer, & Kerr, 2000; Kavanagh, 1987; MacLeod, Tato, Kentish, & Jacobson, 1997）.

デリベリーとロスバート（Derryberry & Rothbart, 1984）は，感情と感覚調整の神経生理学モデルの中で，情動／意欲状態の過程が，行動を管理し組織化するための中心的な役割を果たすことを示唆している．情動／意欲状態は，皮質－辺縁系－脳幹システムの活性化と相互作用の中で展開するのであるが，感覚情報処理を調整する際に，皮質経路を調整したり，興奮させたり，弱めたり，そして偏らせたりする．したがって，われわれの主観的な知覚と認知に影響を与えるのである．言い換えれば，デリベリーとロスバートは"感情は，われわれが世界を見て解釈する方法に影響を与える"と言っているのである（p. 141）.

情動刺激としての音楽

認知機能と行動を調整する際の情動の顕著な役割を考慮すると，神経精神医学分野の音楽療法研究では，療法的な環境において音楽への情動的な反応が，機能的で療法的な訓練と学習を促すことに連結するというこの基礎的な理論的な枠組みを確立するために，この情動の役割を用いることができる．次に示す音楽療法，音楽心理学，認知・行動研究の概説や評価に関する文献は，このような理論体制の中のいくつかの最も顕著な変数を紹介し，定義するのに役立つであろう．

音楽とは，知覚的には脳の認知的機能，感情的機能，運動機能を連動するスペクトル的，時間的に高度に複雑な聴覚パターンで形成されている美的感覚に基づいた言語である，と説明することができる．音楽行動は，感情的で気分的な反応，認知的・分析的で美的な反応，知覚的・運動的な反応といった広範囲の異なる反応と経験から構成される（Jones & Holleran, 1992; Sloboda, 1985）．音楽の感情反応を変化させる力についても多く文献に記されている（Harrer, 1975）．ホッジズ（Hodges, 1996）は，音楽への情動・気分的な反応についての文献の広範な概説を提供した．そこで概説された大部分の研究は，次の四つの結論を裏付ける強力な証拠を示している．(a)音楽は，感動的な絶頂経験を含む感情的，気分的な反応を引き起こす．(b)音楽は，聴取者の気分を変えることができる．(c)感情的，気分的な反応は，生理的な変化を伴う．(d)そのときの気分状態，音楽の好み，（その人が生まれ育った）文化的基盤からもたらされる予測，そして（個人の）覚醒の必要性が，与えられた音楽刺激に対する情動的な反応を決定する役割を担う．しかし，これらの一般的な認識があるにもかかわらず，音楽知覚における情動反応の根本的な神経生理学的，心理学的なメカニズムを説明する統一された理論は存在しない（Berlyne, 1971; Jones & Holleran, 1992; Meyer, 1956）．

臨床での対象を用いた統制された研究は数多くはないが，それらの結果は，音楽刺激と情動的反応に療法的に有益な関係があることの初期的な証拠を示している．ラインハルトとラング（Reinhardt & Lange, 1982）は，臨床的にうつ状態である患者が好みに合っていてなじみのある音楽を聴くと情動と意欲の状態に良い変化を示すことを発見した．タウト（Thaut, 1989）による研究では，誘導聴取と言語交流，器楽グループ即興，そして音楽リラクゼーションを療法の技法として用いたが，これらの三つのすべての技法において，精神疾患をもつ受刑者のリラクゼーション，気分，自己についての思考の自己報告尺度の点数が顕著に改善した．デルトワール（De L'Etoile, 1992）の研究では，音楽集団心理療法を受けた結果，慢性の精神疾患をもつ患者の精神病症状が減少した．

情動反応を引き起こし，療法的に適切な行動に影響を与える刺激として音楽を評価する際に，気分誘導のための技法として音楽を用いた研究の結果を考慮することは重要である（Albersnagel, 1988; Clark, 1983; Clark & Teasdale, 1985; Eifert, Craill, Carey, & O'Connor, 1988; Martin, Nathan, Milech, & van Kappel, 1988; Pignatiello, Camp, & Rasar, 1986; Sutherland, Newman, & Rachman, 1982; Teasdale & Spencer, 1984）．これらの研究は，「幸福な（happy）」または「悲しい（sad）」音楽が健常な被験者にうつ，または高揚した気分を引き起こす効率について報告している．アルバースネグル（Albersnagel, 1988），クラーク（Clark, 1983），クラークとティースデール（Teasdale, 1985）とサザーランドら（Sutherland et al., 1982）は，より多くの被験者が言語による方法（Velten, 1968）よりも音楽を用いた気分誘導法によって前もって決められた気分変化の基準に到達し，またより強い主観的な気分評価を示したことを報告している．ピグナティエロら（Pignatiello et al., 1986）は，言語誘導に付随する要求特性〔訳者註 実験状況の手がかりや刺激，その他の情報が，被験者の行動を実験者が期待する方向へ誘導すること〕と性別による差がなく，音楽の気分誘導力の優位性を報告している．

　音楽による気分誘導の他の行動への転移効果は，臨床的な活用に特に関連しており，したがって，情動の効果を認知機能と他の行動へ具体化する．サザーランドら（Sutherland et al., 1982）は，慢性のうつ病の主な症状である妨害的で望ましくない思考を，被験者はうつの気分の時よりも良い気分の時の方がすばやく取り除くことができることを発見した．この結果は，言語による誘導よりも音楽による誘導のときの方が顕著であり，これは音楽による誘導をうつ病の治療に能率よく活用できることを示唆している．クラークとティースデール（Clark & Teasdale, 1985），ティースデールとスペンサー（Teasdale & Spencer, 1984），ピグナティエロら（Pignatiello et al., 1986）は，音楽誘導を用いた研究で，うつの気分が心理行動の遅滞（喋ることにより長い時間がかかったり，書く速度も遅くなるなど）を伴うことを発見した．クラークとティースデール，ティースデー

ルとスペンサーは，うつの気分に誘導した被験者は，高揚的な気分に誘導した人よりも，顕著に低い動機づけ評価（楽しい活動に従事することに対する意欲の評価）をすることを示した．また，クラークとティースデールとアルバースネグル（1988）は，人の気分は，肯定的，否定的な思考へのアクセスに対して，異なる効果を示すことを発見した．ティースデールとスペンサーの研究では，被験者の（実験室で行った作業に対して）それまでに済んだ分の出来具合とこれからの出来具合についての予測が，誘導された気分によって影響を受けることも示されている．アイファートら（1988）は，動物恐怖症の治療において，患者の恐れる動物に対面した際に患者の好む音楽を使用してよい効果を収めた．マーティンら（1988）は，慢性頭痛に悩む患者に対して，気分誘導のために楽しい音楽と悲しい音楽を用い，高揚した気分誘導の際には頭痛が緩和され，沈んだ気分誘導ではそれと反対の効果があることを示した．

　これまでに述べた研究結果の短い要約では，音楽が異なる感情／気分状態を引き出す効果があり，その結果，自己に対する肯定的／否定的な認識へのアクセス，意欲のレベル，恐怖心の緩和，自己評価と自己イメージ，慢性疼痛の経験，妨害的で抑うつ的な思考への対処など，音楽以外の行動についての発生，頻度，強度に影響を与えることの証拠を明らかにしている．これらの行動は明らかに，療法的な介入計画において臨床的目標の中心となるものである．したがってわれわれは，音楽は情動の状態にアクセスしたり変化させたり調整することにより，感情的，気分的な反応を処理することができるばかりでなく，注意力，知覚，記憶，心理社会的な機能，実行系の機能に関する広い範囲の認知状態を調節することができる，と要約することができるのである．

音楽知覚：音楽内の変数

　音楽による情動修正の臨床的な適用の簡潔なモデルを概説する前に，感情的な反応を引き出す音楽知覚の過程におけるいくつかの変数について論じなければならない．主な療法的仲介者としての音楽解釈から療法的効果

の土台としての音楽構造の知覚に移行する療法モデルにおいては，効果的な音楽の適用を発展させるためには，音楽反応の特質を包括的に理解することが必要である．

実験的美学の学派は，ゲシュタルト心理学で発達した知覚のメカニズムの多くの見地を基にして，音楽（と芸術作品一般）の構造的な特質が，それを知覚する個人の認知的，情動的な「美的」反応をどのように調整するのかを理解するための多くの有用な基礎的研究を提供している．ここでは，その中のいくつかの基礎的な知覚要素にのみふれておく．バーライン（Berlyne, 1971）とマックマレン（McMullen, 1996）は，芸術作品の覚醒／情動－喚起の属性についてまとめている．以下に示す属性は，音楽作品に適用されるものである．

1. 心理物理的属性～音量，音色，変化の割合，テンポなど．研究では一般的にこれらの特性と活性化，エネルギー，興奮などの心理的経験が関連している．
2. 照合的属性～メロディー，ハーモニー，リズム，音楽形式の構造的特性．関連研究では，これらの特性の知覚は通常，珍しさ，驚愕，明快さ，理解，曖昧さなどとよばれる経験と関連している．
3. 生態学的特性～音楽作品と学習された音楽以外の関連と関係している（例，記憶，イメージ，指示された気分，暗示的な関連）．

それぞれのカテゴリーは，聴取者の感情経験の特有な性質に寄与する具体的な知覚的経験を生みだす．聴取者はさらに，その経験を快楽的な価値という点から認識する（Berlyne, 1971）．感情と音楽知覚における意味を説明するために，他にもたくさんの理論が述べられている．ランガー（Langer, 1953）は，音楽形式の偶像的な価値が，人間の感情の具体的な脈絡よりも力動（dynamics）と構造（structure）に似通っていることを強調している．メイヤー（Meyer, 1956）は，音楽に対する感情的反応の出現は，音楽パターンへの期待と解決の遅延が，覚醒，緊張を高め，そして安

堵を引き出す刺激それ自体にある様式を知覚することに基づいていると説明している．また彼は，音楽の緊張→安堵の原則が現実の生活の中の覚醒過程を模倣しており，両者の違いは，音楽における緊張→安堵は通常心地よいもので，同じ媒介の中でもたらされるものである，という説を維持している．バーラインもまた，人間の神経系における心地よい覚醒の重要性と，そのニーズを満足させるための美的知覚のユニークな能力を強調している．クライトラーとクライトラー（Kreitler & Kreitler, 1972）は，緊張と安堵のホメオスタシス理論における美的知覚の重要性を示している．より最近の音楽の意味に関する意味論モデルでは，覚醒と非覚醒の知覚状態を生み出すものとしての音楽「言語」パターンの統語論的構造に基づき，音楽コミュニケーションの認知的基礎についての見地の更なる発展を示している（Jones & Holleran 1992）．

音楽の知覚：音楽外の変数

1. 音楽によって意味のある感情反応を生みだすためには，音楽知覚において聴取者がその曲を知っていること，好み，選択が重要であることが，最近の研究においては強調されている．これらの変数に基づいて，聴取者の音楽の解釈と理解が，究極的に経験の質を決定するのである（Davis & Thaut, 1989）．

2. バーライン（1971）は，個人の既存の覚醒のニーズに基づいて，新たな覚醒経験の強度と方向性，その知覚快適度と報酬的価値が決定されるとし，それに基づいて，相違覚醒ニーズのモデルを提唱した．言い換えれば，既存の気分，エネルギーレベルなどが覚醒度の上昇または下降が望まれるかどうかを決定するのである．

3. 最後に，よく見過ごされていることであるが，メイヤー（1956）とシーショア（Seashore, 1941）はすでに，個々の経験の意味を決定するものとしての聴取者の信念体系と期待の重要さを強調していた．この考えは，クライトラーとクライトラー（1972）の美的知覚における準備姿勢の概念と一致している．たとえば，コンサートの経験についての文化的期

待，ある音楽ジャンルや作品に与えられた社会文化の中での役割や信頼，またはある音楽作品の癒しの効果への信頼などは，知覚される効益や実際の経験の質に対する解釈に大きな影響を与える．

差異のある神経学的過程

音楽知覚と音楽創作についての神経科学の研究文献の量はまだ比較的少ないが，この分野は近年目覚しく発展している．これまで限られた数の研究において，音楽要素の知覚（e.g., Patel et al., 1997），速度の知覚（e.g., Tecchio, Salustri, Thaut, Pasqualetti, & Rossini, 2000），またはリズム同調（e.g., Stephan, et al., 2002）に関連した具体的な音楽作業の神経解剖的回路基盤を検証する研究が行われた．さらに数は少なくなるが，神経系統と音楽経験に関連した感情反応の相互関係（たとえば，音楽刺激を受けているときの皮質回路について〔Zakharova & Avdeyer, 1982〕），音楽によってもたらされた絶頂経験中の神経ペプチドの活動について（Goldstein, 1980）の研究などがある．これらより数多くの音楽処理に関する心理生理学的研究では，音楽の生理的変化への影響について報告されており，音楽が覚醒に影響を与える可能性が実証されている（Hodges, 1996）．しかし，さまざまな反応パターンは，感受反応の表示器としての生理的変化の解釈は，聴取者の音楽への心理的な反応を考慮することなしでは意味がないことを示している（Davis & Thaut, 1989）．これまでに示されている証拠が強く示唆しているのは，音楽が高度に組織化され構造化された時間的領域で，知覚過程を通して有意義で複雑な方法で脳の認知的，情動的，そして運動の機能にかかわっていることである．神経科学の研究の新しい方向では，皮質の可塑性を変化させ，注意，記憶，中央実行系において知覚の一貫性を高め，そして学習と訓練のパラダイムを促進するための時間的に組織化された構造を提供することについて，音楽パターンの時間的インプットが果たす役割を検証することが始まっている（Thaut, Peterson, & McIntosh, 2001）．

神経精神医学的音楽療法：臨床的な要素

　この節では，情動修正を使った精神医学分野における音楽療法の臨床実践モデルの三つの要素を概説する．この章では，すべての音楽療法の核心的構造とセッションの内容は，療法的な変化を必要とする現実生活経験と行動を模倣する音楽に基づいた行動経験から成り立つべきであると仮定する．したがって，音楽療法のセッションは，クライエントが音楽に基づく療法的な練習を介して望ましい行動を経験し，（再）学習し，訓練する翻訳的行動実験室となる．この臨床実践モデルの基礎構造は，タウト（2000）によって「変容デザインモデル」として詳細に説明されている．音楽経験の一つのユニークな貢献は，各行動経験の中から肯定的な情動傾向をもたらす情動的／意欲的な性質を引き出すことである．その結果，クライエントの認知と知覚を調和させ，和らげ，調整し，そして療法的学習過程の中での変化に向けてポジティブに偏らせることである．中央実行系（たとえば，推論，問題解決，理解力）の首尾一貫性，見当識，恐怖心と不安の軽減，社会的技術，感情処理，問題解決，不快な外傷的な経験との対処，自己変化に向けた態度などに焦点をあてた音楽の中での療法的練習の効果は，部分的には音楽の中での情動経験をとおしてもたらされるのである．この仲介過程の中で，クライエントの情動的／意欲的なシステムが呼び出され，中央実行系，注意力のコントロール，そして記憶の符号化と解読などの過程の一貫性に関するリハビリテーション学習に固有の認知機能を促進するポジティブな気分／感情的／意欲的な変化がもたらされる．

　情動変化に対して音楽がもたらすポジティブな効果の基礎となるメカニズムは何であろうか．われわれは，音楽への感情的／気分的反応の核心には「情動・評価反応」が存在し，それは三つの交互的反応システムであると仮定する．

1. 初期的な情動反応（Zajonc, 1980）または初期的な見積り（Lazarus,

1984),これは,重要な環境刺激への非反映的で主観的反応で,好き／嫌い,快／不快,良い／悪いによって表現される（Eifert et al., 1988）.
2. 初期的な反応に対する認知的な推敲（労作）.これは,提示された刺激の特性とそれが提示された状況を分析することで,その刺激の特質と意味を決定することである（この章の「音楽知覚：音楽内の変数」と「音楽知覚：音楽外の変数」参照）.
3. 左右差のある大脳半球機能に基づく相違的神経生理学的な覚醒反応（Tucker, 1981; Davidson, 2000）と,皮質・辺縁系・脳幹を中心とした異なる神経組織における自律神経,内分泌,中枢の覚醒過程（Lane & Nadel, 2000）.

さらに,情動・評価反応は,音楽のポジティブな快楽特性と報酬的価値を決定し,次に音楽聴取者または演奏者の気分的／感情的経験の質を決定することが示唆される.療法的な音楽知覚におけるこの一連の情報処理は,三つの療法的な効果を含んでいる.

1. 精神医学分野で働く音楽療法士は,療法的な学習と訓練（たとえば,適切な自己表現を用いた社会的技術の練習のために,問題解決,理解力,意思決定,見当識,リードしたり従ったりするグループ力動の練習,協調,そしてグループの創造的問題解決などの中央実行系の訓練のためにグループ音楽即興活動のなかで特定の形式と構造を使うこと）のために音楽活動を計画する.療法的な音楽経験によってもたらされる適切な情動傾向を誘発し,時間的に組織化して整えることは,学習と訓練を促進する中心的な感情の状況を作り上げる.療法的音楽訓練によって,知的処理における情動的な一貫性を再構築することによって,認知的な一貫性と行動統制は促される.
2. 音楽の知覚過程に備わっている情動的な特質は,療法過程の中で,妥当な感情的な材料を直接的に取り扱う.すなわち,単に言語化すること（何かについて話すこと）によるよりも,感情と気分は,実際に療法的音

楽経験の中で経験される．療法的経験は感情経験的なものであることから，感情的学習は，音楽療法の中でより効率よく行われるであろう．
　3．音楽による気分誘導は，療法的に望ましい関連記録のネットワークにアクセスし，それによってクライエントは，自分自身と自分の環境について気分適合した認知的情報によりアクセスしやすくなる．たとえば，クライエントの気分を高揚させるために音楽を系統立てて活用することは，クライエントのポジティブな認知をより受容できるようにし，おそらくポジティブな記憶へのアクセスをもたらし，したがってネガティブな気分を引き起こすネガティブな思考，または逆に作用する悪循環を壊す．また，ポジティブな気分／感情状態は，気分適合性がなくとも，記憶と注意力の機能を広範囲で促進する．

　したがって，言語的なカウンセリングと併用して行う特定の臨床音楽療法の技法は，音楽誘導による情動修正が，療法的な目標にふさわしい認知的，情動的，そして行動的な変化をもたらす「訓練経験」として働くのである．
　情動修正が療法的な変化のために顕著に貢献することのできる三つの最も重要な活用の領域は，(a)社会的学習，(b)認知的再適応，(c)感情処理と感情学習であると示唆される．

社会的学習

　精神科におけるリハビリテーションのほとんどは，行動の社会的な側面と関係している．多くの療法の方法は，社会的学習の機会を提供し，それを強調している．「情動修正」モデルの中で音楽療法は，社会的経験に二つのユニークな貢献をする：(a)情動を引き出す材料（つまり，音楽に基づいた経験）を使うことで社会的交流の情動的／意欲的経験をとりまく社会行動を体系づける（Zwerling, 1979）．(b)ポジティブな感情的状況の中での演奏をとおして，社会的技術の練習と学習を経験的に強調する（Thaut, 1989）．社会的に打ち解けられない，恐れをなしている，または

能力的に不十分な人は，社会的な状況で興味をもてるような意欲的な方法を活動の中で経験できる．

　音楽は，歴史をとおして社会文化的な仲介者として集団の価値観を伝達し，「私たち」という意識でお互いに社会的な規範，思想，慣習を分かち合うものとして機能してきた（Merriam, 1964）．音楽は，常に社会的，政治的，文化的，そして宗教的な思想の伝達者として用いられてきたが，伝達者としての長所と魅力的な点は常に，メッセージに付加するユニークな感情的な特質と趣にあったのである．この音楽の集団の形成を促し，集団の感情と価値観を伝達する可能性は，療法の場で社会的学習の手段として用いることができる．

　療法の場での音楽の情動的・社会的機能は，実験的，または理論的な研究によって裏付けられている．タウト（1989）は，音楽集団療法が，精神疾患をもつ受刑者に非攻撃的でより協調的な集団行動を促す効果があることを示している．ゴールドバーグ，マックネイル，バインダー（Goldberg, McNeil, & Binder, 1988）による研究では，言語による療法よりも音楽療法グループにおいて，患者間により多くの療法的な交流と感情的な反応がみられることがわかった．ヘンダーソン（Henderson, 1983）は，音楽療法が思春期の精神科の患者に対して，音楽の雰囲気への気づき，集団の凝集力，自信に良い効果があることを報告している．ガストン（Gaston, 1968）とフィダーとフィダー（Feder & Feder, 1981）は，音楽が，満足感をもたらす恐怖感を引き起こさない状況の中で，人々をまとめるユニークな機会を提供する「社会的な」芸術であることを強調した．ズワーリング（Zwerling, 1979）によれば，創造的療法としての音楽がもたらす主な効果は，言語を用いた療法では話し合うことのみしかできないことを実践させ，実際に社会的・感情的経験を提供することである．プラチ（Plach, 1980）は，集団療法において音楽刺激を話し合いの中心として用いる技法の概説をしている．スロボダ（Sloboda, 1985）は，音楽行動の性質を，一つの統合された技術というよりも，聴取から演奏までのさまざまな技術と機能レベルに参加することを可能にする分化された技術の集ま

りであることを強調している．グフェラー（Gfeller, 第1部参照）は，音楽と音楽療法の実践に関連したその文化的，社会的な機能について，すばらしい概説と評価をしている．

認知的再適応

気分の認知への影響を考慮すると，ポジティブな情動的経験は，療法の過程において人を認知的変化に導けるのではないかと考えられる．人の気分的／感情的状態は，自己認識，自己概念，自信，変化への意欲，問題解決や意思決定などの技術を効率的に利用する能力，これらの質と方向に関係していることが，研究で示されている（Easterbrook, 1959; Teasdale & Spencer, 1984）．おそらく療法過程における心地よく価値のある情動的経験は，現実に焦点をあてることと知覚適応を励ますであろう．個人的問題を再考すること，他者に対する認識を変えること，新たな対処法を学ぶこと，重要な人生経験を心理的に処理すること，恐怖心と対決すること，新たな目標を立てること，などの行動変化の課題は，療法的な経験を個人の情動的／意欲的な内容と価値を内包して形成する情動的媒体を用いた方法の枠組みの中で，新しい光の中に示されるであろう（Gfeller, 第1部参照）．さらに，感情を経験するために，時間的に枠組みされた感覚構造の中で療法的な音楽活用をすることは，情動の一貫性を促し，そして注意集中，注意力の構成（維持，選択，移動），記憶の符号化と再生，中央実行系の性能と実行に関する認知的・知覚的構成を高めるであろう．

次にいくつかの臨床実践のための提案を示す．たとえば，気分誘導の技法は，クライエントをポジティブな認知力にアクセスしやすくすることで，うつ病の認知療法に対する介入方法を提供する（Clark, 1983; Sutherland et al., 1982; Teasdale, 1983）．いくつかの行動療法の技法は，他の療法的技法と音楽的材料をいっしょに用いることで，効率よく達成することができる．音楽は，イメージを促す効果的な刺激であり，クライエントの問題となっている人生状況を象徴的に再現させることで，ある特定の状況へのクライエントの反応を査定する有用な方法である．音楽はこのよ

うに，記憶からのイメージの誘発を助けるのみでなく，おそらく関連記憶ネットワーク機構に基づいて（Bower, 1981），イメージする過程を通して，特定の人生状況における気分／感情的な性質を取り戻すのにも役立つのである（Goldberg, 1989）．

集団または個人での認知一貫性の訓練（たとえば，音楽即興，鑑賞，または創作の活動をとおして）は，効果的に注意力，記憶，または理解力，意思決定，問題解決，推論，行動の構造化などの中央実行系の機能の（再）訓練を取り扱うことができるのである．

即興の枠組みの中での音楽を用いたロールプレイは，人間関係の技術を査定し教えるための情動的手段を提供する．音楽的な交流は，感情的に価値があって心をそそると同時に，感覚的に整然とした，現実に基づいた療法的脈絡の中で，新しい健康的な行動を経験し，練習する機会を提供するであろう．

音楽はリラクゼーションの技法を練習する際の，効果的で主要な，または付属的でフィードバックのための刺激でありうる（Davis & Thaut, 1989）．このことから，音楽知覚とリラクゼーション技法の交互作用がもっと検証されなくてはならない．たとえば，デイビスとタウトは，ポジティブなリラクゼーション効果は，音楽がもたらすポジティブな情動状態によってもたらされると示唆している．アイファートら（Eifert et al., 1988）は，恐怖症の人の恐怖反応を減じるための古典的条件付けの方法において，音楽がポジティブな情動刺激として用いられることを示した．要約すると，この章では，音楽をとおしての情動修正の概念が，重要な記憶のより頻繁な再生，問題行動とポジティブな行動選択について話し合うためのより強い意欲，自己像と自信を高めること，恐怖感に基づいた，攻撃的な，または自己破壊的な行動を減じること，進んで療法に参加する気持ちになることなど，行動変化のための認知的方法を支えるのに非常に有益であり，見当識の向上の指標となることを強く主張する．

感情処理と感情学習

　音楽は，それが古典的条件付けの原理にしたがって関連の学習効果によって感情経験と結びついていないかぎり，意味論のシステムの中では，直接的に人間の感情を伝達することはできない．しかし，感じた気持ちのダイナミクス（力動）と音楽パターンの「類似」は，おそらく緊張→解決の形状の中で解放，快感，報酬の感情を提供する音楽パターンの流れの知覚として経験される．その結果，これらの経験は，自分自身に対する感情または自分を取り巻く環境に対する知覚をするときに，感情的緊張と対決からの解放として経験されるであろう．

　ランガー（Langer, 1953）とウィナー（Winner, 1982）の理論的見解によれば，音楽の構造は人間の感情経験の構造と力動を映し出すことができるのである．「音楽は，感じた気持ちのように聴こえる」という供述は，この見解を的確に要約している．また，望ましい気分状態は，うつの感情，気分の高揚，不安，休息，リラクゼーション，意欲，活性とエネルギーのレベルに直接的に影響を与えると思われる．音楽療法は，そのような望ましい気分状態に人の気持ちを変えたり，そのような気分を引き出したりする方法を提供できるのである（Thaut, 1989）．

　音楽を聴取する人のそのときの気分状態に合った音楽を用い，そこから音楽の雰囲気的内容を変えてその人の気分を望ましい方向に変えていく臨床的手法は，「同質の原理」よばれる（Shatin, 1970）．

　ズワーリング（Zwerling, 1979）は，芸術（音楽を含む）は行動，思考，記憶の感情部分に働きかけ，感情的反応を誘発するユニークな力をもち，したがって療法の実際的，または象徴的な脈絡において，感情的処理を促す力強い療法的刺激であると提案している．感情が意識的に，または無意識的に不適応行動と結びついているとき，より適応的で健康的な行動の育成を妨げているとき，または感情経験（たとえば，恐怖，トラウマ，喪失）が緩和されないとき，そして，それが断続的に執拗に再発して正常な生活を妨げるときに，その人には療法による感情的な処理が必要となる．感情処理が成功したかどうかの基準は，その人が心身の苦痛（ディストレ

ス）を感じることなく，または正常な行動の混乱なしに，感情的な出来事について話す，見る，聴く，またはそれを思い出すことができる能力があるかどうかである（Rachman, 1980）.

　認知行動と行動修正に影響を及ぼす情動行動の重要性は，研究により指摘されている（Rachman, 1980, 1981）．したがって，われわれはここで，感情学習の経験を提供する音楽の可能性を探求することを提唱する．次に感情学習の5段階を掲げる．

　音楽を通しての感情的／気分的経験は，人が言語的，または非言語的にいろいろな感情を，(a)経験し，(b)見極め，(c)表現することを援助するために誘導され，構成されうる．さらに進んだ段階では，感情学習は，(d)他者の感情的コミュニケーションを認識し，(e)個人の感情的行動を調整する（つまり，自由に制御し，調節し，適切に順応する）という段階を含むべきである．

　最後に感情学習としてここで挙げるのは，感情的な刺激を観察することによって得る感情経験の性質は，自分自身の行為による実際の感情経験と類似していることが証明されている，ということである（Alfert, 1966）．したがってこの章では，現実生活で経験するものを代表し，またはそれを模倣した感情を経験して理解するために，聴取者に共感と，音楽作品の感情的内容に感情移入する経験を促すために音楽が活用できることを提案する（Gfeller, 第1部参照）．

　精神疾患をもつ患者の音楽反応についての科学的な検証の数は限られているが，報告されているデータは，彼らの音楽知覚／制作の基本的な構造要素が崩壊していないという証拠を示しており，音楽が知覚的に意義のある療法的な刺激であることを裏付けている．たとえば，精神疾患をもつ患者の音楽演奏能力は比較的そこなわれていないようであり（Steinberg, Raith, Rossnagl, & Eben, 1985），精神疾患をもつ患者の音楽表現内容は健常な人のものと類似していると評価されている（Nielzen & Cesarec, 1982）．

要約

我々は,特に臨床的な脈絡の中での,そして療法の中での音楽の中心的役割の一つを,情動を調整するユニークな特質をもった刺激システムとして,行動学習と修正における情動反応の重要性についての理論的な考察を概説しようと試みてきた.認知と情動の相互的な作用を考慮すると,音楽のもつ感情と意味を認知的,情動的なプロセスの枠組みの中で分析することができる.幸運なことに,科学的な文献は,臨床現場で活用することのできる情動的行動を査定する方法のレパートリーを提供してくれている (Scherer & Ekman, 1982).療法的な音楽経験は,音楽の脳と行動への知覚経験に関係した科学的メカニズムに基づき,生物学的な基礎と精神障がいにおける情動・認知過程の役割を理解する中で,重要な療法的な活用法となるのである(たとえば,認知神経精神医学において明確化され始めているように)(Halligan & David, 2001).このような枠組みの中での精神医学分野の音楽療法は,短期,または長期の精神科リハビリテーションにおいて効果的で核心となる療法手段なのである.

参考文献

Albersnagel, F. A. (1988). Velten and musical mood induction procedures: A comparison with accessibility of thought associations. *Behavior Research and Therapy, 26*, 79-96.

Alfert, E. (1966). Comparison of responses to a vicarious and a direct threat. *Journal of Experimental Research in Personality, 1*, 179-186.

Beck, A. T., Rush, A. J., Shaw, B. F., & Emery, G. (1979). *Cognitive therapy of depression*. New York: Wiley.

Berlyne, D. E. (1971). *Aesthetics and psychobiology*. New York: Appleton-Century-Crofts.

Blaney, P. H. (1986). Affect and memory: A review. *Psychological Bulletin, 99*, 229-

246.
 Bower, G. H. (1981). Mood and memory. *American Psychologist, 36*, 129-148.
 Bower, G. H., & Gilligan, S. G. (1979). Remembering information related to one's self. *Journal of Research in Personality, 13*, 420-432.
 Bower, G. H., Monteiro, K. P., & Gilligan, S. C. (1978). Emotional mood as context of learning and recall. *Journal of Verbal Learning and Verbal Behavior, 17*, 573-585.
 Burke, M., & Mathews, A. M. (1992). Autobiographical memory and clinical anxiety. *Cognition and Emotion, 6*, 23-25.
 Carnevale, J. D., & Isen, A. M. (1986). The influence of positive affect and visual access on the discovery of integrative solutions in bilateral negotiation. *Organizational Behavior and Human Decision Processes, 37*, 1-13.
 Clark, D. M. (1983). On the induction of depressed mood in the laboratory: Evaluation of the Velten and musical procedures. *Advances in Behavior Research and Therapy, 5*, 27-49.
 Clark, D., & Teasdale, J. (1985). Constraints of the effects of mood on memory. *Journal of Personality and Social Psychology, 48*, 1595-1608.
 Davidson, R. J. (2000). The functional neuroanatomy of affective style. In R. D. Lane & L. Nadel (Eds.), *Cognitive Neurscicence of Emotion* (pp. 371-388).
 Davis, W. B., Thaut, M. H. (1989). The influence of preferred, relaxing music on measures of state anxiety, relaxation, and physiological responses. *Journal of Music Therapy, 26*(4), 168-187.
 DeL' Etoile, S. K. (1992). *The effectiveness of music therapy in group psychotherapy for adults with mental illness*. Unpublished master's thesis, Colorado State University.
 Derryberry, D., & Rothbart, M. K. (1984). Emotion, attention, and temperament. In C. Izard, J. Kagan, & R. Zajonc (Eds.), *Emotion, cognition, and behavior* (pp. 135-155). New York: Cambridge University Press.
 Easterbrook, J. A. (1959). The effect of emotion on cue utilization and the organization of behavior. *Psychological Review, 66*, 183-201.
 Eich, E. (1995). Searching for mood-dependent memory. *Psychological Science, 6*, 67-75.
 Eifert, G., Craill, L., Carey, E., & O'Connor, C. (1988). Affect modification through evaluative conditioning with music. *Behavior Research and Therapy, 26*, 321-330.
 Feder, E., & Feder, B. (1981). *The expressive arts Therapies*. Englewood Cliff, NJ: Prentice Hall.

第 6 章 神経精神医学における音楽療法の認知・情動モデルに向けて　*149*

Fiedler, K. (1991). On the task, the measures, and the mood in research on affect and social cognition. In J. P. Forgas (Ed.), *Emotion and social judgment* (pp. 83-104). Oxford: Pergamon Press.

Gaston, E. T. (1968). Music and man. In *Music in therapy*. New York: Macmillan.

Goldberg, F. (1989). *Toward a theory of guided imagery and music*. Unpublished manuscript.

Goldberg, F., McNiel, D., & Binder, R. (1988). Therapeutic factors in two forms of inpatient group psychotherapy: Music therapy and verbal therapy. *Group, 12*, 145-156.

Goldstein, A. (1980). Thrills in response to music and other stimuli. *Physiological Psychology, 8*, 126-129.

Greenberg, L., & Safran, J. (1984). Integrating affect and cognition: A perspective on the process of therapeutic change. *Cognitive Therapy and Research, 8*, 559-578.

Hale, W. D., & Strickland, B. R. (1976). Induction of mood states and their effect on cognitive and social behaviors. *Journal of Consulting and Clinical Psychology, 44*, 155.

Halligan, P. W., & David, A. S. (2001). Cognitive neuropsychiatry: Towards a scientific psychopathology. *Nature Reviews Neuroscience, 2*, 209-214.

Harrer, G. (Ed.), (1975). *Grundlagen der Musiktherapie* und Musicpsychologie. Struttgart: Fisher.

Henderson, S. M. (1983). Effects of music therapy program upon awareness of mood in music, group cohesion, and self-esteem among hospitalized adolescent patients. *Journal of Music Therapy, 20*, 14-20.

Hertel, G., Neuhof, J., Theuer, T., & Kerr, N. L. (2000). Mood effects on cooperation in small groups: Does positive mood simply lead to more cooperation? *Cognition & Emotion, 14*, 441-472.

Hodges, D. A. (Ed.), (1996). *Handbook of music psychology* (2nd ed.). San Antonio, TX: University of Texas at San Antonio IMR Press.

Isen, A. M., Shalker, T. E., Clark, M., & Karp, L. (1978). Affect, accessibility o f material in memory, and behavior: A cognitive loop? *Journal of Personality and Social Psychology, 36*, 1-12.

Izard, C., Kagan, J., & Zajonc, R. B. (Eds.). (1984). *Emotions, cognition, and behavior*. New York: Cambridge University Press.

Jones, M. R., & Holleran, S. (Eds.). (1992). *Cognitive bases of musical communication*. Washington, DC: American Psychological Association.

Kavanaugh, D. J. (1987). Mood, persistence, and success. *Australian Journal of*

Psychology, 39, 307-318.

Kenealy, P. M. (1997). Mood-state dependent retrieval: The effects of induced mood on memory reconsidered. *The Quarterly Journal of Experimental Psychology, 50A*, 290-317.

Kreitler, H., Kreitler, S. (1972). *Psychology of arts*. Durham, NC: Duke University Press.

Lane, R. D., & Nadel, L. (2000). *Cognitive neuroscience of emotion*. New York: Oxford University Press.

Langer, S. (1953). *Feeling and form*. New York: Scribners.

Lasarus, R. S. (1984). On the primacy of cognition. *American Psychologist, 39*, 124-129.

MacLeod, A. K., Tata, P., Kentish J., & Jacobson, H. (1997). Retrospective and prospective cognitions in anxiety and depression. *Cognition and Emotion, 11*, 467-479.

Martin, P., Nathan, p., Milech, D., & van Kappel, M. (1988). The relationship between headaches and mood. *Behavior Research and Therapy, 26*, 353-356.

McMullen, P. (1996). Music as perceived stimulus object and affective responses: An alternative theoretical framework. In D. A. Hodges (Ed.), *Handbook of music psychology*, (pp.387-400). San Antonio, TX: University of Texas at San Antonio IMR Press.

Merriam, A. P. (1964). *The anthropology of music*. Evanston, IL: Northwestern University Press.

Meyer, L. B. (1956). *Emotion and meaning in music*. Chicago: The University of Chicago Press.

Nielzen, S., & Cesarec, Z. (1982). Emotional experience of music by psychiatric patients compared with normal subjects. *Acta Psychiatrica Scandinavica, 65*, 450-460.

Patel, H., Price, C., Buron, J. C., Wise, R., Lambert, J., Frackowiak, R. S., Lechevalier, B., & Eustache, F. (1997). The structural components of music perception: A functional anatomical study. *Brain, 120*, 229-243.

Pignatiello, M. F., Camp, C. J., & Rasar, L. (1986). Musical mood induction: An alternative to the Velten technique. *Journal of Abnormal Psychology, 95*, 295-297.

Plach, T. (1980). *The creative use of music in group therapy*. Springfield, IL: Charles C. Thomas.

Rachman, S. (1980). Emotional processing. *Behavioral Research and Therapy, 18*, 51-60.

Rachman, S. (1981). The primacy of affect: Some theoretical implications. *Behavior Research and Therapy, 19*, 279-290.

第6章 神経精神医学における音楽療法の認知・情動モデルに向けて 151

Rachman, S. (1984). A reassessment of the "primacy of affect." *Cognitive Therapy and Research, 8*, 579-584.

Reinhardt, U., & Lange, E. (1982). Musikwirkungen bei Depressiven. *Psychiatrie, Neurologie und medizinische Psychologie, 34*, 414-421.

Ruiz-Caballero, J. A., & Gonzalez, P. (1994). Implicit and explicit memory bias in depressed and non-depressed participants. *Cognition and Emotion, 8*, 555-570.

Rusting, C. L. (1999). Interactive effects of personality and mood on emotion-congruent memory and judgment. *Journal of Personality & Social Psychology, 77*, 1073-1086.

Scherer, K. R., & Ekman, P. (Eds.) (1982). *Handbook of methods in nonverbal behavior research*. New York: Cambridge University Press.

Seashore, C. E. (1941). *Why we love music*. Philadelphia: Oliver Ditson.

Shatin, L. (1970). Alteration of mood via music: A study of the vectoring effect. *The Journal of Psychology, 75*, 81-86.

Sloboda, J. A. (1985). *The musical mind: The cognitive psychology of music*. Oxford: Claredon Press.

Steinberg, R., Raith, L., Rossnagl, G., & Eben, E. (1985). Music psychopathology: III. Musical expression and psychiatric disease. *Psychopathology, 18*, 274-285.

Stephan, K. M., Thaut, M. H., Wunderlich, G., Schicks, W., Tian, B., Tellmann, L., Schmitz, T., Herzog, H., McIntsh, G. C., Seitz, R. J., Hömberg, V. (2002). Conscious and subconscious sensorimotor synchronization: Prefrontal cortex and the influence of awareness. *NeuroImage, 15*(2), 345-352.

Strickland, B. R., Hale, W. D., & Anderson, L. K. (1975). Effect of induced mood states on activity and self-reported affect. *Journal of Consulting and Clinical Psychology, 43*, 587.

Strosahl, K. D., & Linehan, M. M. (1986). Basic issues in behavioral assessment. In A. Ciminero, K. S., Calhoun, & H. E. Adams (Eds.), Handbook of behavioral Assessment. New York: Wiley.

Sutherland, G., Newman, B., & Rachman, S. (1982). Experimental investigations of the relations between mood and intrusive, unwanted cognitions. *British Journal of Medical Psychology, 55*, 127-138.

Teasdale, J. (1983). Negative thinking in depression: Cause, effect, or reciprocal relationship? *Advances in Behavior Research and Therapy, 5*, 3-25.

Teasdale, J. D., & Fogarty, F. J. (1979). Differential effects of induced mood on retrieval of pleasant and unpleasant events from episodic memory. *Journal of Abnormal Psychology, 88,* 248-257.

Teasdale, J. D., & Spencer, P. (1984). Induced mood and estimates of past success. *British Journal of Clinical Psychology, 23,* 149-150.

Tecchio, F., Salustri, C., Thaut, M. H., Pasqualetti, P., Rossini, P. M. (2000). Conscious and preconscious adaptation to rhythmic auditory stimuli: A magnetoencephalographic study of human cerebral responses. *Experimental Brain Research, 135,* 222-230.

Thaut, M. H. (1989). The influence of music therapy interventions on self-rated changes in relaxation, affect and thought in psychiatric prisoner-patients. *Journal of Music Therapy, 26*(3), 155-166.

Thaut, M. H. (2000). *A scientific model of Music in therapy and medicine.* San Antonio, TX: University of Texas at San Antonio IMR Press.

Thaut, M. H., & DeL'Etoile, S. K. (1993). The effect of music on mood-state dependent recall. *Journal of Music Therapy, 30,* 70-80.

Thaut, M. H., Petersen, D. A., & McIntosh, G. C. (2001). Oscillatory synchronization patterns in frontotemporal cortical circuits during nonverbal auditory working memory. *Proceeding of the Society for Neuroscience,* 419.11.

Tucker, D. (1981). Lateral brain function, emotion, and conceptualization. *Psychological Bulletin, 89,* 19-46.

Velten, E. (1968). A Laboratory Task for induction of mood states. *Behavioral Research and Therapy, 6,* 607-617.

Winner, E. (1982). *Invented worlds.* Cambridge, MA: Harvard University Press.

Zajonc, R. (1980). Feeling and thinking: Preferences need no inferences. *American Psychologist, 35,* 151-175.

Zakharova, N. N., & Avdeyev, V. M. (1982). Functional changes in the CNS during perception of music: On the problem of studying positive emotions [Russian; English abstract]. *Zhurnal Vysshei Nervnoi Deyatel'nosti, 32,* 915-924.

Zwerling, I. (1979). The creative arts therapies as "real therapies." *Hospital and Community Psychiatry, 30,* 841-844.

第 7 章

医療施設から地域社会への移行

ブライアン・L. ウィルソン

　過去 40 年間，精神障がいの診断を受けた成人に対するサービス提供の方法とその形は変化してきた．精神保健システムの改革を引き起こす要因は，多くの異なる方向からやってきた．1950 年代に向精神薬が取り入れられてから，セラピーに対する多くのクライエントの反応が向上し，感情問題の治療が，または少なくともその症状の維持が，外来においてもすばやく効果的になされるようになった．1963 年に，国会は地域精神保健センター条例（PL8-164）を決議し，それは，より人間的なケアを提供し，入院患者数を減らすための努力として，国内各地に地域精神保健センターを設立することを援助するものであった．外来でのケア，小さい地域社会を基にした入院ユニット，地域の精神保健センターでのアフターケアのサービスなど，精神疾患のための新たな革新的な取り組みのアイディアが，大規模で衰退した州立の保護施設と不必要な長期入院ケアに効果的に取って代わるものとみなされた．1960 年代の社会情勢の変化もまた，精神保健のケアに影響を与えた．精神病患者で十分にケアを受けていない人々の状況に対する意識と憂慮が人権擁護の活動家たちの間で高まっていったのである．1960 年代の初頭に，国会はすべてのアメリカ人は，彼らの社会的，経済的，人種または民族的な背景にかかわらず，確かな権利を有するという法律を定めた．これらの原則は，入院，外来両方の患者の権利に対する新たな意識に反映された（Solomon, Gordon, & Davis, 1984）．

1960年代後半から，医療施設などから患者を退院させる（州立の精神科施設を閉鎖，または縮小する）運動が，政治的，経済的な要因の組み合わせによって，不規則な割合で進んでいった．州立の病院の入院患者の数は，1955年（入院患者の受け入れが最高だった時期）から1992年の間に83％減少した（Pescosolido, Wright, & Kikuzawa, 1999）．統計の数字と州立の施設の患者の平均入院期間は着々と低下していったが，地域密着型の外来治療センターの外来患者ケアの数は4倍になった．地域のサービスがより利用可能になるにつれて，多くの州立病院は閉鎖されると予測されていたが，1970年から1990年の間，14の病院のみが事業を停止した．しかしながら，1990年から1996年の間には，それに加えて40の病院が閉鎖し，八つの病院が閉鎖を予定していた（McGrew, Wright, Pescosolido, & McDonel, 1999）．時代遅れの施設を維持するにはお金がかかり，患者数の低下状況に直面し，州議会は，州立病院をすでに苦しい予算を不必要に浪費するものとみなしたのである．とりわけ，州立病院に取って代わる適切な治療手段が限られていたり，皆無である場合は，患者のニーズへの配慮よりも経済的な危惧によって，さらにこの方向性が加速されることは，患者や被雇用者側を支持するグループから非難された．

変化していく精神科領域の医療サービス提供システムモデル

患者を入院／収容施設から退院させる動きが始まったころは，州立病院という援助資源が地域のプログラムに再配置されれば，重症の精神疾患を患う人々の生活の質は向上し，入院によるケアのニーズは大幅に減少するものと信じられていた．不運なことに，多くの州ではその地域の州民，特に，より重症の感情や精神の問題をかかえた人々が必要とするメンタルヘルスのサービスを，継続的に提供することができなかった（Okin, 1995; Rosenheck, 2000）．地域精神保健センターのための政府の予算は，1963年にケネディ大統領により計画された2000の地域精神保健センターを稼働させるには十分ではなく，国の人口の膨大な増加にもかかわらず，現実に

はたった740が建設されただけである（Cloud, 1999）．さらに重要なことには，患者が州立病院を退院することで節約されたお金は，彼らが地域で暮らすための予算としてはほとんど使われなかったのである．地域に根ざしたプログラムが利用可能であっても，制限のある資源はより軽度の患者のニーズを満たすためのサポートプログラムに使い果たされてしまい，より深刻な問題を抱えた患者（つまり，統合失調症，大うつ病，双極性障害）の人々は，適切なサービスを受けることが困難だったのである．

　重症の精神疾患を患った多くの人にとって，退院は，実際には別の施設への入所であった．彼らは大規模の精神科病院から地域へ帰るのではなく，老人ホーム，グループ居住施設，一般病院の精神科病棟，または刑務所に移動したのであり，これらの場所の多くは，必要なサービスを提供するだけのスタッフや予算的な資源を持っていないのであった．この現象と付随して，彼らを退院させる運動（1960年代）の前は再入院率が25%であったのが，1980年代には80%に増加した（Paul & Menditto, 1992）．さらに複雑な事情を複雑にしていたのは，州の法律や条例の変更で，それらはよい意図をもってなされたのであろうが，人々を自主的にでも強制的にでも精神医療の施設に入れることが難しくなった．これらのいくつもの要素が組み合わさったことで，実質的に精神疾患をもつより多くの人々に対して病院の扉は閉ざされ，以前の州立病院の患者は，時には処方薬を処方することのみがフォローアップ（継続管理）という状況で退院させられたのである．

　このようなことから見て，州立病院の病棟は空になり，精神疾患をもつホームレスの人が増えたことは，驚くに値しない．地域の職のない精神病の人々の中で，2万人はホームレスであり，別の2万人はつまらない犯罪によって投獄された人々である（Cloud, 1999）．国の精神保健機関の提供したデータによると，28%から37%のホームレスの人々が主だった精神疾患を患う人々で，そのうちの半数は薬物またはアルコール中毒である（Tessler & Dennis, 1992）．1996年の調査では，ホームレスをサポートする人々（たとえば，緊急シェルター，食事プログラム，奉仕活動をしている

人々）と，彼らが援助していたクライエントが明らかにしたところによると，独身のクライエントの34%は少なくとも2年以上ホームレスであった（Burt et al., 2000 の Levy 文献に引用）．彼らの多くは，精神疾患とともに慢性的な健康問題（癌，糖尿病，関節炎など）を抱えていて，安全でなく，食糧，清潔な衣類，衛生的なトイレ，安全な寝場所などの基本的なものに欠ける劣悪な条件によって，病気がさらに悪化しているということであった．

　精神科の患者だった人々が地域で自立して生きようとする苦境については，メディアと大衆向けの出版物に継続的に掲載されている．多くの人が移行に成功している一方で，悲惨な状況下で暮らし，適切なサポートを受けられない人もいる．中には，社会的／リハビリテーションプログラムの保護の傘下から滑り落ちてしまい，あるいは単に，さらなるサービスを受ける権利がないと決定されてしまった人もいる．どのようなケースであれ，彼らの行動やマンネリズムが社会の大多数の人々にとって，破壊的で受け入れられないものとなったとき，彼らは逮捕される結果になることもある．しかし，彼らは他者を犠牲者とするよりも，彼らが襲撃や強盗事件の犠牲者となることが多く，大都市や都会の望ましくない地区に住んでいる場合は，特にそうなることが多い．おそらくほとんどの人は，精神病を患う人が彼らの病気のために一定期間刑務所に入れられることで罰せられるべきではないという意見であろうが，警察が無職の精神病の人の主たるケア提供者となるケースもある．このアプローチは，彼らが直面している問題を解決することにはならず，社会が精神病の人を「犯罪人」とする方向へ向かっているのではないかという危惧をもたせるものである．州立病院から退院させられた元患者の数が増えていき，地域によってはそのケースを減少させるために，「グレイハウンド・セラピー」（その州から外部への片道切符を渡す）という方法で，地域の郡保安官がその郡の境界線の外にその人を連れて行き，そこで車から降ろす，というさらに絶望的な方法を取る場合もある．

　これらの心をかき乱すような記述にもかかわらず，州の精神科センター

から患者を退院させるという方法が大概において成功しているという証拠がある．しかしながら，地域に根ざしたプログラムの効果を検証した研究は，研究者によっては（元患者の全体的なQOLのような）より質的な要素を査定しようとしているものの，「成功」を典型的に量的な方法（つまり，発病と治療期間の数の減少）で計っているものであることを覚えておかなければならない．

　1990年に，ペンシルヴァニア州が，中長期ケアの施設であり500床のベッドを有するフィラデルフィア州立病院を閉鎖した後，州立病院に代わる方法についての効果を検証する研究がいくつか行われた．病院の閉鎖後に，地域に戻された患者のフォローアップの1年後の研究では，元患者たちは（生活時間の）約半分を精神保健のプログラムに費やしており，地域の活動や仕事に従事している人は少なかった．彼らは金銭の管理や，日常生活動作の領域で援助を継続的に必要としていたが，自分自身と自分のQOLに対して，1年後にはより肯定的であった（Solomon, 1992）．2年後のフォローアップ研究が異なる研究者によってなされ（Rothbard, Schinnar, Trevor, & Kuno, 1998），なんらかの形で入院（たとえば，緊急ケアのための一般病院などで）を必要とした患者を治療する直接的な費用は，州立の病院よりもかさむことがわかった．しかしながら，フィラデルフィア州立病院の閉鎖の効果に関する他の研究では（Kazarian, McCabe, & Joseph, 1997），地域の治療チームの施行が，平均入院日数とそれに関連した取り組みに必要な費用を減少させたことがわかった．さらに，患者とその家族の大多数は，受けているケアに対してより高い満足感と，ケアの計画と実行について真に参加しているという感覚をより強くもっていたのだった．

　その他に，一連の記事が，1994年にインディアナ州のインディアナポリスの中央州立病院の閉鎖の結果を記録している．一つの研究では85名の患者の居場所を病院閉鎖の12カ月後，24カ月後に追跡したものであるが，州立病院の元患者には悪い効果はほとんど出ていないというものだった（McGrew, et al., 1999）．患者の自己申告と臨床ケースマネージャーの報告を基に，地域に生活しているこれらの人たちは，一般に退院時と同等か，

よりよく機能しているという結論が出された．さらに，元患者の生活の質と機能レベルは，この研究の2年の間一貫して向上していた．ペスコソリドら（Pescosolido et al. 1999）は，病院の閉鎖についての患者，家族，病院職員，そして一般の人々の態度に関する調査を行った．これらの四つのグループの中で，患者とその家族が病院の閉鎖を最も支持しており，病院職員の支持が最も低かった．すべてのグループにおいてかなりの人数の人が，元患者の後々の運命についての危惧をもっていた．それぞれのグループからの全体的な態度は閉鎖前と閉鎖後ではほとんど変化していなかったが，一般の人々は精神保健の治療システムの変化により明らかに肯定的になった．これに関連した研究で，ペスコソリドと彼女の共同研究者は退院して1年後，2年後に同じ患者の希望，心配事，そして社会的ネットワークについて調査した．時間を追って，回答者は自立と生活形態についての心配が薄れていき，社会的な機会と日常の実際的なことについて，より希望を抱くようになっていった．病院閉鎖後に見られたいくらかのネガティブな傾向は，クライエントが専門職のスタッフと元患者に頼る傾向が強まり，家族とのつながりが弱まることであった（Pescosolido, Wright, & Lutfey, 1999）．

　851人の成人に対する州立病院入院前と後の長期的な研究では，州立病院の精神科でのサービスを受けていたときよりも，そのサービスを受ける1年前と1年後の方が，（刑務所への）投獄と（総合病院への）入院の率は低かった（Banks, Stone, Pandiani, Cox, & Morschauser, 2000）．別の言い方をすると，州立病院の精神科で過ごした人は，最初に入院していた年よりも，その1年前と1年後にさらに施設に入るケアを必要とする率が低かったということである．最後に，統合失調症，主たる感情障がい，妄想性障がい196人の成人についての研究では，集中的な地域支援プログラムを受けた人は病院で過ごす日数と回数，刑務所に投獄された回数と告発された回数，一人の患者にかかった費用，ストレスとなる出来事について，顕著な減少が見られた．さらに，クライエントは自分自身の人生とプログラムの内容について，より高い満足感を報告していた（Wright,

Heiman, Shupe, & Olvera, 1989).

　精神障がいをもつ人に，地域において州立病院と同等の効果的で効率的な責任のある治療を提供することができるのかどうかは，いまだに疑問をもつところである．発表されている特に目立った研究の結果を基にすると，州立病院の閉鎖とともに地域に根ざしたシステムに適切な予算を注入することが，成功する確率を高めるようである．

資源の追求：経済とメンタルヘルス

　多くの人は，現在の精神医療の提供システムでは，慢性の精神疾患をもった人が十分な医療を受けられていないと信じていて，入院の場所における地域支援サービスが費用も安く，可能性としてより効果的なのではないかと提案している．いくつかの研究では（Babigan, Mitchell, Marshall, & Reed, 1992; Bacharach & Lamb, 1989; Kamis-Gould, Snyder, Hadley, & Casey, 1999; Kiesler & Morton 1988），入院患者のためのサービスを居住と通院のサービスに変更したところ，大きく費用が削減でき，研究者たちは，重症の精神疾患をもった人でも必要な取り組みの内容（たとえば，集中的な患者〔症例〕のマネージメント）がそこにあれば，地域において効果的に治療と現状の維持が可能であると結論づけている．

　もう一つの医療コストを制御する方法は，現在の保険料の率が登録された患者の治療費用（たとえば，健康維持組織〔訳者註　総合医療サービスを提供する会員制組織健康保険の一種〕または特定の症状に対する治療（たとえば，診断に関連する団体）との交換として設定される，支払い均等割りシステムの活用である．1億8千万人のアメリカ人が健康保険に加入していると推定されるが，その中で約75％の人がなんらかのタイプの管理された精神医療ケアの費用を賄うプランに加入しており，1984年から見て5％増加している（Brink, 1998）．他の医療と同様に，精神疾患のための管理医療の補償範囲は，セラピストが期間や治療セッションの回数を短くすることによって，より多くの利益を得るという支払い奨励金（すなわ

ち，支払い規定報酬）を提供する．費用削減を意識する一方で，この頭割り制度は，費用削減と株主の歓心を買うために熱心になるあまり，効果的な治療を不可能にしているとして，過去において報道機関や一般医療界から批判を受けてきた．

今日では，明らかにより多くの人が，健康保険によって精神保健の費用を支払ってもらえるようになったが，治療に使われる実際の費用は減少している．歴史的には，医療保険の10%が精神保健と物質乱用の治療に使われてきたが，管理医療の機関では，その額はおおよそ4%である（Levin, 1992）．医療保険会社は，さらに費用を抑えるためにしばしば家庭医療の医師に情動問題をもつ患者の治療にあたっては，患者が薬の服用を断った場合でも，心理療法よりも薬物を使用するように奨励している．国の最大の精神保健にかかわる管理医療会社である精神疾患全国連合の1997年の調査では，患者弁護団体は，九つのすべての会社に不合格の評価を下した．彼らの苦情の中には，いくつかのプランでは統合失調症の人に，新しくて副作用のより少ないがより高価な薬（ClozipineとRisporidol）ではなくて，より重い副作用のある古い薬物（たとえば，Haldol）を処方しているというものもあった．他の「監視団体」は，政府が管理行動健康プランの質を監視することを主張している（Brink, 1998）．

自立した生活への準備

精神疾患をもったクライエントは，集中地域支援プログラムにアクセスがありそれに参加した場合，地域での生活への移行がうまくいくチャンスが大きいという確かな証拠がある．さまざまなアセスメントの手段と，治療中のクライエントの進歩と治療の選択肢（すなわち，入院以外のもの）への適性を見極めるための評価尺度を用いることに加え，クライエントが退院した後に地域生活への移行を成功させる可能性を高めるためにはある種のサービスがきわめて望ましく，または必要であるということが指摘されている．たとえば，適切な生活形態，経済的な援助，医療的ケア，職業

リハビリテーション，カウンセリングへのアクセスに加え，クライエントは有意義で枠組みのある活動に参加する機会をもつことが必要である．実際に，シェリダン，ズスカー，ウォルシュとオブライエン（Sheridan, Zuskar, Walsh と O'Brien, 1989）は，元州立病院患者が（入院以外の）代わりとなる環境におかれたときに，失敗する五つの予測変数の一つが余暇の時間の活用の難しさであることを発見した．550名の患者に対する長期的な研究では（Solomon et al., 1984），退院後のサービスのニーズの査定で，医療ケアに続く第2位がカウンセリングと余暇時間の活動であることがわかった．入院患者のためのソーシャルワーカーの査定では，クライエントの機能的に最も弱い領域が余暇時間の適切な活用であり，75％の人が援助を必要としていた．同じソーシャルワーカーたちは，約半分の患者の退院後のカウンセリングと余暇時間の計画のニーズが十分に行われていないと考えられる，と報告している．クライエント自身は一般的にサービスを受ける必要性をそれほど感じていないようであるが，4分の3の患者がカウンセリングの必要性を，そして3分の1の患者は活動療法の必要性を訴えていた．505名のアフターケアを受けているクライエントについて，退院プログラムの効果に関する同じような研究においては，同じ回答者たちは，孤独感と退屈感が彼らの最も難しい問題であり，退院後2年たった後も同じように問題であると報告していた（Goering, Wasylenki, Lancee, & Freeman, 1984）．

回転扉症候群に取り組む

ゲラー（Geller, 1993）は，「ホスピタルフィリア（hospitalphilia）」（病院システムを頻繁に利用すること）を患う患者の高い常習性を低下させる独特の方法を記述している．頻繁に病院に入院する精神科の患者のための治療計画を作成するための10の臨床的原理に基づき，著者は四つの具体的な方略を指摘した．入院することへのアクセスを無制限にすること，患者が必要な時に一晩の入院と引き換えることができる「手形」またはバウチャー・システム，ある一定の期間中の入院日数を分配制にするシステ

ム，そして，外に表現された患者の入院を回避する能力に焦点をあてるアプローチである．二つの事例研究の分析では，このレベルの病院へのアクセスを提供することは，以前には高頻度の利用者と分類されていた地域でのサービス利用クライエントによる病院施設の利用を顕著に減少させたこと示している．もう一つの研究では，重症の精神疾患をもつ人の再入院を減少させるために，外来患者のための（プログラムへの）強制的な参加の効果を評価した．初期の裁判所命令の期間を超えて外来患者のための（プログラムへの）参加を継続して行った患者は，統制群の患者に比べて約57％再入院の率が低く，入院日数も20日間短かった．継続的に外来患者の（ためのプログラム）に参加することは，再入院を減少させるのに特に有効であるが，それは高いレベルで外来治療を行うことと組み合わされた時にのみ効果的であることが示された（Swartz et al., 1999）．

音楽療法：発展する役割

精神疾患の治療に音楽を組み合わせることは，初期のころから行われ，専門的な文献においても多く記述されてきた（Boxberger, 1961; Davis, Gfeller, & Thaut, 1999; Peters, 2000; Tyson, 1981）．精神科病院での初期の頃の音楽の活用（1920－50）といえば，ほとんどが教育的または気晴らし目的の性質のもので，しばしば余興（エンターテインメント）のためのものであった．多くの施設は，タレント・ショー，ドラム＆ビューグルコー〔訳者註　ドラム，管楽，カラーガード，つまりビジュアル・アンサンブルからなる軍楽隊，いわゆるマーチングバンド〕と祝日の大行列などとともに，施設それぞれのバンドと合唱団を設立した．第二次世界大戦後，音楽療法は多くの退役軍人のための病院と州立病院において容認された治療様式となった．音楽療法の治療へのユニークな貢献が認識されていくにつれ，その活用は，主にレクリエーション的で教育的なものから，より療法的でリハビリテーション的なものに代わっていった．1960年代までに，それまで観察されてきた音楽が人間の行動に与える効果を，科学的に支える音楽療

法の研究基盤が発展していった．

　最初に出版された音楽療法士の臨床実践についての調査の中で，マイケル（Michel, 1965）は，州立病院が最も多く音楽療法士を雇っているということを発見した．当時は，患者は療法的な理由よりも，患者の「音楽的興味」を理由に医師から音楽療法を処方されることが多かった．調査の回答のほとんどは，彼らの実践で用いられる活動としてレコード鑑賞の他に合唱，祝日と季節のプログラムなどであった．約25年後に行われた調査では（Braswell, Maranto, & Decuir, 1979; Lathom, 1982; McGinty, 1980），音楽療法のサービスの変化は，精神医療の変化を反映するものであった．より多くの種類の活動が提供されるようになったことに加え，音楽療法士は，演奏を基礎とした活動（合唱，バンド，ベルグループ, etc.）は以前ほど多く行ってはおらず，もっと多くの側面をもったアプローチ（創造的な動き，誘導イメージ，話し合い，スポーツ，芸術と手工芸などの活動）を治療において強調していた．プログラムの多様化とともに，音楽療法の介入は目標に向かったもので，クライエントの心理的，行動的，社会的なニーズに基づいたものとして確立されていった．

　現代の音楽療法実践は，精神疾患をもつ成人のクライエントに多くの面でポジティブな影響を与えることが示されている．ウィーラー（Wheeler, 1983）は，心理療法における音楽療法経験に備わった三つの特有の分類を示した．それは，(1)活動療法としての音楽療法，(2)再教育的な目標をもった洞察的音楽療法，(3)再構築的目標をもった洞察的音楽療法，である．介入の最初の段階は，「本能や衝動の探求よりもむしろ，セラピストによって構成されたより適応的な行動を優先して」（p. 10）クライエントの衝動が抑制されるような，より行動的なアプローチに密接に結びついたものである．クライエントが地域に再び戻る準備のため，この段階の音楽療法介入は，地域での生活を妨げるような不適切な行動（たとえば，注意持続期間が短い，指示に従うことができない，衝動を制御することが困難，不適切な言語または動きによる交流）を減少させるために特に適している．後にウィーラー（1987）は，彼女の臨床実践の三段階のシステムを

テストするために，精神疾患をもつ成人に対して実践をしている148人の音楽療法士にアンケート調査を行った．興味深いことに，彼女は目標についてそれぞれの段階を象徴する一般的な一致を見出しはしたが，適切な余暇技術を発展させることと，自信を高めるという二つの目標は，ウィーラーが予測していた活動療法のレベルでは盛り込まれていなかった．これらの結果は，クライエントが地域への再融合に向かっているときに，最も一般的に〔医療施設から地域への　訳者追加〕過渡期を成功させるために必要であるとされているそれらの治療目標を，音楽療法士たちがより緊密に適合させることが必要であることを示唆している．

　心理療法は，一般的に言語的な経験であるとみなされるが，ブルシア（Bruscia, 1998a）は，音楽心理療法を音楽経験と言語による会話の療法を包含しているものと定義している．もっぱら音楽的なものからもっぱら言語的な交流までの範囲の継続体を用いて，彼はセラピストとクライエントの間に起こるであろう特定の積極的関与の段階を，次のように指摘している．それらは，(1)心理療法としての音楽，(2)音楽を中心とした心理療法，(3)心理療法の中の音楽，そして(4)音楽を用いた言語的心理療法，である．クライエントのニーズとセラピストの志向によって，音楽心理療法の強調点は，「意識的または無意識的な動機，明らかまたは潜在の問題点，そして隠されたまたは明白なクライエントの変化」であろう（Bruscia, 1998b, p. 213）．

　音楽療法のインターンシップの訓練を行っている精神科病院へのアンケート調査で，チョイ（Choi, 1997）は，音楽療法士は一般的に尊重されている専門職スタッフのメンバーであり，ほとんどのスタッフは施設で提供されている臨床プログラムの少なくともある側面については知っていることを明らかにした．音楽療法に対して重きをおく程度は，プログラムの中で提供されるサービスの中身についての知識のレベルに直接比例しているようであった．音楽療法のサービスは，プログラムに最も直接的に接点があり，治療セッションを観察したことのある専門職（看護師，リハビリテーション・セラピスト）によって最も高く評価され，サービスプログラ

ムに限定的な接点しかもたないような専門職（精神科医，臨床心理士）からは最も低い評価を受けていた．後者のグループは，音楽療法が患者の社会的技術の発展と楽しみを提供することへの貢献についてたいへん肯定的に評価していたが，音楽療法が医療的な目標（たとえば，洞察力を高める，人間関係の問題について取り組むこと）に関与する力については，あまり肯定的な態度をもっていなかった．これらの結果は，音楽療法士が精神科病院において，彼らの音楽療法のプログラム計画がもつ多面的な性質をより明確に説明することが必要であることを示している．

　精神医療のクライエントは，音楽療法士がかかわるクライエントの中で最も頻繁に報告されるポピュレーション（患者群）であり続けているが，雇用環境の幅は主に州立または国立の病院から地域を基盤としたところと個人経営による実践へと広がっている．20数年前に，レイサム（Lathom, 1982）は，彼女が調査した466人の音楽療法士のうち，4％が個人経営による実践をしていると報告しており，それはブラズウェル（Braswell, 1979）らによって数年前に報告された約3％という割合よりもわずかに上昇していた．全米音楽療法協会（AMTA, 2001）によるデータでは17％の正会員が自営あるいは個人経営を自分の主たる労働環境として登録していることを示している．それに加え，21％の音楽療法士が，彼らの行った実践に対して健康保険による償還を受けていると報告していた．

　音楽療法の地域を基盤とした取り組みの発展は，過去30年間の精神疾患をもつクライエントのための地域を基盤とした他の事業の成長を映し出している．フローレンス・タイソン（Florence Tyson）は，個人経営のコミュニティー音楽療法のパイオニアであるが，このような事業の取り組みによって，退院したばかりの患者に提供できるいくつかの重要な貢献について指摘した（1968, 1973, 1981）．彼女は，音楽療法が慣習的な方法ではできない表現と，継続的な感情への気づきのための方法を提供できることを強調した．彼女はまた，音楽療法が地域を基盤とした実践において，クライエントの全体的な生活状況が見守りの対象となることから，施設での取り組みよりも「深い観点」をもつことになると警告している．このレ

ベルでのクライエントとセラピストのかかわりは，病院という環境でのものとは異なる．病院では，数々のリハビリテーションのサービスが提供されるが，それは短期間の治療であることから，クライエントとセラピストのかかわりはより表面的となる．地域基盤の環境では，音楽療法士はクライエントの治療の付加的というよりもむしろより中心的な部分となり，すべての責任も伴う（Tyson, 1981, 1987）．

クライエントが収容施設から地域社会への移行を促すための音楽療法の役割のいくつかの例は，文献に示されている．ラングドン（Langdon）と彼女の共同研究者は，「デロレス」という統合失調症型の疾患の若い女性が精神科病院から地域へ移行した際の，表現的音楽療法の重要性について記述している．クライエントがメロディーとリズムによる即興演奏と，時宜を得た問題を反映した歌唱活動に参加したことが，グループのメンバー同士の信頼関係を育て，感情表現のための方法を提供したのである．この報告の中で特に注目すべきことは，デロレスが異なる支援グループを経験していく中で，さまざまな音楽療法経験が言語によるセラピーと絡み合って，地域の中で最終的に自立するまでに導いたことである（Langdon, Pearson, Stastny, & Thorning, 1989）．クックとフリースィー（Cook & Freethy, 1973）は，行動主義的な手法を用いて，随伴的なピアノ演奏〔訳者註　何かの行動が示されたときに何かを提供する，というように，好ましい行動を増加させたり，あるいは不適切行動を減少させたりするために用いられる方法〕が慢性の統合失調症と診断されたクライエントの「苦情をいう」という行動をなくし，またウィリアムズとドロウ（Williams & Dorow, 1983）は，中断する音楽と言語フィードバックを用いることで，慢性うつ状態の成人男性の同様の行動を減らすことに成功したのである．

まとめ

精神医療事業を提供することの将来はどのようなものであろうか？　私たちは 21 世紀を迎え，1960 年代の人間主義的理想主義と社会的楽観主義

は，政府介入の悲観的な考えと減少する資源への憂慮に置き換えられたようにみえる．1990年代クリントン政権下における総合的国家健康保険制度確立の失敗は，健康保険の民営化とその他の多くの経費節約戦略とが連結され，多くの人々の医療へのアクセスを制限するものとなった．管理医療の広まりとともに，すべての医療提供者（音楽療法士を含む）は，経費の抑制と費用効果を上げることへの挑戦に直面している．精神疾患をもつ成人の治療では，これはクライエントと短期治療の経費を負担する側の両者の期待に沿うような，効果的であるとともに能率のよい介入にさらに重きをおくという結果となった．特に入院中は，治療はグループによるものが中心となり，そしてこの集団に典型的に関連するより一般的な目標領域（すなわち，リラクゼーションを促進する，不安をコントロールする技術，言語的／交流技術，余暇／コミュニティー技術）に的を絞って行うことが必要になるであろう（Wolfe, 2000）．公立の精神科病院が生き残れるかどうかは，わからない．しかし，入院という選択肢はおそらく，排除されるよりもむしろ，精神医療のサービス全体の中の実用的な選択肢の一つとして残るであろう．

参考文献

American Music Therapy Association. (2001). *Member Sourcebook*. Silver Spring, MD: Author.

Babigan, H., Mitchell, O., Marshall, P., & Reed, S. (1992). The mental health capitation experiment: Evaluationg the Monroe-Livingston Experience. In R. G. Frank & W. G. Manning (Eds.), *Economics and mental health* (pp. 307-331). Baltimore: John Hopkins University.

Bacharach, L. L., & Lamb, H. R. (1989). Public psychiatry in an era of deinstitutionalization. In I. Beels & L. L. Bacharach (Eds.), *Survival strategies for public psychiatry* (pp. 9-f25). San Francisco: Jossey-Bass.

Banks, S. M., Stone, J. L., Pandiani, J. A., Cox, J. F., & Morshauser, P. C. (2000). Utilization of local jails and general hospitals by state psychiatric center patients. *Journal *of Behavioral Health Services and Research, 27*(4), 454-459.

Boxberger, R. (1961). Historical basis for the use of music in therapy. *Music therapy 1961.* Lawrence, KS: National Association for Music Therapy.

Braswell, C., Maranto, C., & Decuir, A. (1979). A survey of clinical practice in music therapy: Part I. *Journal of Music Therapy, 16* (1), 2-16.

Brink, S. (1998, January 19). "I'll say I'm suicidal": The mentally ill struggle through the maze of managed care. *U. S. News & World Report, 124*, 63-64.

Brucia, K. (1998a). An introduction to music psychotherapy. In K. Brucia (Ed.), *The dynamics of music psychotherapy*. Gilsum, NH: Barcelona.

Brucia, K. (1998b). *Defining music therapy* (2nd ed.). Gilsum, NH: Barcelona.

Choi, B. C. (1997). Professional and patient attitudes about the relevance of music therapy as a treatment modalitu in NAMT approved psychiatric hospital. *Journal of Music Therapy, 34* (4), 277-292.

Cloud, J. (1999, June 7). Mental health reform: What it would really take. *Time 153* (22), 54-56.

Cook, M., & Freethy, M. (1973). The use of music as a positive reinforce to eliminate complaining behavior. *Journal of Music Therapy, 10* (4), 213-216.

Davis, W. B., Gfeller, K. E., & Thaut, M. H. (1999). *An introduction to music therapy: Theory and practice* (2nd ed.). New York: McGraw-Hill.

Geller, J. L. (1993). Treating revolving-door patients who have "hospitalphilia": Compassion, coercion, and common sense. *Hospital and Community Psychiatry, 44* (2), 141-146.

Goering, P., Wasylenki, D., Lancee, W., & Freeman, S. (1984). From hospital to community: Six-month and two-year outcomes of 505 patients. *Journal of Nervous and Mental Disorders, 172* (11), 667-672.

Kamis-Gould, E., Synder, F., Hadley, T. R., & Casey, T. (1999). The impact of closing a state psychiatric hospital on the county mental health system and its clients. *Psychiatric services, 50* (1), 1297-1302.

Kazarian, S. S., McCabe, S. B., & Joseph, L. W. (1997). Assessment of service needs of adult psychiatric inpatients: A systematic approach. *Psychiatric Quarterly, 68* (1), 5-23.

Kiesler, C. A., & Morton. T. L. (1988). Prospective payment system for inpatient psychiatry. *American Psychologist, 43*, 141-150.

Langdon, G. S., Pearson, J., Stastny, P., & Thorning, H. (1989). The integration of music therapy into a treatment approach in the transition of adult psychiatric patients from institution to community. *Music Therapy, 8* (1), 92-107.

Lathom, W. (1982). Survey of current functions of a music therapist. *Journal of Music Therapy, 19* (1), 2-27.

Levin, B. L. (1992). Mental health services within the HMO group. *HMO practice, 6* (3), 16-21.

Levy, J. S. (2000). Homeless outreach: On the road to pretreatment alternatives. *Families in Society, 81* (4), 360-368.

McGinty, J. (1980). Survey on duties and responsibilities of current music therapy positions. *Journal of Music Therapy, 12* (3), 148-166.

McGrew, J. H., Wright, E. R., Pescosolido, B. A., & McDonel, E. C. (1999). The closing of Central State Hospital: Long-term outcomes for persons with severe mental illness. *Journal of Behavioral Health Service & Research, 26* (3), 246-261.

Mitchel, D. E. (1965). Professional profile: The NAMT member and his clinical practices in music therapy. *Journal of Music Therapy, 2* (4), 124-129.

Okin, R. L. (1995). Testing the limits of deinstitutionalization. *Psychiatric Services, 46*, 569-574.

Paul, G. L., & Menditto, A. A. (1992). Effectiveness of inpatient treatment programs for mentally ill adults in public psychiatric facilities. *Applied and Preventive Psychology: Current Scientific Perspectives, 1*, 41-63.

Pescosolido, B. A., Wright, E. R., & Kikuzawa, S. (1999). "Stakeholder" attitudes over time toward the closing of a state hospital. *Journal of Behavioral Health Services & Research, 26* (3), 318-328.

Pescosolido, B. A., Wright, E. R., & Lutfey, K. (1999). The changing hopes, worries and community supports of individuals moving from a closing long-term facility. *Journal of Behavioral Health Services & Research, 26* (3), 276-286.

Peters, J. S. (2000). *Music therapy: An introduction* (2nd ed.). Springfield, IL: Charles C. Thomas.

Rosenheck, R. (2000). The delivery of mental health services in the 21st century: Bringing the community back in. *Community Mental Health Journal, 36* (1), 107-124.

Rothbard, A. B., Schinnar, A. H., Trevor, P. F., & Kuno, K. A. (1998). Cost comparison of state hospital and community-based care for seriously mentally ill adults. *American Journal of Psychiatry, 155* (4), 523-529.

Sheridan, E. P., Zuskar, D. M., Walsh, S. F., & O7Brien, S. (1989). Identifying variables predictive of success: The next step in alternatives to psychiatric hospitalization research. *Journal of Community Psychology, 17* (4), 356-368.

Solomon, P. (1992). The closing of a state hospital: What is the quality of patients' lives one-year post-release? *Psychiatric Quarterly, 63* (3), 279-296.

Solomon, P., Gordon, B., & Davis, J. (1984). *Community service to discharged psychiatric patients*. Springfield, IL: Charles C. Thomas.

Swartz, M. S., Swanson, J. W., Wagner, H. R., Burns, B. J., Hiday, V. A., Borum, R. (1999). Can involuntary outpatient commitment reduce hospital recidivism? Finding from a randomized trial with severely mentally ill individuals. *American Journal of Psychiatry, 156* (12). 1968-1975.

Tessler, R. C., & Dennis, D. L. (1992). Mental illness among homeless adults: A synthesis of recent NIMH-funded research. *Research in Community and Mental Health, 7*, 3-53.

Tyson, F. (1968). The community music center. In E. T. Gaston (Ed.), *Music in Therapy* (pp. 382-388). New York: Macmillan.

Tyson, F. (1973). Guidelines toward the organization of clinical music therapy programs in the community. *Journal of Music Therapy, 10* (3), 113-124.

Tyson, F. (1981). *Psychiatric music therapy*. New York: Creative Arts Rehabilitation Center.

Tyson, F. (1987). Analytically oriented music therapy in a case of generalized anxiety disorder. *Music Therapy Perspectives, 4*, 51-55.

Wheeler, B. (1983). A psycho-therapeutic classification of music therapy practice: A continuum of procedures. *Music Therapy Perspectives, 1* (2), 8-12.

Wheeler, B. (1987). Levels of therapy: The classification of music therapy goals. *Music Therapy, 6* (2), 39-49.

Williams, G., & Dorow, L. (1983). Changes in complaints and non-complaints of a chronically depressed psychiatric patient as a function of a interrupted music/verbal feedback package. *Journal of Music Therapy, 20* (3), 143-155.

Wolfe, D. E. (2000). Group music therapy in acute mental health care: Meeting the demands of effectiveness and efficiency. In *Effectiveness of music therapy procedures: Documentation of research and clinical practice* (3rd ed., pp. 265-296). Silver Spring, MD: American Music Therapy Association.

Wright, R. G., Heiman, J. R., Shupe, J., & Olvera, G. (1989). Defining and measuring stabilization of patients during 4 years of intensive community support. *American Journal of Psychiatry, 146* (10), 1293-1298.

第8章

心理療法モデルにおける音楽療法

メアリー・A. スコヴェル
スーザン・C. ガードストロム

序文

　音楽療法には多様な臨床実践方法がある．ウィーラー（Wheeler, 1983）は，成人期精神疾患の治療法を次の三つに区分している．(1)活動療法としての音楽療法，(2)再教育を目標とした洞察的音楽療法，(3)再構築を目標とした洞察的音楽療法，である．活動に着目した音楽療法では，さまざまなスタイルの音楽体験を提供して，クライエントが観察および測定可能な目標に到達することを促す．一方残りの二つは，音楽を通して自己の内観を獲得したり，言葉を用いてこのような体験について話したりすることで，クライエント自身の変容を促すことに重点をおく．内観に着目する音楽療法プロセスは，密度が濃く長期間にわたり，その中で奥深い感情が呼び起こされ，再構築的音楽療法の場合は無意識の題材への接近を試みる．しかし，これらはすべて有効な治療法である．集団内での各クライエントのニーズ，医療施設の哲学的方向性，そして，音楽療法士の教育および訓練内容（内観的音楽療法は，活動音楽療法よりも高度な訓練を必要とする）によって，臨床現場における音楽療法の種類を決定する．
　また，音楽療法の臨床実践は，多くの異なる心理療法モデルの枠組みからも応用できる．モデルはアイデアを生み出し，概念化を導き，結果とし

て説明を生み出す手段である（Reed, 1984）．心理療法モデルは，人間の反応の科学的解明を促進し，治療法の手引きともなる．

　実践内容が多様であることは音楽療法分野の長所であり，音楽療法士はひとつの哲学的方向性に縛られず，クライエント特有のニーズや，職場環境の要望に基づいた治療法を取り入れることが可能である．

　いかなる音楽療法のレベルやモデルが適用されるにしても，音楽療法プロセスの中には治療への依頼，クライエントの長所や弱点に関する初期アセスメント，音楽的／非音楽的な大目標および小目標の設定を盛り込まなければならない．音楽療法士は適切な訓練と確固たる治療目的のもと，さまざまな方法，手順，技術を選び導入する（Bruscia, 1998a）．最終的に，これらの介入内容の効果を評価する．臨床決定は各治療段階で行うが，これはアセスメント，研究データ，実践レベル，心理療法モデルなどで明確に導かれなければならない．

　現在のモデルでは，精神疾患すべての原因と症状を説明するには限界がある．しかし，どのモデルが適用されても，精神障がいと診断されたクライエントとかかわる音楽療法士は，アメリカ精神医学会が出版した『精神疾患の分類と診断の手引』（DSM-IV-TR）の多軸分類で示した徴候や病因に関する知識や理解を深めなければならない．

　精神疾患の治療に通常用いられるモデルは主に，(1)精神力動学，(2)認知主義，(3)人間主義的／実存主義的，(4)生医学的，(5)行動主義，(6)ホリスティック（全人的）の六つである（表8-1参照）．

　生医学的モデルは，生物内作用に着目するため，実際には心理療法的アプローチではない．しかし，精神疾患治療では顕著に用いられ，音楽療法との接点も増えているので，ここでは治療理論の一つに含めた．同様に行動主義も，本来は内在する心理過程よりは顕在的行動や数値化可能な反応に焦点を合わせる理論であるが，行動科学テクニックは他のモデルに頻繁に取り入れられるようになったので，ここでも治療理論の一つとして含めることにする．六番めのホリスティック（全人的）治療理論は，全人的健康の関心が高まり，人を生物面，心理面，社会面，精神面のすべてを兼ね

そえた生命体であるとして，人生についてのすべての重要な情報を考慮しなければならないという考えや影響が大きくなってきたので，ここに記載した．

さまざまなモデルは相補的であるが，最適な健康状態を理解し推進する場合，これらの理論は両立しないことも多い．それぞれのモデル見解に用いる用語や言語を，臨床現場で療法士および／またはクライエントが使用する場合に大きな違いが見られるのである．たとえば，ある音楽療法士は，個人に対して「患者」という言葉を使用するが，他のアプローチに準じた場合，同じ人に対して「クライエント」「入所者」または「利用者（消費者）」という言葉を使用することもある（Bruscia, 1998a）．同様に，「異常性」「疾患」「疾病」「不適応」という用語も，健康からの逸脱または健康が乱されることを意味しているが，治療方針によって使用される用語が異なる（本章で使用される用語は，可能なかぎり DSM-IV-TR のものを用いた）．

次に述べるのは，6 種類の治療モデルの大まかな基本的見解である．疾患の定義，変容のメカニズム，各理論での音楽療法士の役割などについて記述しており，併せて音楽療法メソード，手順，各モデルに適合させた介入方法などについても述べられる．

精神力動モデル

精神力動的治療は，20 世紀初めの四半世紀にジークムント・フロイトが提唱した理論に基づいている．しかし今日のモデルは，彼の理論だけでなく，アルフレッド・アドラー，カール・ユング，エリック・エリクソンなどのモデルにも基づいている．精神力動理論では，無意識，前意識，意識などのさまざまな意識レベルで，自己の精神は機能していると考えられている．ユングはフロイトとアドラーの理論に基づいて分析的人格理論を創設したが，彼の理論によれば，異なる二種類の無意識が存在する．個人的無意識は，受胎期からの自己の抑圧された経験を含んでいる．逆に，集

表8-1 精神療法モデル

	精神力動学	認知主義	人間主義／実存主義
主たる貢献者	ジークムント・フロイト（1856-1939）アルフレッド・アドラー（1870-1937）カール・ユング（1875-1961）エリック・エリクソン（1902-1994）	エリック・バーン（1910-1970）アルバート・エリス（1913-）アーロン・T・ベック（1932-）ウィリアム・グラッサー（1925-）	フリッツ・パールズ（1893-1970）カール・ロジャーズ（1902-1987）アブラハム・マスロー（1908-1970）
定義	疾患は，人格の中に潜んでいる葛藤に起因する	疾患は，自分自身および他人への非合理的思考に起因する	疾患は，未発達であること，意味を見出せないこと，自身に対して責任が無いことに起因する
セラピストの役割	感情転移を促進し，解釈を行う	自滅的概念を解決するために案内人的な役割を担う	無条件にすべてを受け入れ，「いま・ここで（here-and-now）」を大事にする
治療方法	象徴的物質（夢，想像）の分析およびフリーアソシエイション（自由連想法）	合理的挑戦，仮説を検証する宿題，言語の転換	表現方法を磨き上げることで，人間の機能レベルを高める
評価の基準	葛藤の洞察から解決を図り，それにより人格を転換する	問題を引き起こす思考を転換することで問題解決を図る	クライエントは実現化と自由を妨げる要素を識別，問題対処を図る
用語	葛藤，分析，防衛，イド，自我，超自我，精神性的，転移，逆転移，神話，元型，影，人格，アニマ／アニムス，個性化	無条件に「すべきである」，絶対に「しなければならない」，判断，歪んだ思考，自己教示	経験的，関係，選択，価値（観），自立（性），いま・ここで（here-and-now）」，目的，意味づけ

生医学	行動主義	ホリスティック(全人的)
ポール・エーリック (1854-1915)	B. F. スキナー (1904-1990)	B. シーゲル (1932-) A. ワイル (1942-) C. パート (1946-)
疾患は,病原菌,遺伝子,生化学要因による身体の病に起因する	学習／再学習は,結果と組み合わされたときに生じる	疾患は,心,身体,精神の一体性が崩れることに起因する
診断に基づいて治療法を理解し,奨励する	指導的方法で,目標達成のための治療プロトコルを実施する	治癒過程の中で,クライエントに活力を与える
心理社会的プロセスと神経生理学的プロセスの間にある関連性を取り扱う	応用行動分析,モデリング,随伴強化	自己形成(認識),健康的な栄養摂取,適度な休息,ストレス管理,エクササイズなどのテクニックを推進する
疾患の原因となる病原菌,遺伝子,生化学要因を特定する	学習により新しい行動文脈に般化する	クライエントは自身を成長,変化するものと見なし,自己啓発,ストレスかつ疼痛の軽減,精神的安寧の向上を図る
医学理論,遺伝学,生化学,精神神経免疫学,精神薬理学	オペラント条件づけ、条件反応,刺激,モデリング,シェイピング,因果関係,正／負の強化	セルフケア,自己啓発,内的癒し,直観力,自己責任,意識向上訓練

合的無意識（後に客観的心と名付けた）は，先天的で普遍的な人間の経験で成り立っており，元型の想像，夢，象徴として現れる（Corsini & Wedding, 1995）．

　フロイト理論によれば，自己本能・幼少期の経験・記憶などに関する未解決の情動的葛藤は，無意識の中に存在し，それが人格障がいの原因になっていると考えられる．この点から述べると，健康のためには人格構造の再構築が必要である．したがって，精神力動療法の根本となる目標は，(1)抑圧された無意識のものを意識化すること，(2)転移と逆転移をとおした修正感情体験へと導いていくこと，の二つである（Bruscia, 1998b）．

　簡潔に述べると，転移は，クライエントの反応パターンがある期間および／またはある状況から別のものに変容するときに起こる（例：クライエントにとって大きな影響のある過去の人間関係の力動を，治療上の出会いをとおして再現する）．同様に，「セラピストの人生やクライエントの人生の人間関係と同じように，セラピストがクライエントと接するとき」は，必ず逆転移が作用していると考えられている（Bruscia, 1998c, p. 52）．転移分析は多くの方法で何度も行われるが，これにより，クライエントが過去からみて現在とどのようにかかわっているのかに光をあて，また，より成熟した現実的な方法での対応ができるように援助する（Corsini & Wedding, 1995）．

　精神力動学的治療のアプローチにおけるセラピストの役割は，自尊心，適切にコントロールされた感情的な温かさなどの特質を，行動で示すことである．葛藤の特定から，これらの葛藤と向き合うことへと治療焦点が変わったときに，セラピストの役割も分析者から協力者または積極的な支援者へと変化する．セラピストがよく利用するテクニックには，解釈・夢分析・自由連想法・抵抗の分析・転移の分析・逆転移プロセスがある．

　典型的な言語による精神分析法に加えて，またはそれに代わるものとして，音楽体験を導入することが可能である（Bruscia, 1998b）．ユングによれば，音楽を演奏するには，心（Psyche）の次の四つの機能すべてを用いることが必要不可欠である．(1)音符を音にするために必要な思考

(thinking), (2)音楽表現に必要な感情 (feeling), (3)楽器演奏や歌唱時の固有受容 (身体の位置関係の意識) フィードバックに必要な知覚 (sensing), (4)作曲家のインスピレーションの真髄に入り込むために必要な直観 (intuiting) (Priestley, 1975).

クライエントの人格構造を再構築するために適用される音楽活動については分類学 II, 音楽心理療法,「C. カタルシス志向個別／集団音楽療法」を参照されたい. ここで使用するテクニックは, クライエントの過去や現在に関する思考や感情などの精神内部に存在するものを刺激することが目的である. カタルシス志向の音楽体験をとおして, クライエントはより現実的な方法で問題に立ち向かい, それにより情緒面の学習や成長が促されるのである (Tyson, 1981).

ブルシア (Bruscia, 1998b) は, 精神力動学的治療法に取り入れられる三種類の音楽体験のうち, ひとつは即興演奏であると述べている. 即興演奏では, クライエントは楽器および／または声に合わせて自発的に音楽を創造し, さまざまな情動状態 (例：落胆, 高揚感, 不安) のはけ口とする. この過程で, クライエントは自分自身も含め何でも自由に表現できる. それゆえ, この方法は「音との自由連想法または自分自身を音に投影する」手法の一つであると考えられる.

分析的音楽療法は, メアリー・プリーストリー (Mary Priestley) たちによって, 1970年代に発展した特有な治療法で, 即興演奏に動作プロセスおよび言語プロセスを組み合わせている. 音楽療法士は簡単な音楽形式を用い, その中でクライエントは表現しにくい情動を体験しようと試みる. 即興音楽は「体の中に入り, 運動感覚分野で作用して遮断された感情を解放し, 抑圧された記憶へ辿り着けるようにする」(Warja, 1994, p. 79). 自我の強さとは, 現実性のある意識制御であるが, これは現実の試演, 主張, 調整的回帰などの即興的表現技術によって成長していくと思われる. プリーストリーは分析的音楽療法の利点として, より自由な自己表現, 自尊心の向上, 症状や徴候の減少, より満足感を与える人間関係, 活力の増強などを挙げている (Priestley, 1994).

精神力動学アプローチの中で，他にもよく使用されるのは，音楽によるイメージ法である．この中には，ボニー式音楽によるイメージ誘導法（GIM: 分類学 II, 音楽心理療法，「C. カタルシス志向個別／集団音楽療法」参照）も含まれるが，それだけではない．GIM ではクラシック音楽を入念に秩序立てて選び，その音楽を受容的に用いてクライエントを意識変容状態に導く．この状態になると，さまざまな想像のなかで情動のテーマが表面に出てくるのである．特別に訓練された音楽療法士は，イメージの反映・促し・イメージをさらに膨らませるように，クライエントを支える形で誘導する（Bonny, 1994）．

精神力動学モデルで使用される用語には，**葛藤・分析・防衛機制・イド・自我・超自我・精神性的発達・エディプス期・転移・逆転移**がある．ユング理論共通の用語には，**神話・元型・自己・自我・影・人格・アニマ／アニムス・個性化**がある．

認知主義モデル

成人精神疾患治療に用いられる認知主義モデルは複数あるが，それらに共通するのは，自己や世界に対して間違った考えをもつことが人生の障がいになるという点である．認知主義理論のほとんどが行動学から派生するか行動学的見方に反動して発展したものである．この中でも，先駆者的なものは，アルバート・エリスによる論理情動行動療法（Rational Emotive Behavioral Therapy, REBT）である．その他に認知主義理論に基づいた治療法として，モルツビーの論理行動療法（Rational behavioral therapy），ベックの認知療法，グラッサーの現実療法，バーンの交流分析がある．これらは，認知プロセスが，感情や行動を決定する重要な要因であると強調している．

REBT は，人間は理性的で自己建設的思考をもちながら，同時に不合理で自己破壊的思考を生まれつきもっているという仮説に基づいている（Corsini & Wedding, 1995）．さらに，生活状況の中の信念，生活状況に対

する評価，解釈，反応から，情動が生じると考えられている．すなわち，生活の中での出来事（A：Activating Event）がクライエントの考え方や受け取り方（B：Belief System）を介して，情動を呼び起こす結果（C：Consequence）になる．たとえば，あるクライエントは，不安障がいであると診断されること（A）は，雇用の安全が確保されないと思い込む（B），この思い込みがうつ状態やより大きな不安感を招いてしまう（C）．不合理な信念への反論（D：Debating）は重要な介入であり，新しい効果（E：New Effect）は治療過程を重ねることで得られる（Bryant, 1987）．

　REBTにおいて，クライエントは，習慣や自己教化で長年保持している不合理な信念を特定し，対抗する方法を学ぶ．つまり，人間行動のREBT概念化で重要なのは，「幻想的」「ゆがんだ」「極端な」思考ともよばれる不合理な信念を見つけ出すことである．「しなければ」「すべきだ」「義務だ」というクライエントの考えや言葉は，自らに要求を課すなど，柔軟性がなく非現実的な思考をもっていることの表れである．より理性的に考えることで，クライエントは，自己を傷つけてしまう情動反応から，自ら選んだより肯定的反応へと変わる自信が培われる．

　REBTのセラピストは案内人的な役割があるが，効果的に人格を変容させるためには，治療上の信頼関係が温かくなくともよいとみなされている（Corsini & Wedding, 1995）．セラピストの役割は，クライエントが絶対的真実だと信じている自滅的思考を特定し，それに挑戦することである．そして，新しく健全な応対を受け入れ，実践するための補佐的役割を担う．

　認知主義的音楽療法士は，音楽刺激に対する個人かつ／または集団反応で，言語処理が行えるような活動を構成する．たとえば，分類学II，音楽心理療法の「A. 支持的個別／集団音楽療法」「B. 対話的個別／集団音楽療法」で紹介されている誘導的音楽聴取がある．誘導的音楽聴取では，歌詞の内容，音楽の雰囲気，クライエントの意識的葛藤との自己関連性がある過去の経験との関係などについて話し合う．モルツビー（Maultsby, 1977）は，音楽の治療価値は叙情的形式の中にだけあり，その形式は合理的でなければならないと主張している．既存の歌詞は，人生の非現実的

で理想的なものを中心に展開しているので，不合理な思考について議論したり合理的な思考を促したりするためには，作歌活動を取り入れるのがよい．歌詞をくり返すことで情動反応が強化され，新しい反応が学習される．最終的には，歌詞の内容は，現実的行動・論理的行動・情動行動・身体行動などとかかわり合いをもつようになる（Maultsby, 1977）．

ペリッリ（Perilli〔Bruscia, 1991 を参照〕）は，統合失調症と診断された若い女性に上記の創造的な方法を用いた事例を紹介している．作歌活動を取り入れることで，このクライエントは不合理な恐怖を洞察し，自己の問題解決に取り組むようになった．

他に認知的な方法としては，新しい仮説を試みる課題，自由回答式質問法，ロールプレイ，イメージングなどがある．クライエントがここで思い描くものは，ゆがんだ考えなどの認知的プロセスを表現しているので，修正されなければならないものであると考える（Corsini & Wedding, 1995）．イメージを呼び起こすのにふさわしい音楽介入法は，分類学 VI, 音楽とリラクゼーションの「C. 音楽によるイメージ法」を参照されたい．

認知主義理論で使用される用語には，**無条件に「すべきである」・絶対に「しなければならない」・自滅的・自己教化・判断・歪んだ思考・新しい自己陳述**などがある．

人間主義的／実存主義的モデル

人間主義的／実存主義的見地では，成長できず，人生に意義を見出せず，自己や他者に対して責任をもてなかった場合，その結果として病気になると考えている．この理論では，人間機能の主要なニーズを明確にすることに重点をおく．アブラハム・マズローは，最初期の人間主義的思想家であり，最も影響力のある人物である．彼は，フロイト理論や行動理論にある人間の本質に対し異論を唱えた（Corsini & Wedding, 1995）．また，人間的な欲求をピラミッドに譬えているが，この基本的欲求の階層は，生物的欲求から自己実現（self-actualization）にまで及び，それは完全性や

満足感を得ようとするすべての人類の本質なのである．自己実現した人は，計画や戦略を立案・実行し，選択を行うことができるようになる．ここで，自己実現が妨げられると，なんらかの病気になってしまい，最も本質的な人生の疑問（人生の意味は何だろう？　どうやったら自分の可能性を充分に活かして生きていけるのか？　どうやって死と向き合うのだろう？）に対処できなくなる可能性がある．

　この理論では，精神疾患治療のためのテクニックや手順というものはない．むしろ，人間実在の根本的問題点と向き合い対処するプロセスでの，ありかた，変化に対する姿勢，クライエントの導き方に重点をおく．ゲシュタルト療法（Perls）や人間中心療法（Rogers）のような人間主義／実存主義的に根ざした治療法では，クライエントについてすでにまとめた理論よりも，今ここに存在する人が重要なのである．

　ロジャースは，独自的な「セラピストが提供する」状況の多くは，クライエントの成長に重要であると仮定した．これらの状態には，共感（クライエントの経験を，あたかも自分のことのように受け入れ，理解する），無条件の肯定的配慮（温かく，受容的で，思いやりのある姿勢），一致（感情の共有を，隠すことなく素直に行いたいという気持ちが治療の中で湧き出てくる）がある（Corsini & Wedding, 1995）．セラピストの役割は，クライエントのすぐ身近にいること，治療関係の中で形作られる「いま・ここで（here-and-now）」の経験を大事にすることである．礼儀正しく，人を気遣い，思いやり，理解する態度を示すことで，クライエントが壁を破り自己機能をより満足させる方向に向かう手助けをする．

　もう一度述べるが，人間主義／実存主義の理論的枠組みは，特別な方法や治療テクニックを処方するよりはむしろ，心からクライエントを気遣い，即座の人間的な欲求に関心を示すことが大事なのである．人間主義／実存主義的音楽療法士は，これらの欲求を引き出して明らかにし，自己実現プロセスを促進させるための道具として音楽を使用する．能動的（創造的・再創造的・即興）や受動的（聴取）方法は多数あり，この理論の目的にふさわしい活動となりうる（Bruscia, 1998a）．

ポール・ノードフとクライヴ・ロビンスによる創造的音楽療法は，人間主義の基本的信条を貫いている．創造的音楽療法士は，人間の本質的な部分が現れるのを促すために，即興演奏を広く用いる（Nordoff & Robbins, 1977）．この方法では，音楽や音楽表現は，「象徴としてではなく，自己を率直に表す」（Aigen, 1998, p. 296）ものである．ノードフとロビンスのアプローチは，知的障がいや身体障がいの子どもたちを対象にしたものであったが，創造的音楽療法は情動的困難を抱えた成人の治療にも適用できる（Ansdell, 1995）．

ヴァン・デン・ハーク（Van Den Hurk）やスメイジスターズ（Smeijsters,〔Bruscia, 1991 を参照〕）は，人格障がいの成人に対する人間中心療法で使用した即興演奏について述べている．クライエントが頑固な反応パターンを断念し，責任感をもち，自由に選択を行い，音楽活動を楽しみ，対人関係からの孤立を減らすことが，この治療の目的であった．共感テクニック（模倣・同調・歩調合わせ・反映）（Bruscia, 1987）を治療全般で取り入れ，安全な環境を作り出し，感情表現を促せるようにした．同様の即興テクニックについては，分類学 I, 音楽演奏の「G. 個別の即興演奏／音楽的対話（プロセス重視）」を参照されたい．

レッスンや音楽演奏を達成したり上手にできると，クライエントは達成感や自分の実力を確認し，それによって自信がついたり自尊心が向上するようになる．この活動の中で，人間は，音楽の練習を自分に課す責任について学習し，芸術的に美しい音楽を作り上げて満足感を得るため努力するようになるであろう．分類学 I, 音楽演奏に例が紹介されている．

音楽によるイメージ誘導法（GIM）は，ほとんどの場合精神分析的な構成であるが，人間主義的／実存主義的立場で実践されると主張することもできるであろう．GIM では上記の目的の他に，クライエントの自己認識や洞察力の発達や，自己の価値を明らかにすること，および信心深さや超個人性領域を模索するために，受動的方法でクライエントを支援するために用いられる（Bonny & Savary, 1973）．さらに，個々の「旅人」やその場の音楽体験は，治療の旅の各場面において最も重要なものなのである．

クライエントが，これまで以上に独立し，人格が調和されたのかに基づいて，その変化は評価される．クライエントが自由性・感情の自発的表現・自ら選び行動する責任性を妨げる要素を見つけ出す能力を示したとき，そのクライエントは自己実現に向かって前進しているのである．

この理論で使用される用語は，**経験的・関係・選択・価値・自己責任・自立性・いま・ここで（here-and-now）・目的・意味付け**などである．

生医学的モデル

生医学的モデルでは，精神疾患は生物学的な病気であると捉えている．生医学研究者は，病気の原因となりうるものは，細菌，遺伝子，生化学であると考えている（Rosenhan & Seligman, 1984）．

医学理論では，精神疾患の本質や原因を個人の生物的特徴にあると考える傾向がある．異常行動症状は器質的，生理学的，生化学的プロセスに起因すると考えられている（Ruud, 1980）．生医学を支持する者は，心理異常性の原因を決定するのに器質的なものを追求する．彼らは，症状の原因となる細菌を探し出し，クライエントの家系を調べて遺伝子が原因かどうかを検証する．また，病気や異常性について説明するために，特に脳の生化学的特徴を探求する．

生医学的理論におけるセラピストの役目は，病因論の研究および診断内容を理解するよう努め，病気を完全に理解してふさわしい治療を行うことである．病因を特定したら，症状緩和のために薬などの生物学的治療を用いる．たとえば，慢性うつ病のクライエントに対する薬物治療として三環系抗うつ薬またはモノアミン酸化酵素阻害薬を使用する．不安障がいと診断されたクライエントには，ベンゾジアゼピン族の抗不安薬を処方する．統合失調症に見られる注意散漫，錯乱，幻覚，妄想には向精神薬を処方する．

音楽療法は，従来の治療を補足するために用いられ，病気と関連した生体内作用に直接影響を及ぼし，さらには合併症状を調整することもある

(Taylor, 1997). 最近の研究によると音楽聴取は生体の化学反応に効果があるといわれている. たとえば, ストレス反応で副腎から分泌されるエピネフリン, ノルエピネフリン, コルチゾールの減少と受動的音楽療法の介入に関連性があるという報告がある (Bartlett, Kaufman, & Smeltekop, 1993; Miluk-Kolasa, 1993; Spintge & Droh, 1992). 誘導的音楽聴取などの受動的方法は分類学 II, 音楽心理療法の「A. 支持的個別／集団音楽療法」と「B. 対話的個別／集団音楽療法」に記述がある. 副腎皮質ステロイド（ストレスホルモン）と免疫系が密接に関係しているので, データから, 音楽によるリラクゼーションテクニックと身体健康は相関関係があると考えられる (Rider, Floyd, & Kirkpatrick, 1985). このテクニックは分類学 VI, 音楽とリラクゼーションを参照されたい.

ここで使用される用語には, **医学理論・遺伝学・細菌・生化学・精神神経免疫学・精神薬理学がある**.

行動主義モデル

行動主義モデルは, 20世紀初頭に発展した. 1920年と20世紀中頃の間に, 行動主義はアメリカ合衆国の心理学を支配し, その後他の国々にも大影響を与えた. 心理学における行動主義の初期効果は, 心理作用, 情動, 感情などの内省的研究を最小限に抑えたことである. 隠在的プロセスは使用されなくなり, 実験的方法で客観的行動を研究する方法に取って代わるようになった. この方法は, 従来の人間や動物研究と合致し, 心理学が物理, 化学, 生物などの自然科学路線へと近づいた (Bijou, 1996).

B. F. スキナーは行動主義モデルの開拓者としてこの分野の発展に寄与し, 心理学とは個人が周りの環境とかかわりあうときの観察可能な行動を研究する学問であると考えた. 行動制御や行動修正におけるスキナーの概念は,「オペラント条件付け」の原則に基づいている. つまり, その行動が生じた直後の結果に応じて行動変容が起こる. 行動理論では, この結果と結びつかないと学習や再学習されないと考えられている.「強化」には

正の強化と負の強化があり，行動頻度を増加させ，一方，「罰」は行動頻度を減少もしくは消失させる．

今日，行動療法士はさまざまな現実問題に対し，学習理論を適用する．初期の行動理論的方法は，より機能的でクライエント個人に有用な「刺激－反応（S-R）」概念に取って代わるようになった．たとえば，1940年代に発展したバイオフィードバックという修正術で，クライエント自身の体内で起きている視覚信号や聴覚信号情報をクライエントに返し，機能制御や最適な健康を獲得する方法を学べるようにする．

行動療法におけるセラピストの主要な役割は，クライエントが特定の目標や目的に到達できるような治療計画を立て，実践することである．また，異常行動を変容させるための随伴性を取り入れ，積極的で指導的役割を担う．

行動主義的音楽療法士は，音楽刺激を利用し，観察および計測可能な行動に影響を及ぼす役割がある．また，クライエントのニーズに合わせた治療計画を立てるために，応用行動分析（ABA：applied behavior analysis）テクニックを適用することもある．ABAの手順は，観察，標的行動の特定，ベースラインの設定，行動変容方法の決定，実施，評価，行動変容の記録である（Hanser, 1999）．

行動主義的アプローチは子どもに対して適用されることが多いが，成人精神疾患のための音楽療法にも応用可能である．ハウクとマーティン（Hauck & Martin, 1970）の先行研究で，統合失調症の成人女性に対して音楽からタイムアウトさせると，不相応な癖が減少することが示された．

明白な行為や内在的行動（例：認知，社会性／情動）は，音楽療法の過程で明示，検証，修正される（Hanser, 1999）．たとえば，クライエントの行動改善の報酬として楽器演奏の機会を与える．分類学I，音楽演奏の「E．個別の器楽指導（演奏重視）」も参照されたい．また，クライエントは新しく音楽技能を身につけたり，現在の音楽技能の上達をめざしたりすることもできる．音楽療法士は，クライエントに合ったレベルの音楽を使用して演奏技術を教え，ふさわしい練習課題を与える．セラピストは，好ま

しい行動頻度を増やすために音楽的および非音楽的な強化法則を適用することもある．他には，リラクゼーション訓練，トークンエコノミーシステム，模倣，系統的脱感作法，自己主張訓練，自己管理プログラムなどがある．

観察可能で数量化できる行動のみが，行動主義の枠組みでは評価される．学習がどの程度新しい状況に般化されるのかが，行動変容評価の基準の一つとなる．

ここで使用される用語は，**オペラント条件付け・条件反応・刺激・モデリング・シェイピング・原因と結果（因果関係）・正／負の強化**である．

ホリスティック（全人的）モデル

ホリスティック（全人的）モデルは，治癒は内側からくるものだと仮定している．「ホリスティック（holistic）」はギリシャ語の holo（全体の，全部の）から派生しており，「治癒」や「健康」と関連した語である．

心・身体・魂の一体性や，人間は物理的・情動的・精神的・霊的な生物であることが，全体的健康哲学の原則である．また，自己の治癒作用を活性化させるために，自分自身の健康などを含め全人的経験の責任をもたなければならない，という主要信条がある．また，自己の絶え間ない思考が中断され，心の平静さを経験したときに，初めて魂が奮起されて活動を行うことが可能となり，それによって心が作り上げた障壁を解放することができる（Andrews, 1994）．

心は身体の健康に（正・負いずれにしろ）影響を及ぼすという考えが，代替医療の要石である．基本目的は，創造性，治癒，愛を生み出すものを特定し，否定性，不調和，暴力性を創造するものに対処し，解放させることである（Zukav, 1989）．全人的理論の支持者は，伝統的医療と代替医療の融合を，解放的また理性的に認めていることが多い．

アメリカ合衆国医師会の機関誌である The Journal of the American Medical Association で広く公表された調査によれば，1990 年以降，代替医

療実践者を訪れる人は，50%に跳ね上がった．全米では，現在一次診療医にかかる人数を上回っている（Weil, 1995）．

　シーゲル（Siegel, 1986）は，補完医療および代替医療，特に心と体の治癒を支持している．彼は，自身が心的外傷後ストレス障がいを経験後，彼の感情に適切な処置をしてくれる場所や人がないことがわかり，そこからこの治療法が発展したのである．彼は，病気に打ち勝つために，愛・家族構成・病気経験の重要性を説いた．治癒に関連するものとして，感情表現，人生や人間関係の変化，崇高なものとのかかわりを自ら望むことが含まれる（Siegel, 1986）．

　パート（Pert, 1997）は医学における心身一如派の支持者であり，情動を生化学観点からとらえ，その重要な役割を決定づけた．彼女は，表出されない情動が病気の原因であると主張した．「情動分子」は血流全体を巡り，体内の各部に存在する細胞の受容体に引っ掛かる（Pert, 1997）．腸は神経ペプチド受容体でいっぱいになるので，いわゆる「直感，第六感」という概念は比喩ではなく，生体内作用として実際に起きていることなのである．パートは，脳内の化学物質（神経ペプチド）は心と免疫系間のメッセンジャーとして機能しているので，思考，感情，生物学的治癒システムの間に障壁は存在しないと主張した．さらに，記憶と情動は連結し，情動は心と体の橋渡しをすると提唱した．この繋がりは，情動経験への道となる部分が脳内に存在することを実験によって明らかにした．

　精神的次元やエネルギー概念に対する信念が全人的理論の原則であるため，この原則を臨床現場で適用することは難しい．サウンドヒーリング法は，体内のエネルギーシステムなどの理論的信念に基づいて実施されることが多い（Crowe & Scovel, 1996）．エネルギーシステムは栄養要素や環境要素と同様に我々の情動やスピリチュアルなバランスの影響を大きく受けると考えられている（Gerber, 1988）．全人的理論では，平衡状態にないエネルギーのバランスをよくするために，振動による癒し（vibrational healing）を採用する．

　この分野で，内的成長や自己実現を目的とした実験的治療が，20世紀後

半から広く用いられるようになっている．また，下記に述べる多様な療法・医術を実践する者が増加している．鍼治療，アユルベーダ医療，バイオフィードバック，脊椎指圧療法（カイロプラクティック），頭蓋整骨療法，薬草療法，同種療法（ホメオパシー），マッサージ療法，自然療法，瞑想法などがある．

　全人的療法士は，案内人（ファシリテーター）的役割を果たす．理解することは，治療過程でクライエントを活力化できるという考えから，知識を自由に共有し合う．セラピストは自身の経験を共有して，セラピストとクライエントを同等の立場にもっていく．セラピストの介入は，クライエントが情報を入手するようになるだけでなく，自己責任・栄養改善・適度な休息・ストレス管理・適度な運動などのテクニックを推進する役割がある．

　ここで使用されるテクニックは，クライエントが自身の治癒を検証するように促す．全人的哲学に沿ったテクニックについては，分類学II，音楽心理療法の「C．カタルシス志向個別／集団音楽療法」を参照されたい．ここでは，クライエント自身が意識状態変化を探し求めるように促し，結果的に想像，象徴的感情，潜在的感情を内なる自分から表面へと引き出すことに重点をおく．また，クライエントの自己認識の発達，自己の価値を明らかにする，直感的エネルギー源の障壁となっているものから解放する，奥深いリラクゼーションを引き起こす，崇高さや自己啓発を育むことが，目的となる．

　クライエントの変容は，感情の変化や忍耐・調和・平穏を示すこと・ストレスの減少・痛みの緩和・機能障害の軽減などに見られる．総合的に調和のとれたクライエントは，自身を自己啓発によって成長し変化していく人間とみなしている．

　ここで使用される用語は，**セルフケア・自己啓発・内的癒し・直観力・自己責任・自省・自己による癒し・意識向上訓練**などがある．

まとめ

　精神疾患を説明し，治療法を導くため，多様な理論が発展した．治療内容には，クライエントが心因性機能不全を軽減，緩和し，社会情動的問題を扱い，不安に打ち勝つための活動を取り入れる．いずれにしても，上記に述べた方法論は，最終的にクライエントの成長や発達を目的にしているという点で共通しており，人生に満足，適応できるようにする．成長とは，外側へ幅広く，内側へ奥深く，自己の視野を広めることなのである（Wilbur, 1981）．

　音楽療法士は，さまざまな理論で使用されている言語でコミュニケーションを図ることが理想である．セラピストの多くは，洞察志向療法を実践するために，上級訓練を受けることを選ぶ．一種類の理論のみを支持する者がいるが，その一方で，特に幅広い層のクライエントを対象とする個人開業者によく見られるが，多様な医学，環境，心理的方策を考慮して，ふさわしい治療理論を選択し，クライエントが最良の健康を得られるようにする者もいる．

　単一の理論や幅広く理論を活用した臨床実践は，いずれの場合でも，受動的および能動的な音楽体験を慎重に選び，実施することが重要である．音楽療法の価値は，精神力動原則，人間主義原則，または科学的原則を反映しているかどうかで評価するのではなく，最終的にはクライエントが健全な機能を回復したことを示す結果を的確に示すことで評価すべきである．

参考文献

　Aigen, K. (1998). *Paths of development in Nordoff-Robbins music therapy*. Gilsum, NH: Barcelona.

　American Psychiatric Association. (2000). *Diagnostic and statistical manual of mental disorders* (4th ed.). Washington, DC: Author.

Andrews, T. (1994). *The healer's manual*. St. Paul, MN: Llewellyn

Ansdell, G. (1995). *Music for life*. London: Jessica Kingsley.

Bartlett, D., Kaufman, D., & Smeltekop, R. (1993). The effects of music listening and perceived sensory experiences on the immune system as measured by Interleukin-1 and Cortisol. *Journal of Music Therapy, 30*, 194-209.

Bijou, S. W., & Ribes, E. (1996). *New directions in behavioral development*. Reno, NV: Context Press.

Bonny, H. (1994). Twenty-years later: A GIM update. *Music Therapy Perspectives, 12*(2), 70-74.

Bonny, H., & Savary, L. (1973). *Music and your mind*. New York: Harper & Row.

Bruscia, K. (1987). *Improvisational models of music therapy*. Springfield, IL: Charles C. Thomas.

Bruscia, K. (Ed.). (1991). *Case studies in music therapy*. Gilsum, NH: Barcelona.

Bruscia, K. (1998a). *Defining music therapy*. Gilsum, NH: Barcelona.

Bruscia, K. (1998b). An introduction to music psychotherapy. In K. Bruscia (Ed.), *The dynamics of music psychotherapy* (pp. 1-15). Gilsum, NH: Barcelona.

Bruscia, K. (1998c). Understanding countertransference. In K. Bruscia (Ed.), *The dynamics of music psychotherapy* (pp. 51-70). Gilsum, NH: Barcelona.

Bryant, D. (1987). A cognitive approach to therapy through music. *Journal of Music Therapy, 24* (1), 27-34.

Corsini, R., & Wedding, D. (Eds.). (1995). *Current psychotherapies*. Itasca, IL: F.E. Peacock.

Crowe, B., & Scovel, M. (1996). Sound healing. *Music Therapy Perspectives, 14* (1), 21-29.

Gerber, R. (1988). *Vibrational medicine*. Santa Fe, NM: Bear.

Hanser, S. (1999). *The new music therapist's handbook* (2nd ed.). Boston, MA: Berklee.

Hauck, L. P., & Martin, P. L. (1970). Music as a reinforcer in a patient controlled duration of time-out. *Journal of Music Therapy, 7*, 43-53.

Maultsby, M. (1977). Combining music therapy and rational behavior therapy. *Journal of Music Therapy, 14* (2), 89-97.

Miluk-Kolasa, B. (1993). Effects of listening to music on selected physiological variables and anxiety level in pre-surgical patients. Unpublished doctoral dissertation, Medical University of Warsaw.

Nordoff, C., & Robbins, C., (1977). *Creative music therapy*. New York: John Day.

Perilli, G. (1991). Integrated music therapy with a schizophrenic woman. In K. Bruscia, (Ed.), *Case studies in music therapy* (pp. 403-416). Gilsum, NH: Barcelona.

Pert, C. (1997). *Molecules of emotion*. New York: Scribner.

Priestley, M. (1975). *Music therapy in action*. London: Constable.

Priestley, M. (1984). *Essays on analytical music therapy*. Gilsum, NH: Barcelona.

Reed, K. (1984). *Models of practice in occupational therapy*. Baltimore, MD: Williams & Williams.

Rider, M., Floyd, J., & Kirkpatrick, J. (1985). The effect of music, imagery, and relaxation on adrenal corticosteroid and the re-entrainment of circadianrhythms. *Journal of Music Therapy, 22* (11), 46-57.

Rosenhan, D., & Seligman, M. (1984). *Abnormal psychology*. New York: W. W. Norton.

Ruud, E. (1980). *Music therapy and its relationship to current treatment theories*. St. Louis: MMB Music.

Siegel, B. (1986). *Peace, love, and healing*. New York: Harper.

Spintge, R., & Drof, R. (Eds.). (1992). *Music medicine*. St. Louis: MMB Music.

Taylor, D. (1997). *Biomedical foundations of music as therapy*. St. Louis: MMB Music.

Tyson, F. (1981). *Psychiatric music therapy*. New York: Creative Arts Rehabilitation Center.

Van den Hurk, J. & Smeijsters, H. (1991). Musical improvisation in the treatment of a man with obsessive compulsive personality disorder. In K. Bruscia, (Ed.), *Case studies in music therapy* (pp. 387-402). Gilsum, NH: Barcelona.

Warja, M. (1994). Sounds of music through the spiraling path of individuation: A Jungian approach to music psychotherapy. *Music Therapy Perspectives, 12* (2), 75-83.

Weil, A. (1995). *Self-healing*. New York: Alfred A. Knopf.

Wheeler, B. (1983). A psychotherapeutic classification of music therapy practices. *Music Therapy Perspectives, 1* (2), 8-12.

Wilbur, K. (1981). *No boundary*. Boston, MA: New Science Library.

Zukav, G. (1989). *The seat of the soul*. New York: Simon & Schuster.

第9章

音楽療法と精神薬理学

ベッキー・A. ヒュートン

ロジャー・A. スメルテコプ

　精神疾患治療はさまざまな種類の処置法があり，その中で治療が行われる．基本的には，援助的で最適に整った環境，投薬計画，言語主体の療法や活動主体の療法など一連の心理療法が含まれる．医療チームの協調努力のいかんによっては，効果的な治療が行える．ある治療法を適用したり治療法を組み合わせたりして，患者は本来の恩恵を受けることができる．

　精神作用薬は，日常生活機能を妨げる精神疾患症状を緩和し，それに伴う心理的苦痛から解放する作用がある．また，治療により十分な機能を回復した後も，患者が生活ストレスに対処するときに心理的安定を保てるようにする．この化学的治療によって，患者は心理社会的治療を受けることが可能になる（Gitlin, 1996; Spiegel & Aebi, 1981）．投薬治療を効果的に受けた患者は，受容的で心理社会療法にも積極的に参加するようになる．これは，投薬治療によって，患者自身が表面化する行動や無秩序思考を改善できるようになるからである．「精神活性」という用語は，薬物群の名称として使用されることがある．しかし，心理治療の際に合法的に処方される薬剤以外にも，一般には（違法な）麻薬という意味で用いられる．

歴史的発展

今から約50年前，精神疾患治療において飛躍的な進歩が起こった．ヘンリー・ラボリ（Henri Laborit）というフランスの麻酔科医が，手術ショック（外科的ショック）のための薬剤を探し求めていた（Caldwell, 1970）．ある薬剤を患者に試したとき，患者に予期しなかった鎮静作用がみられ，彼はこの作用を「陶酔的平穏性」とよんだ．ラボリは，この薬剤が精神病患者の治療に役立つのではないかと考え，同僚の精神科医に推薦した．この薬剤はクロルプロマジンの直接の先駆的物質であり，統合失調症の治療に大変革をもたらしたのである．クロルプロマジンは統合失調症患者のストレス減少や激越を抑制するだけでなく，幻聴や妄想的思考を著しく減少させた．これにより，多数の患者が初めて，遮蔽された病院の外の世界で機能的に活動ができるようになったのである．

薬剤投与すると顕著な違いがみられるが，投薬のみで統合失調症の患者が通常の生活が送れるようにはならない．長年入院した患者は，病院の外の世界で生き延びるために必要な技術を失っている．クロルプロマジンや類似の薬剤が導入されるようになってからしばらく後，精神病患者は徐々に地域に戻っていくようになり，その結果，退院患者のニーズに対処するための地域レベルの精神保健施設が発展していった．地域精神保健センターなどの施設では，ケースマネジメント，個別心理療法，外来患者薬剤診療，社会復帰リハビリテーションなど，入院していない患者の心理社会的適応や地域適応に必要なサービスを多数提供している（第7章参照）．

抗精神病薬は，統合失調症の精神病性症状，特に幻覚や妄想の症状を和らげる重要な薬剤であるが，行動面の症状の改善はできない．精神病性症状はなくなっても，コミュニケーション，セルフケア，動機付けなどは困難を伴う．統合失調症は10代後半から成人期初期に発症することが多いが，この年代の患者の多くは，作業熟練度が高いとは言えない．

音楽療法や他の心理社会的治療は，このような問題に対処することがで

きると考えられる．通所プログラムを通して，問題解決技術，社会的技術，ストレス軽減技術，その他日常生活技術を向上させ，病院の外で独立した生活を送る能力を身につける．

クロルプロマジンは最初の精神活性薬である．その後，大うつ病，双極性障がい（躁うつ病）などの主要な精神疾患の治療に役立つ薬も開発された．このいずれも精神疾患を完全治癒することはできない．また，精神病患者の約20％は投薬法が効かない．しかし，精神活性薬により精神障がいの展望は劇的に改善した．退院後もなんらかの症状を呈する患者もおり，声が聴こえたり，妄想的に物事を考えたり，他者に対して疑いを抱いたりすることもあるが，もはやこれらの症状は，著しく消耗させるものではなくなった．投薬を効果的に行うと，独立または半独立して生活し，中には仕事をもつ者もいる．薬治療で患者の症状が抑えられているように見えても，安定した状態が悪化して再入院するときもある．この場合，精神科医は患者を再評価し，症状を抑えるための投薬量の増加，薬剤の変更，薬剤の組み合せなどの必要性を検討しなければならない．しかし，たいていの場合，薬物治療により症状が安定すると，患者自身が薬は不必要だと判断し，服用を中止することが原因である．この場合，精神病性症状が再発することが多い．

抗精神病薬剤

抗精神病薬剤は，共通する化学成分によって，系または族（例：フェノチアジン系）に分類される．各薬剤の一般名（例：クロルプロマジン）は，化学成分内容を示している．商品名は，簡単でなじみやすい名称にするために用いられ（例：Thorazine），製薬会社が売り上げを伸ばした．向精神薬の処方や投与を行う際に，慣習的に商品名を使用する外科医は多いが，製薬会社に正確さや公平さを求めるため，一般名を使用する診療所もある．抗精神病薬の系，一般名，商品名，1日服用量の一覧を表9-1に示した（Maxmen & Ward, 1995）．表9-2は抗精神病薬の主な特徴，効力，

患者への効果にしたがって薬剤を分類し，一般名および商品名で示したものである．

向精神薬の作用における理論の中で最も顕著なものには，神経伝達物質とよばれる，シナプスや脳内の神経細胞間を超えてメッセージを伝達する化学物質がかかわっている．異なる神経伝達物質は異なる機能や経路をもっており，それぞれが異なる行動とかかわっている（Kety, 1978）．たとえば，統合失調症の場合，神経伝達物質ドパミンは脳内の神経細胞から分泌される．次にこの物質はシナプスを超えて，隣接する神経細胞受容体を活性化させる．思考，感情，気分を処理する機能のある辺縁系には，ドパミン受容体が多数存在する．活性化が起こると，ドパミンは同じ神経細胞に再吸収される．

すべての抗精神病薬剤は，脳内のドパミン受容体を遮断する．また，新しく開発された非定型抗精神病薬剤（例：リスペリドン，クロザピン，オランザピン）もセロトニン伝達に影響を及ぼす．この新しい薬剤を使用した場合，筋失調症（ジストニア）を引き起こす可能性が低くなり，陰性症状（例：感情の鈍化，無論理思考，引きこもり，意欲喪失）が改善される場合が多い．

1990年以降，非定型抗精神病薬剤の開発により，薬剤抵抗性を示す患者（20％の患者は旧型の抗精神病薬が効かなかった）の治療に大変革をもたらした．初期のものにはクロザピン（Clozaril）がある．クロザピンは，旧型抗精神病薬の長期間服用に起因する遅発性ジスキネジアを改善する作用がある．しかし，クロザピンは無顆粒球症（感染と闘う白血球の消失）の要因となる可能性があるので，週ごとまたは隔週ごとの血液検査で患者の状態を把握しなければならない．

数年後，リスペリドン（Risperdal）が導入された．クロザピン同様，リスペドンはドパミン受容体だけでなくセロトニン受容体で作用する．抗精神病への効力はクロザピンに比べて低いが，副作用は少ない．

オランザピン（Zyprexa）は1996年に導入され，効力はクロザピンと同程度であり，クロザピン同様に陰性症状を改善するが，無顆粒球症にな

表 9-1 抗精神病薬剤の投与

Family（系，族）	一般名	商品名	1日服用量
I. フェノチアジン			
A. 脂肪族			
	クロルプロマジン	Thorazine, Promopar	300〜800mg
B. ピペリジン			
	チオリダジン	Mellaril	200〜700mg
	メソリダジン	Serentil	75〜300mg
C. ピペラジン			
	アセトフェナジン	Tindal	30〜120mg
	フルフェナジン	Proloxin	1〜10mg
		Permitil	1〜20mg
	エナント酸フルフェナジン	Prolixin Enanthate	
		（長時間作用性，注射可能）	25〜75mg/2週間
	デカン酸フルフェナジン	Prolixin Deconoate	
		（長時間作用性，注射可能）	25mg/3週間
	ペルフェナジン	Trilafon	8〜40mg
	プロクロルペラジン	Compazine	40〜150mg
	トリフロペラジン	Stelazine	6〜20mg
II. チオキサンテン	チオチキセン	Navane	6〜20mg
III. ブチロフェノン	ハロペリドール	Haldol	1〜10mg
IV. ジフェニルブチルピペリジン	ピモジド	Orap	10〜12mg
V. ジヒドロインドロン	モリンドン	Moban, Lidone	50〜100mg
VI. ジベンゾオキサゼピン	ロキサピン	Loxitane	60〜100mg
非定型			
I. ジベンゾジアゼピン	クロザピン	Clozaril	400〜600mg
II. ベンズイソオキサゾール	リスペリドン	Risperdal	4〜8mg
III. チエノベンゾジアゼピン	オランザピン	Zyprexa	5〜20mg
IV. ジベンゾチアゼピン	クエチアピン	Seroquel	150〜170mg
V. ベンゾチアゾリルピペラジン	ジプラシドン	Geodon	40〜80mg

＊以前は，抗精神病薬（antipsychotic medications）という用語は，神経遮断薬（neuroleptic）または強精神安定薬（major tranquilizer）という用語と同義的に使われていた．神経抑制は，薬剤のより神経的または運動機能への効果をさし，また強精神安定薬は，薬剤投与の目的が落ち着かせる，鎮静させることを示唆するため，我々は，これらの薬剤を抗精神病薬とした．

表 9-2　抗精神病薬剤の主な特徴

低力価群：高投与量，低錐体外路副作用の減少，中等度の抗コリン作用，高度の鎮静作用，中等度の血圧低下

一般名	商品名
クロルプロマジン	Thorazine
チオリダジン	Mellaril
プロクロルペラジン	Compazine
アセトフェナジン	Tindal

中力価群：高度の錐体外路副作用，中等度の抗コリン作用，中等度の鎮静作用，中等度の血圧低下

一般名	商品名
クロルプロチキセン	Trilafon
モリンドン	Moban
ロキサピン	Loxitane

高力価群：低投与量，錐体外路副作用の増加，低鎮静作用の減少，低度の血圧低下

一般名	商品名
フルフェナジン	Prolixin
トリフロペラジン	Stelazine
チオチキセン	Navane
ハロペリドール	Haldol

る危険性はない．

　クエチアピン（Seroquel）はセロトニン受容体，ドパミン受容体，ヒスタミン受容体で作用する．加えて，抗コリン作動性副作用がなく，陰性症状に対して効力がある．

　2001年に導入された薬剤はジプラシドン（Geodon）である．服用による錐体外路症状の発生率は低く，心血管症状も最小限に抑えられる．また，現在〔訳者註　2002年時点〕治験段階にあるものにアリピプラゾールがある．この薬剤は，クロザピンと同程度の効力をもつが，無顆粒球症になる危険性はクロザピンほどではない．研究者は，短時間作用性および長期間作用性の抗精神病薬剤を，注入可能な剤形にすべく，現在開発に取り組んでいる．さらに，製薬会社も薬剤の発売をめざし，舌下錠剤や貼布などの革新的投薬法の実験を行っている．

継続中の研究や科学技術の進歩により，統合失調症の治療は以前に比べると展望が開けてきている．脳構造および生理作用を調べるため，精巧な技術が用いられ，日々発展している．CT スキャン（コンピューター断層撮影）および MRI（核磁気共鳴映像法）を用いて脳の観察が可能である．MRI 平均化を使用することで，統合失調症の脳情報が明らかになった．また，PET スキャン（陽電子［ポジトロン］放出型断層撮影法）および SPECT スキャン（単光子放出コンピューター断層撮影）を用いた実験によって，統合失調症患者の異常性が明らかになった．我々研究者は，脳機能についてさらに研鑽を積み，統合失調症の新治療法を開発することが重要である．

抗精神病薬の副作用

精神作用薬の治療による副作用は，珍しいことではない．最も多いのが中枢神経系の副作用である．筋固縮，振戦，歩行困難などのパーキンソン様症状が起こる．さらに，落ち着きのなさ，筋攣縮，遅発性ジスキネジアの症状が起こることもある．後者以外の症状はすべて，抗パーキンソン薬の投与で簡単に治療できる．遅発性ジスキネジアは，四肢，胴体，頭部の動作が異常，不随意的かつ不規則になる疾患である（Kaplan & Sadock, 1996）．また，遅発性ジスキネジアの患者の中には回復不能な病気になった不安を抱く者もいる（Kaplan & Sadock, 1996）．遅発性ジスキネジアを最小に抑えるために，症状が確実に明白であるときに限って，精神作用薬を処方し，最小有効服用量を使用し，発症時期を頻繁に検証し，薬を使用せずに症状が表れない状態が維持できると判断した場合，投薬を中止する．表 9-3 に，自律神経系および中枢神経系への副作用を含めた，向精神薬の主要な副作用を示した．

錐体外路副作用の治療

新しく開発された抗精神病薬は副作用が少ないため，精神病症状の治療では第一選択薬として用いられるようになった．しかし，場合によっては

表9-3　抗精神病薬剤の主な副作用※

A　自律神経系副作用
　　注：通常，下に述べる副作用は，一定期間投与すると消失する
　　1　抗コリン作用
　　　　口渇，かすみ目（霧視），便秘，鼻づまり
　　2　心臓血管系への影響
　　　　起立性低血圧（急な起立時におこる目まい，眼前暗黒）
　　　　頻脈（心拍が速くなる），低血圧または高血圧
　　3　胃腸への影響
　　　　口渇，唾液分泌過剰，吐き気，下痢，便秘，体重増加または体重減少
　　4　腎臓への影響
　　　　排尿困難または尿閉
　　5　内分泌系および生殖器への影響
　　　　胸部肥大または胸部圧痛，性欲減退，無月経，勃起不全
　　6　血液学的影響
　　　　無顆粒球症（白血球数減少）
　　7　耳，鼻，目，咽喉への影響
　　　　かすみ目，羞明，ドライアイ，鼻づまり，咽喉の渇き
　　8　皮膚，アレルギー，体温への影響
　　　　光過敏性（日焼けを起こしやすい），皮膚発疹，発汗減少
B　中枢神経系副作用
　　注：「錐体外路副作用の治療」の項を参照
　　1　筋失調症
　　　　しかめ面や顔面の歪み
　　　　首，顔，胴，四肢の筋攣縮（れんしゅく），凝視，眼球運動
　　2　パーキンソニズム
　　　　脚，腕，顔の筋硬直
　　　　四肢の振戦
　　　　丸剤製造様運動（指の回転運動，薬をこねるような振戦）
　　　　唾液分泌過剰／涎
　　　　前傾（猫背）姿勢，運動性の低下
　　　　歯車様固縮（収縮または弛緩時に起きる四肢の痙攣的動作）
　　3　アキネジア（運動不能症）
　　　　自発性欠乏，無気力，硬直姿勢，会話力の減退
　　4　アカシジア（座位不能）
　　　　（運動性）不穏状態，静座不能
　　　　ペーシング
　　　　貧乏ゆすり，じっとしていられない
　　　　内部からの筋肉の震感覚
　　5　神経遮断薬による悪性症候群
　　　　重度パーキンソニズム，高熱症（38.3℃～41.7℃），意識変容
　　　　異常検査値
　　6　遅発性ジスキネジア
　　　　顔，舌，顎の周期的な不随意動作
　　　　吸啜や唇をなめる動作
　　　　急速な舌の突出
　　　　すぼみ口，頬部の膨らみ
　　　　頭部の痙攣

※この表は起こりうる副作用をすべては網羅していないが，抗精神病薬剤からの最も一般的なものを掲載している（Maxmen, Ward, 1995）．

旧型の薬剤で治療を開始したり，それを使用し続けることもある．この場合，向精神薬の服用量を減らすことで，錐体外路副作用を軽減または排除することができる．場合によっては，精神病症状の再発が起こらず，かつ副作用を取り除くのに十分な服用量まで減少することができないときもある．服用量の減少で副作用が改善されない場合は，副作用を制御する抗パーキンソン薬を追加する．最もよく使用される抗パーキンソン薬は，ベンズトロピンメシラート（Cogentin）またはトリヘキシフェニジル（Artane）である．Cogentinの1日平均服用量は2-6 mg／日であり，Artaneは2-10 mg／日である．遅発性ジスキネジアはこれらの薬剤には通常反応しない．

精神安定剤

リチウム

初めてクロルプロマジンが統合失調症に使用されるようになった頃，炭酸リチウムが躁病の症状を抑える働きがあることが明らかになった．リチウムは，本来はその鎮静作用のために試用されていたが，躁病エピソードの発生を阻止する作用が発見された．リチウムは天然塩であり，主に腎臓から分泌され，代謝もされる．水分や食塩摂取量が減少し腎機能障害になると毒性が強くなる（Albers, Hahn & Reist, 1999）．患者や家族は，このリチウム毒性の兆候について熟知すべきであろう．また，先天性欠損の可能性が著しく高くなるので，リチウムを妊娠前期に投与してはならない．妊娠前期後を過ぎた後にリチウムを投与する際は，判断を慎重に行わなければならない．治療濃度の確認と毒性防止のために，精神科医が立てた計画に従い血清リチウム濃度を定期的に測定する（Kaplan & Sadock, 1996）．

リチウムの主要な副作用を表9-4に示した．毒性または中毒の兆候が見られた場合，必ず速やかに医師の診察を受けなければならない．リチウム濃度を安定に保つため，定期的に水分摂取および水分排出を行う（Kaplan & Sadock, 1996）．

表 9-4　リチウムの主な副作用

　　吐き気（通常，服用開始時のみ）
　　手の微少振戦
　　尿量過多
　　口渇

注意：毒性症状の兆候

　　手足の粗大振戦
　　筋肉強調運動の著しい欠如
　　筋肉衰弱
　　異常な眠気
　　下痢（24時間以上継続）
　　嘔吐
　　頭痛
　　耳鳴

重篤な中毒症

　　不明瞭な発音
　　霧視
　　持続性傾眠
　　筋肉痙攣
　　痙攣・ひきつけ
　　昏迷
　　昏睡

　炭酸リチウム（Eskalith, Lithane, Lithonate）の投与の際は，医療従事者が注意深くモニタリングしなければならない．通常は，精神科医が600 mgのリチウムを投与してから24時間後に血清リチウム濃度を測定して，1日の投薬量を決定する（Maxmen, & Ward, 1995）．治療で一般に認められる血清リチウム濃度範囲は 0.6 〜 1.2 mEq/l である．最後に投与してから約12時間後に，濃度を測定する（Kaplan & Sadock, 1996）．急性躁病期では，1日投薬量 1500 〜 2400 mg が標準である．一般的に勧められる維持量は，300 〜 1500 mg である．リチウムが治療濃度に達するまでには 4 〜 10 日の日数が必要であるため，多くの場合，この期間に抗精神病薬を投与し，急性躁病エピソード患者の症状を落ち着かせる．

　リチウムは急性躁病エピソードの抑制に適応され，精神安定剤として躁うつ患者に（リチウムは気分動揺の頻度や程度の低減を促す），また抗うつ薬として双極性障害のうつ期に投与する．しかし，リチウムのみの投与

で症状を抑制することはできない．約20〜40%の患者は，リチウムの効きめを示さない．また，リチウムは最大効果が表れるまで数週間要するので，躁患者やうつ患者を治療するため追加薬剤を必要とするときもある．

抗痙攣剤

抗痙攣剤は，リチウムに反応しない双極性障害患者の治療薬として使用される．現在，多くの医療専門家が，リチウムと抗痙攣剤を双極性障害躁病エピソードの第一選択薬として用いることを推奨している．

双極性障害に最も頻繁に使用される抗痙攣剤は，カルバマゼピン（Tegretol），ジバルプロエックス（Depakote）である．この二つは長期間治療に効果があるが，リチウムに比べて突出的うつになる危険性が高い．肝機能を調べるため，ジバルプロエックスの血清濃度を定期的に測定しなければならない．成人のカルバマゼピン初期投薬量は200mg／回，1日2回である．その後，平均投薬量は600〜1200 mg／日に増やす（Albers, Hahn, & Reist, 1999）．ジバルプロエックスの初期投薬量は1500 mg／日（500 mgずつ1日3回，または750 mgずつ1日2回）で，必要に応じて増量または減量する．平均1日投薬量は1500〜2500 mg／日である（Albers, Hahn, & Reist, 1999）．

最近では，気分障害の治療にガバペンチン（Neurontin），ラモトリジン（Lamictal）の二種類の薬剤が使用されるようになった．ラモトリジンは，抗マラリア薬由来の薬剤である．従来の治療法で症状が改善されない場合，特にこの二種類の治療薬は有効である．

躁病エピソードの治療

重度の躁病エピソードにあると認められた患者は，精神病や攻撃的行動など他の症状を示すケースが多い．この場合，患者の症状を落ち着かせるため，抗精神病薬（例：ハロペリドール［Haldol］）または抗不安薬（クロナゼパム［Klonipin］）を投与する．

うつ病エピソードの治療

疾患うつ期であると認められた患者は，抗うつ薬を精神安定剤と併せて投与する．抗うつ薬のビュープロピオン（Wellbutrin）は他の薬剤に比べて躁病を引き起こす危険性は低いと考えられる．セロトニン再取り込み阻害薬（Prozac, Zoloft, Paxil）も使用されるが，長期間の効果はまだ確認されていない．双極性障害うつ期に用いる新抗うつ薬としては，ネファゾドン（Serzone）およびメルタザピン（Remeron）がある．

リチウムや抗痙攣剤が効かない患者や副作用に耐えられない患者に対する新しい治療法として，クロザピン（Clozaril），オランザピン（Zyprexa），クエチアピン（Seroquel）などがある．

抗うつ剤

「三環系抗うつ剤」とよばれる抗うつ薬群の発見は1900年まで遡る．しかし，1950年代にクロルプロマジンが発見されるまで，三環系薬の精神病患者適用は検討されていなかった．三環系薬の化学構造がクロルプロマジンのそれと非常に類似していることがわかり，三環系薬を統合失調症患者に試験的に用いるようになった．抗うつ薬は患者の精神を高揚させることもあったが，それ以外では三環系薬の統合失調症に対する効果はほとんど見られなかった．

現在ではほとんどの精神科医が，セロトニンやノルエピネフリンなどの神経伝達物質の機能的欠損により，多くのうつ症状が引き起こされると考えている．三環系抗うつ剤は，上記の神経伝達物質の神経再取り込みを遮断し，脳の受容器部位の有用性を向上させると考えられている（Bernstein, 1983）．

選択的セロトニン再取り込み阻害薬（SSRI）

うつ病の治療は，新型で有効な薬剤である選択的セロトニン再取り込み阻害薬（SSRI）の開発により，大きく躍進した．フルオキセチ（Prozac），

表9-5 抗うつ薬

一般名	商品名	1日服用量
複素環式抗うつ薬		
第三級		
アミトリプチリン	Elavil	150〜250mg
	Endep	150〜250mg
クロミプラミン	Anafranil	150〜250mg
ドキセピン	Sinequan	25〜300mg
	Adapin	25〜300mg
イミプラミン	Tofranil	50〜300mg
	Janimine	75〜300mg
トリミプラミン	Surmontil	150〜200mg
第二級		
デシプラミン	Norpramin	50〜200mg
ノルトリプチリン	Pamelor	25〜150mg
	Aventyl	25〜150mg
プロトリプチリン	Vivactyl	10〜60mg
四環系抗うつ薬		
アモキサピン	Ascendin	50〜300mg
マプロチリン	Ludiomil	50〜200mg
メルタザピン	Remeron	15〜45mg
選択的セロトニン再取り込み阻害薬		
シタロプラム	Celexa	20〜60mg
フルオキセチン	Prozac	20〜80mg
フルボキサミン	Luvox	50〜300mg
パロキセチン	Paxil	10〜80mg
セルトラリン	Zoloft	50〜150mg
非定型抗うつ薬		
ビュープロピオン	Wellbutrin	300mg
ネファゾドン	Serzone	300〜500mg
トラゾドン	Desyrel	300〜600mg
ベンラファキシン	Effexor	75〜375mg

表 9-6 抗うつ薬の副作用

自律神経系副作用（199 ページの表 9-3 参照）

起立性低血圧（199 ページの表 9-3「心臓血管系への影響」参照）

鎮静作用
- 強 ― アミトリプチリン，ドキセピン，トラゾドン
- 中 ― イミプラミン，ネファゾドン，ノルトリプチリン，ベンラファキシン
- 弱 ― デシプラミン，プロトリプチリン，ビュープロピオン，フルオキセチン，フルボキサミン，セルトラリン

その他
- 発汗過多
- 心拍数増加
- 体重増加
- 不整脈
- 微小振戦
- 不眠，不穏状態，動揺（興奮）

(Albers, Hann, & Reist, 1999)

フルボキサミン（Luvox），セルトラリン（Zoloft），パロキセチン（Paxil），シタロプラム（Celexa）が含まれる．SSRI はシナプス前終末へのセロトニン再取り込みを遮断し，それによりセロトニン性神経伝達を改善させる（Albers, Hahn, & Reist, 1999）．このような薬剤は覚醒，活力，気分，判断力，睡眠パターン，人間関係，集中力，協調性などを向上改善させ，現在では，大うつ病の第一選択薬である．セロトニンに特化して作用するので，三環系薬と比べて副作用が少ない．SSRI の十分な効果が得られるのに，成人で 2 週間〜 4 週間要する．

SSRI の副作用は，主に吐き気や胃腸障害である．これらは時間の経過とともに消滅する．性機能不全は SSRI 使用患者の 30 〜 40%にみられるが，そのために服薬不履行の原因となる．シタロプラム（Celexa）は性機能不全になる危険性が低いと考えられている．

三環系抗うつ剤

三環系抗うつ剤は老人性メランコリーを伴ううつ病に最も有効である（Maxmen & Ward, 1995）．三環系抗うつ薬はモノアミン酸化酵素阻害薬

表 9-7　MAO（モノアミンオキシターゼ）阻害剤

一般名	商品名	1日服用量
イソカルボキサジド	Marplan	10〜50mg
フェネルジン	Nardil	15〜75mg
トラニルシプロミン	Parnate	20〜40mg

（MAOIs）に比べ，有効性が高く毒性が低い．三環系薬には六種類の異なる化合物がある（表9-5および表9-6）．鎮静作用および催眠作用があるため，激越，不安，不眠などの症状がある患者に最適である．他の三環系薬はさらに刺激性が高く，激越状態にある患者には有効ではないが，運動遅滞や無感情がみられる患者には有効である．三環系薬は自殺危険が高く，2週間分の服用量が致死量となりうる（Maxmen & Ward, 1995）．

モノアミン酸化酵素阻害薬（MAOIs）

1950年代の内科医が，結核治療に用いられた新薬イプロニアジドが，ある患者に対し情動興奮を引き起こす作用があることを発見した．結核治療に用いた薬剤は他にもあったが，イプロニアジドはうつ病治療に有効性があるために精神科でも用いられるようになった．モノアミン酸化酵素によって，気分に影響を及ぼす神経伝達物質セロトニンが，脳内では不活性化される．イプロニアジドはモノアミン酸化酵素の活性を遮断または阻害するため，モノアミン酸化酵素阻害薬（MAOIs）とよばれる（表9-7）．MAOIs は重篤な副作用を引き起こすことがある（表9-8）．SSRIの開発導入に伴い，MAOIs の使用は減少したが，抵抗性うつ病や非定型うつ病などの治療薬として現在も使用される．

その他非定型抗うつ剤

ビュープロピオン（Wellbutrin）は1985年に開発されたが，発作の危険性があるために廃止された．発作危険の低減のために定められた特別投薬

表9-8 MAO（モノアミンオキシダーゼ）阻害剤の副作用

頭痛，目まい，ほてり
口渇，便秘
興奮，振戦
起立性低血圧（199ページの表9-3「心臓血管系への影響」参照）
発汗過多
高血圧性クリーゼ（緊張症）

注意：MAOを，アミノ酸チラミンを含む食物と同時に摂取すると，重篤な高血圧を発症する恐れがある．下記の食物はMAOとの同時摂取を避けること．

アボガド
ソラマメ
ビール
熟成チーズ
レバー（鶏，牛）
チョコレート
イチジク，ナツメヤシ，干しブドウ
ニシンなどの魚肉加工品の塩漬け
オレンジの果肉
加工スープ
サワークリーム
キャンティ・ワイン
酵母エキス，ビタミン補助食品

追加注意事項：MAO阻害剤を服用している患者は，他の薬剤を服用する前に，その阻害剤を処方している医師と相談すべきである．特に，鼻充血除去薬，咳止めシロップ，点鼻薬，風邪治療薬，ダイエット薬，覚醒剤などは服用すべきではない（Bernstein, 1983）．

指針に併せて1989年に再導入された（Kaplan & Sadock, 1996）．この薬剤による性機能不全の危険性は低く，禁煙薬として用いられることもある（Zybanなど）．

　ベンラファキシン（Effexor）もまた，一般使用するようになった新抗うつ剤である．フルオキセチン（Prozac）に類似しているが，反応を得るため高投与量の抗うつ剤を必要とする患者に対してこの薬剤は有効性があると考えられる．患者によっては，この薬物治療による重篤な離脱症状（めまい，吐き気）を示すことが報告されている．

ネファゾドン（Serzone）は，上記にも述べたが，性機能不全などの重篤な副作用は少ない．SSRI との併用が可能であるが，併用することで起立性低血圧を引き起こす可能性がある．新型三環系薬であるマプロチリン（Ludiomil）およびメルタザピン（Remeron）が最近市販されるようになった．この薬剤は副作用がほとんどないが，マプロチリン（Ludiomil）は発作を引き起こす危険性が高くなり，心臓不整脈を引き起こすこともある．

　有望な新型抗うつ剤の治験が現在進行中である．それは不安うつ病の治療薬ではなく，植物神経症状を呈するうつ病のためのものである．この薬剤はレボキセチンであり，ヨーロッパでは Edronax という商品名で数年前から用いられている．アメリカ合衆国への開放は未定であるが，この新薬がうつ病の常套治療薬となる見込みは高い．使用可能な治療薬の選択肢の増加により，有効な治療および長期間の服薬履行の可能性が高まる．また，新薬は副作用が少ないので，コンプライアンスを改善できる．

　新薬にかかる費用は，最大の難点である．これらはジェネリック医薬品ではないので，一カ月分の費用は 70 ドル以上となる．多くの製薬会社は患者支援プログラムを設け，低所得層で保険未加入の患者に対し低コストまたは無償の薬物治療を提供している．他に，錠剤を分割して費用を下げる方法もある．

　HMO〔訳者註　Health Maintenance Organization〔保健維持機構〕，アメリカの民間保険の一つ〕も費用を抑えるために上記の方法を推奨している．錠剤費用は 5mg 錠剤，10mg 錠剤，20mg 錠剤，40mg 錠剤のいずれもすべて同額であるので，錠剤を分割すれば費用効率が高くなる．たとえば，1 日 20 mg の抗うつ剤を服用する患者が費用を半分に抑えるために，40 mg の錠剤を分割し，半分を 1 日めにもう半分を翌日に服用してもよい．ただしこの方法は徐放性の錠剤やカプセルには適用しないほうがよい．

その他の有望な治療法
　エストロゲン補充療法（ERT）は閉経によるうつ症状を軽減する．ま

た，標準抗うつ薬に無反応な女性高齢者のうつ症状を軽減することもある．ERTはこれ以外にも危険性および利点があり，これらについて担当医と検討するほうがよい．

　セント・ジョーンズ・ワート（St. Jones Wort, 学名：Hypericum perforatum, 和名：セイヨウオトギリソウ）は薬草剤であり，うつ症状を多少和らげる作用がある．ヨーロッパ諸国で広く使用されている．アメリカ合衆国では効用性や安全性の治験が現在進行中である．セント・ジョーンズ・ワートは薬局での入手が可能であるが，服用する前に担当医に連絡したほうがよい〔訳者註　日本においても，薬局や通信販売などでも入手可能である〕．この薬草剤は処方薬と違い法律などで規定されておらず，したがって，商標の品質保証はできない．服用量は規定されていないが，少なくとも0.3％ヒペリシンを含むようにする．処方薬同様，セント・ジョーンズ・ワートも効果が表れるまで数週間要する．一般的な副作用には，アレルギー反応を起こす可能性以外には，疲労感，胃腸障害，口内乾燥などがある．また，光線過敏性が増加する．セント・ジョーンズ・ワートは他の抗うつ剤と併用してはいけない．

抗不安薬

　不安は日常生活の一部である．不安は，有益（動機づけ因子または危険合図）になることもあれば，有害（無危険な周囲環境への反応が停止または減弱する）になることもある．危険にさらされた時，怖がる時，新しい状況に身をおいた時などに，我々は不安を感じる．不安には，特有の集束的な不安または一般的で漠然とした不安もある．また，恐怖症性不安や状況因性不安もある．それだけでなく，不安のために外に出られず，友人や仕事を避け，それにより人間関係を崩すなどといった有害なものにもなりうる．不安の治療のために，医者は患者が感じている不安の種類を明確に認識しなければならない．不安症状とうつ症状は非常に類似することもあるが，うつ患者が抗うつ薬ではなく抗不安薬を処方された場合，患者のう

表9-9 抗不安薬

一般名	商品名	1日服用量
A. ベンゾジアゼピン系		
アルプラゾラム	Xanax	5～6mg
クロルジアゼポキシド	Librium	15～100mg
クロラゼプ酸	Tranxene	11.25～60mg
クロナゼパム	Klonipin	5～10mg
ジアゼパム	Valium	6～40mg
ロラゼパム	Ativan	2～6mg
オキサゼパム	Serax	30～120mg
テマゼパム	Restoril	5～30mg
B. 抗ヒスタミン系		
ヒドロキシジン	Vistaril	30～200mg
C. アザスピロデカンジオン系		
ブスピロン HCl	Buspar	20～30mg

（Kaplan & Sadock, 1996）

つ症状は悪化し，自殺傾向に陥ることもありうる．

　重篤な不安症患者に対する最古の治療の一つに，沈静効果のあるアルコール使用があった．アルコールは，不安状態の自己治療として頻繁に用いられた．今日では，患者の不安を詳細に理解し，莫大な抗不安薬の中から最も有効性のある薬剤を決定しなければならない．加えて，他の薬剤も不安治療に用いることも可能である（表9-9参照）．たとえば，患者を不安うつ病であると診断した場合，鎮静作用のあるアミトリプチリンやドキセピンなどの三環系抗うつ剤が用いられることもある（表9-5参照）．精神病的恐怖症患者には，抗精神病薬が望ましい（表9-1参照）．

　不安治療に広く用いられる薬剤はベンゾジアゼピン系のものである．これは最も有効な薬剤であるが，治療濃度で服用しても依存症に陥る危険性がある．他に不安治療に用いる抗不安薬として，自発的鎮静作用のある抗ヒスタミンがあるが，ベンゾジアゼピンと比べて有効性が低い．抗不安薬の一般的な副作用は傾眠状態である．

　ブスピロン（Buspar）は1986年に導入され，ベンゾジアゼピンに代わる主要な薬剤として用いられるようになった．ブスピロンHClでの薬物

治療により，著しい効果がもたらされた．ブスピロンは鎮静作用がなく，またベンゾジアゼピンのような薬物依存性はない．患者が活動的でなければいけないときに有用である．また，ベンゾジアゼピンと異なり，ブスピロン HCl は運動神経を害せず，アルコール作用も増強しないので，アルコール依存症から回復中の患者の不安抑制に用いられる（Maxmen & Ward, 1995）．ベンゾジアゼピンは依存を引き起こし，乱用の可能性を増加させるが，一方でブスピロン HCl は，多くの乱用物質服用に付随する多幸気分を引き起こさないため，乱用傾向には至りにくい（Albers, Hahn & Reist, 1999）．

治療効果を最大にするために，ブスピロンは定期的に投与しなければならない．約 7〜10 日中に不安の軽減が観察されるが，3〜4 週間中に治療効果が十分に表れる．ブスピロン HCl の副作用は比較的軽く，発症率も低い．副作用には，めまい，吐き気，頭痛，神経過敏，頭部ふらつき感，興奮状態などがある．発症率は 2〜12% である．

薬物副作用への音楽療法士の対応

向精神薬は，患者に対し生化学的および心理学的影響を及ぼす．主要な生化学的効果や作用は，大部分が意図されたものであり，非常に望ましい．結果として気分，思考，行動が改善し，患者自身もこの状態を進んで受容する．患者は，情緒的に解放され，はぐくまれ，また希望や安心感をもつことができる．しかし，このような感情が不快な副作用を伴う場合，治療者は心理的苦痛や身体的困難を軽減するために治療を調整し，患者の服用不履行や一貫性のない服用となる原因を取り除かなければならない．

便秘，胃腸障害，鼻づまり，体重増加，性機能不全などの身体副作用に対し，医療的介入や介護的介入が必要な場合もある．多くの自律神経系副作用はある一定の投薬期間後に消失するが，中枢神経系副作用は投薬量の減少やアーテン（Artane）やベンザトロピン（Cogentin）などを追加投与する．しかし，治療効果を最大にするために，すべての介護者が患者に付

き添う時間を増やし，副作用を取り除かなければならない時期がある．

　常識的な予防策や適応策を立て，過度の口渇，排尿，発汗，流涎などの副作用の対応を行う．また，予防策としてフェノチアジン服用中の患者は日に当たりすぎないようにする．MAO阻害薬服用中の患者に対し食事監視をする必要がある．治療者は，高血圧，頻脈，不整脈を経験した患者を，注意深く観察し，激しい活動を制限しなければならない．起立性低血圧患者に対しては，体位変換を伴う運動活動は避けるべきである．

　音楽療法士は，音楽活動計画を立てる場合，特有の身体的副作用を考慮しなければならない．口内乾燥，鼻づまりなどの抗コリン性副作用により，ほとんどの管楽器演奏に困難が生じ，歌唱活動においても快適性に多少なりとも影響を及ぼす．霧視の場合，読譜や視覚，運動の正確さを要する課題遂行が制限されてしまう．代替活動を取り入れ，治療をうまく行えるようにする．たとえば，機械的作業や聴覚技能および触覚技能を利用する活動を取り入れてもよい．

　錐体外路系副作用は，神経筋活動に影響を及ぼすものがほとんどであり，音楽療法士は，活動内容を選択し遂行能力予測を柔軟に立てるなどの調整を行うことが必要である．筋固縮は，円滑／弛緩動作に重点をおいたリラクゼーション運動および動作訓練で改善することもある．アカシジア（静座不能）の患者は運動，ダンス，楽器演奏などで，意識的集中および不穏感や筋肉の震え感の回避といった効果があると考えられる．遅発性ジスキネジアには，不随意運動が起こる部位で随意抑制がみられ，それが他の部位の動作に悪影響を及ぼし（Bassuk & Schoonover, 1977），これらの動作は不安やストレスとともに悪化する（Gitlin, 1996）．音楽活動は，無目的動作から創造的動作へと変容するための出発点的役割がある．疲労感や情緒的緊張は，パーキンソン振戦だけでなくジスキネジア的動作を増幅する傾向にある（Bassuk & Schoonover, 1977）．支持的音楽療法の介入およびリラクゼーション音楽の使用により，これらの症状の発生の低減に効果がある．同様に，刺激的音楽や動作活動は，覚醒状態を向上し副作用による傾眠状態を防ぐために役立つ．セラピストは，副作用の症状が表れる

ことや，それにより遂行能力に限度があることを事実として理解すれば，症状に対する先入観や心の動揺を少なくすることができるであろう．また，患者に対しても，副作用や副作用に対する対策は一時的なものであり，いずれ通常の機能に戻るであろうことを理解してもらうことが有効である．

　副作用に対する心理的拒否反応に対し，支持的治療法が必要である．運動制御の喪失は，多くの患者にとって深刻な不安，欲求不満，怒りの原因となる．このような喪失が予測可能で，ほとんどの場合一時的なものであることが既知であったとしても，永続しかねない強い恐怖感におそわれる患者もいる．音楽体験は動作反応を構築し体系化することを目的とし，患者に動作コントロール感を与える．頻脈や低血圧などの健康を脅かす可能性のある副作用は，不安や症状への没頭を引き起こすことが多い．多くの身体的な副作用は不快感，刺激感，困惑感などの穏やかな反応である．しかし，これらの症状も心理社会療法の有効性に影響を及ぼす．明確な改善を示さない遅発性ジスキネジアのような症状では，長期間にわたるより深刻な心理社会的適応の問題に直面することになる．

　サンデルとサンデル（Sundel & Sundel, 1998）は，薬物治療がうまく行われるために，セラピストは患者をサポートする重要な役割があることをと示した．音楽療法士は，特定の音楽療法プログラムを実施する中で，患者が一過性副作用を受容できるように促しサポートする．また，副作用による情緒反応を改善する手助けや薬物治療の効用性について教育する．このような支持的療法では複数の方法で実施することが可能である．音楽療法士は，下記の点について考慮しなければならない．

・一般的な副作用発症の実態を認識する．
・患者が示す感情反応の正当性を受け入れる．
・症状（副作用）の原因や発症の予測経過の事実情報を拡充し，錯乱思考や精神病的思考による歪曲を軽減する．
・症状は一過性のものであると元気づけ安心させる．

・音楽心理療法，演奏活動，動きの活動，他の表現芸術活動をとおして，言語または非言語で苦悩感を適切に表現する．
・音楽療法士のサポートのもと，患者は副作用があっても，演奏活動，動きの活動，趣味としての音楽活動，リラクゼーションなどの音楽活動に取り組むことで副作用から注意をそらして治療を続けることができるという，一貫して確固たるメッセージを伝える．
・副作用についての苦情を医療チームに報告して，他の潜在的に重篤な病因による症状を見落としている可能性を回避し，薬物毒性の可能性があるか監視する．

さまざまな治療場面において，患者は初期抵抗を示すことがある．化学療法は不信感や恐怖感を抱くことも多く，時には身体の侵害や抑制の放棄と捉えられることもある．このような状況に対し，音楽療法は快い刺激や言葉に依らない非脅威的活動を提供して，リラクゼーション効果および不安軽減効果をもたらすことができる．音楽療法士はまた，他の治療場面についての，協調的態度を積極的に後押しすることも可能である．

薬物治療と心理社会治療の連携

個別／集団／家族心理療法などの会話中心の治療法を，支持的レベルから分析レベルまでの多様な方法で導入し，同様に活動中心の療法を支持的レベルから精神力動的レベルの中で導入することで，心理社会的リハビリテーションが行われる．「多くの疾患に対し，薬物治療は最も有効性がある．しかし，他にもふれられず放置されている中核的要素があり，他の方法で治療されなければならない」(Gitlin, 1996, p. 7)．他の治療法により，安定した環境の中で患者は新しい行動パターンや思考パターンを検証，再学習，実践する．カナスとバー (Kanas & Barr) は入院中の男性統合失調症患者の事例研究を行い，精神安定剤投与に集団療法を組み合わせることが治療改善につながることを示した．シュピーゲルとイビ (Spiegel &

Aebi, 1981）は，通所の統合失調症患者に関する研究を検証し，同様の結論を導いた．リン，カフェリー，クレット，ホガーティとラム（Linn, Caffery, Klett, Hogarty, & Lamb, 1979）による退役軍人病院（VA 病院）から退院した統合失調症患者に関する研究では，外来治療と薬物治療の両方を受けている患者は，薬物治療のみを受けている患者と比較して，症状が軽く病気の再発時期が遅くなることがわかった．通所治療プログラムでは，活動療法に重点をおき，非脅威的環境を持続させる．

　統合失調症の治療には，化学的介入および心理社会的介入の双方が必要である．幻覚・妄想・非論理的思考・非論理的行動は，統合失調症の主要症状または陽性症状とされており，このような症状は非常に目立ち，突飛で，破壊的である．また，感情の平板化・発語の乏しさ・無気力・社会的引きこもりなど，顕著ではないが陰性的および欠損的症状があり（Austrian, 2000），陽性症状と同様にこれらの欠損症状は統合失調症患者を弱体化させ，患者の全般機能を妨害していることが臨床医によって発見された（Boffey, 1986）．一般的な見解の一致として，前者の明示的な陽性症状は精神作用薬に反応するが，後者の欠損症状に対しては認めうるほどの反応はない（Bassuk, & Schoonover, 1977; Gitlin, 1996; Spiegel & Aebi, 1981）．

　感情症状が精神作用薬に反応することに関して，明白な裏付けはされていない．シュピーゲルとイビ（1981）によると，向精神薬は情動鈍麻や無関心症状を改善する．オーストリアン（Austrian, 2000）は，新型「非定型」抗精神病薬は統合失調症陰性症状に対して治療効果があると報告した．しかし，薬物治療のみでは，感情症状をさほど効果的には改善しないという意見を多くの臨床医はもっている．

　長期治療に関して，ギトリン（Gitlin, 1996）は「確かに向精神薬を持続的に投与すると再発率が低下するが，病気に関して最も根本的な精神病理的要因を変容させているとは考えられない．……たとえ最適な薬物治療を行ったとしても，無気力，社会的孤立，社会性の乏しさ，外界との非統合といった陰性症状は持続するのである」（p. 179）．音楽療法は心理社会

療法分野の一つであり，主に「欠損」症状に有効性がある．したがって，薬剤では効果的ではない症状を補完的に治療する役割がある．音楽療法士は，感情表現・知覚−運動行動・対人コミュニケーション・社会的交流の分野で，音楽体験をとおして患者の成長・洞察力・行動変容などを促す役目がある．特に，情動鈍麻の統合失調症患者に音楽療法を導入し，感情反応を引き出すために音楽聴取や動きの活動を行う．続いて，楽器演奏，歌唱活動，動きの活動をとおして，適切かつ安全に感情を表現する機会を与える．無感情症患者にとって，音楽は快く魅力的な媒体であることが多く，患者の能力に留意して，人前での音楽演奏や動きの活動などの目標指向型活動への好奇心を刺激し，それらの活動参加を促す．フランセスとクラーキン（Frances & Clarkin, 1981）は，「薬剤と心理療法は異なる分野に作用し（薬剤は症状のみ，心理療法は社会性リハビリテーションおよび対人関係），また独立して相加的な効果があると考えられている．特に統合失調症，感情障がい，疼痛障がいに対してその傾向が強い」．そして「心理療法を（たとえ軽度であっても）まったく取り入れずに薬物治療を行っても何の効果もない」（p. 542）と結論づけた．

　統合失調症治療薬で影響を受けない症状の治療に加えて，音楽療法は，意図的かつ構造的な音楽体験をとおして，他の精神疾患に対しても薬物治療により得られる主要効果を補完することができる．「たとえば，強迫性障害の症状軽減にも用いられる抗不安薬の有効性は，いかにしようとも，当病気の研究で十分に立証された行動療法の効果を否定しない．同様に，薬物治療の効果は，併せて行う治療法がもつ潜在的価値に影響を及ぼさない」（Gitlin, 1996, p. 9）．さらに説明すると，音楽的／対人的試みを遂行した患者は，自尊心や明るい感情を自己認識し，結果として抗うつ薬の効用性が増す．安心感を与える援助的な音楽環境の中で，患者はよりリラックスし，身体や心理緊張感の苦痛が軽減され，それにより抗不安薬の効用性が高まる．構造化された課題に直面した場合に予測可能な音楽刺激と関係づけて，（抗精神病薬の作用でもある）思考や反応パターンの体系化が可能になる．

結論として，精神病患者に対し精神作用薬投与により治療効果が増強されるが，音楽療法は他の心理社会療法と同様に，治療のリハビリテーション分野に貢献する．音楽療法は，化学療法では治療できない精神疾患症状の治療にかかわることができる．また，音楽療法士は必要な精神薬理的処置へのコンプライアンスを励まし，療法場面において援助的雰囲気を向上させることに貢献する．

参考文献

Albers, L. J., Hahn, R. K., & Reist, C. (1999). *Handbook of Psychiatric Drugs*. Laguna Hills: Current Clinical Strategies.

Austrian, S. G. (2000). *Mental disorders, medications, and clinical social work*. New York: Columbia University Press.

Bassuk, E. L., & Schoonover, S. C. (1977). *The practitioner's guide to psychoactive drugs*. New York: Plenum.

Bernstein, J. C. (1983). *Handbook of drug therapy in psychiatry*. Boston: John Wright-PSG.

Boffey, P. M. (1986, March 16). Schizophrenia: Insights fail to halt rising toll. *The New York Times*, Sec. 1, Pt. 1, p. 1.

Caldwell, A. E. (1970). *Origins of Psychopharmacology: From CPZ to LSD*. Springfield, IL: Charles C. Thomas.

Frances, A., & Clarkin, J. (1981). Differential therapeutics: A guide to treatment selection. *Hospital and Community Psychiatry, 32* (8), 537-546.

Gitlin, M. J. (1996). *Psychotherapist's guide to psychopharmacology*. New York: The Free Press.

Kanas, N., & Barr, M. A. (1983). Homogeneous group therapy for acutely psychotic schizophrenic inpatients. *Hospital and Community Psychiatry, 34*, 257-259.

Kaplan, H., & Sadock, B. (1996). *Pocket handbook of psychiatric drug treatment*. Baltimore, MD: Williams & Williams.

Kety, S. S. (1978). The biological bases of mental illness. In J. P. Bernstein (Ed.), *Clinical Psychopharmacology* (pp. 6-13). Littleton, MA: PSG.

Linn, M. W., Caffery, E. M., Klett, C. J., Hogarty, G. E., & Lamb, H. R. (1979). Day treatment and psychotropic drugs in the aftercare of schizophrenic patients. *Archives of General Psychiatry, 36,* 1055-1066.

Maxmen, J. S., & Ward, N. (1995). *Psychotropic drugs*: Fast facts (2nd ed.). New York: W. W. Norton.

Spiegel, R., & Aebi, H. J. (1981). *Psychopharmacology.* Chichester, England: Wiley.

Sundel, M., Sundel, S. (1998). Psychopharmacological treatment of panic disorder. *Research on Social Work Practice, 8* (4), 426-451.

第10章

成人精神疾患クライエントのアセスメント
—— 音楽療法の役割

ブライアン・L. ウィルソン

　音楽療法士がクライエントのニーズを判定し，治療的介入の有効性を評価しなければならないことが認識されている．このことは，過去40年の間音楽療法分野が成熟してきていることの表れである．音楽療法の初期提唱者は，目標および小目標を定めることよりも，クライエントに対して有意義な音楽体験を提供することに重点を置いた．ヴァン・デ・ウォール（Van de Wall, 1946）は，「病院内で行われる音楽活動の一般的な目的は，快くて勇気づけられる音楽の性質を利用して，クライエントに楽しい時間を提供することである」（p. 41）と述べている．この時期は，典型的な病院内音楽活動（集団歌唱活動，楽器演奏活動，ミュージカル，礼拝などの宗教儀式）が，定期的に行われていたが，クライエントのニーズにはさほど留意していなかった．それに対し，ブラズウェル（Braswell, 1959）は「個々の音楽療法活動は，集団であれ個別であれ，予め決定された目標や集団目標が，達成されるか部分的に達成されるような活動計画を立てなければならない」（p. 50）と述べている．しかし，マイケル（Michel, 1965）が339人の音楽療法士に対して実施した調査によると，音楽療法プログラムで，活動内容や評価方法を具体的に特定している人は少数であった．
　その後，音楽療法臨床実践の調査が実施され，アセスメント方式と評価方法の両方を特に重要視しているという結果が出された．レイサム

（Lathom, 1982）の報告によると，回答者の 80% が各クライエントの評価を実施しているが，52% のみが新規クライエントに対して初期セッション計画を文書にしていると回答した．さらに，初期計画に評価チームがかかわる医療施設に勤務する音楽療法士のうち，78% が評価チームの一員であると報告した．全米の音楽療法士に対する調査では，新人音楽療法士にとってきわめて望ましいものは，記録されたアセスメントに基づいて音楽療法目標を設定できる能力であるという結果になった（Taylor, 1987）．

臨床場面における著しい変化は，明らかにアセスメント過程にも影響を及ぼした．現在は，音楽療法士の多くが目標指向型セッション計画を立て，文書または口頭形式で所見についてやり取りを行うことが通常となった．また，全米音楽療法協会の「臨床実践基準」（2001）によると，認定療法士がセッションを行う際に従うべき基本手順が 6 ステップあるが，そのうちの二つは「アセスメント」と「記録」である．具体的な目標と観察された行動変化との関連性は，音楽療法士（および他の医療専門家）が治療効果について記録することを可能にしたのである．

本章の目的は，成人精神疾患の音楽療法アセスメントのための既存かつ可能性のある領域を，研究文献に基づいて結び合わせ統一的に捉えて読者に提供することである．著者は，ある特定のアセスメント理論を作り出したり推奨したりする意図はない．また，治療開始後に行う評価尺度の必要性について，著者自身十分承知はしているが，本章では評価よりもアセスメントに重点をおいて記述する．実際の臨床現場では，アセスメント手段と評価手段は同一であることが多い．

アセスメントの重要性

クライエントのニーズや治療内容をセラピストが決定する際に役立つ情報を作り出すことが，アセスメントの一般的な目標である．複数領域での能力や機能レベルを調べるために，人格目録検査や行動評価表などのさまざまな方法が用いられることが多い．いずれの方法でも，下記に示した一

つ以上の要素を，アセスメントで決定しなければならない．

1. さまざまな実行領域（例：認知面，社会面，運動面）における，クライエントの現時点での長所と弱点
2. 鑑別診断
3. 前回のアセスメント内容が現在の所見と一致しているかどうか
4. 治療的介入が必要なのか，もし必要な場合どのようなセッションを行うべきか
5. 治療プログラムの大目標と小目標
6. 初期アセスメントおよび事後アセスメントを分析し，治療手順の有効性評価を行う方法

アセスメントは，診断方式および介入方法に影響を及ぼすだけでなく，音楽療法行為の第三者償還を保証し，音楽療法を行う施設が認定を受けるための必要条件を満たすために不可欠である．

アセスメントの方法

慣習的に，セラピストはクライエントについて必要な情報を収集するために，面接，観察，検査，既存データの検証を行う．

面接法

面接法は確立した評価法であり，面会して話し合うことが人を知るには最良の方法だという広く支持された考えを反映している．作業療法士の専門調査によると，面接法は精神病患者に対し最もよく用いられるアセスメント方式であり，回答者の47%が，面接法は唯一の評価方法であると答えた（Hemphill, 1982）．

面接法には二種類の基本テクニックがある．「構造化（structured）面接法」では，質問および回答方法は予め決まっており，既存の「規範」やさ

まざまなポピュレーション集団との比較を行う．「非構造化（unstructured）面接法」では，面接調査者は，特定の個人に特定の時に密接に関係している問題点を調査する．面接は，口頭または書面による質問様式で行われる．面接でできるかぎり多くの情報を得るためには，どんな形式であっても，面接調査者が非威嚇的で自己開示を支援し励ますような人物であることを，クライエントが感じ取る必要がある．熟練した面接調査者は，クライエントの能力について助言を行う前に，クライエントの事実に基づく回答だけでなく彼らの発する非言語メッセージ（例：口調，身ぶり，体位，外見，アイコンタクト〈視線を合わす〉など）を考慮することが重要である．音楽療法士は，クライエントの過去の音楽経験・音楽嗜好・ストレス誘導因子に関する情報を収集するための面接形式を用いることが多い．

観察法

観察法は，自然的・非構造的・人為的な背景環境でクライエントを観察し，心理的側面の長所および限界を表現する際に言語に頼らずに，特定行動の頻度／継続時間のデータを取る方法である．治療過程全体と平行して行動アセスメントを実施し，問題の特定や厳密化を行い，行動変容が必要なことに関する記録を提供し，進捗状況を報告する．望ましい反応や望ましくない反応の発生状況の記録は，臨床家にベースラインの測定を提供する．このベースラインは，治療過程終了後の所見と比較し，治療の有効性を評価するために用いられる．グリアとドロウ（Greer & Dorow, 1976），ハンサー（Hanser, 1980, 1999），マドセン（Madsen, 1981）は，特定目標にかかわる行動を測定できるような素晴らしいモデルを提唱した．これらはすべて，治療目的を明示する重要性を前面に出しており，小目標には，「いつ，どこで，どのように」標的行動が起こるかを示すパラメータを使用する．一般に，音楽療法士は行動アセスメントテクニックを十分勉強し，臨床現場で円滑に使用できるようにする．

検査

検査では，あるクライエントの反応を他者の反応と比較する．多くの心理学的テストは標準化されており，信頼性（テストの反復実施で同様の結果を得ること）および妥当性（テストが測定すべきことを測定していること）の合理的な保証はされている．標準化は二種類の基本要素を含んでいる．テストを有用化するため実施手順を標準化する，および結果の予測される使用から基準データを収集する．心理学的テストは次の三つに分類される．人格目録検査（例：ミネソタ多面人格目録検査），投影法（例：ロールシャッハ・テスト，主題〈絵画〉統覚検査），知能検査（例：ウェクスラー成人知能検査，ウェクスラー児童知能検査）．音楽を使用する状況で使用可能な正式なテスト実施方法が存在しないので，音楽療法士が成人精神疾患のアセスメントにこの方法を用いることは稀である．しかし，音楽を投影法の環境で応用する可能性については本章後半で記述する．

既存情報の再調査

音楽療法士は，クライエントのカルテから必要としている多くの情報を収集する．ヘンフィル（Hemphill, 1982）によると活動療法士が必要とする情報のうち80%はクライエントのカルテから得たものである．カルテに記載されている情報は，クライエントの病歴・社会的背景・入院概要・心理学テスト結果および他の検査結果・入院時の問題点・初期勧告事項などであり，音楽療法士は新規の入院患者に対する質問が，重複／反復しないように留意しなければならない．

音楽療法アセスメントを行う論理的根拠

多くの専門領域でも従事者（例：臨床心理士，作業療法士，ソーシャルワーカー）とともにさまざまなアセスメントを実施するため，音楽療法の側面から評価を行う必要性を疑問視される場合がある．このようなアセスメントは，既知である多くの事柄に対し，今までとは異なる重要な影響を

与えるのであろうか？　このようなアセスメントは，クライエントの完全理解に大きく貢献するのか，それとも重複したまたは無関係な情報を提供するだけなのか？　マイケルとローバカー（Michel & Rohrbacher, 1982）はアセスメントの重要事項について下記のように述べた．

> 音楽は人間の行動形態の一つであるが，他の形態とは異なる唯一のものである．音楽聴取，音楽と運動，音楽演奏など，音楽環境の中ではクライエントは異なった反応を示す．音楽刺激のある状況下では，クライエントが通常とは異なって（時には根本的に違って）見えることもある．したがって，音楽療法士やクライエントが，音楽状況下で特別にアセスメントを行う必要がある．アセスメント様式は他の様式と類似することもあるが，大きな相違点はクライエントの行動を何らかの音楽状況下で観察することである（p. iii）.

　数名の治療チームのメンバーがアセスメント実施にかかわるが，レイサム（Lathom, 1980）は「ある領域の治療チームが実施するアセスメントでは観察されない行動が，他の領域では発現する可能性があるため，重複して検査を行うことは重要である」（p. 7）と述べた．ブルシア（Bruscia, 1988）は，創造的芸術療法は全般的に臨床アセスメントの実施に大きく寄与すると述べている．というのも，創造的芸術療法は，魅力性があり，普遍的に受容されており，象徴的で非言語的特質を有するからである．これらの特徴が，他領域の医療従事者のアセスメントでは評価できない多感覚的認識の機会をクライエントに提供できる．

　ブルシア（Bruscia, 1988, 1998）は音楽療法過程におけるアセスメントの重要性を支持しており，音楽療法は基本的に3段階のステップがあるが，そのうち二つがアセスメントと評価であると言及している（残りの一つは治療行為）．また，ブルシアは音楽基盤のアセスメントで取り扱う特定の目標領域を下記のように区別した．

1. 診断〜問題を発見，特定，分類するために音楽体験を提供する（音楽刺激に対するクライエントの反応は病状の程度を示唆しているの

か，それは音楽療法研究文献の結果と一致しているのか？)．
2. 記述～クライエントを，クライエント自身の世界の中でさらに理解する．
3. 解釈～クライエントの音楽的反応を分析することで，クライエントの問題に理論的基礎を提供する．
4. 処方～音楽療法セッションが必要であるか，どの治療的手段を用いるべきか決定するために，音楽体験を用いる．
5. 評価～進捗状況を判断する基準となるものを設定する．

基本的に児童対象の音楽療法について言及している者も前述の著者の中にいるが，すべての音楽療法士に示唆している内容は明らかであろう．成人精神疾患にかかわる音楽療法士は，次のような理由からアセスメントの過程には不可欠な存在である．

1. 各個人は独自の方法で音楽と相互にかかわるので，その機会は提供されるべきである．
2. アセスメントは慣習的な視覚面，言語面，運動感覚面の検査に限定しなくともよい．音楽療法アセスメントでは，非言語的聴覚刺激に対するクライエントの反応を観察することが可能である．実際，音楽的状況での評価には適度な技能が必要である．歌唱活動の中で聴覚や記憶の検査を行い，選曲の際に言語による反応および非言語による反応から，社会性行動パターンおよび情緒的行動パターンが健全であるか不調和であるかを判断することが可能である．
3. 目標および小目標を設定するためにアセスメントを実施することは前提条件であり，音楽療法セッションを開始する前に必ず行わなければならない．音楽療法アセスメント，クライエントの診断，他の専門分野などの情報を用いて，音楽療法士はクライエントのニーズに即した目標およびその目標を達成するために必要なステップを取り入れたセッション計画を立てなければならない．

4. 音楽療法士は，第三者支払人や認可機関／管理機関が要求するアセスメント手続きに加わるべきである．アメリカ合衆国医療施設評価合同委員会（Joint Commission on Accreditation of Healthcare Organizations: JCAHO），リハビリテーション施設認定委員会（Commission on Accreditation of Rehabilitation Facilities: CARF），メディケア〔訳者註　アメリカ合衆国の高齢者向け医療保険制度〕，メディケイド〔訳者註　65歳未満の低所得者を対象にした医療制度，医療扶助〕などが認可・規定・認定している病院および施設に勤務する音楽療法士は多い．それぞれの機関では，一般的かつ複合的アプローチを用いたアセスメントにおいて，一定基準を設けている．診療分野ごとではなく，治療チーム全体が一丸となってアセスメントに取り組むべきである．音楽療法アセスメントでは，これらの外部機関の規則に特に従わなければならないことは稀であるが，音楽療法士は，総合医療管理，認可機関および管理機関などで一般に期待されるレベルのアセスメントを行い，また，これらの機関の「方針・原則」に沿うようにする（Scalenghe, 1999; Scalenghe & Murphy, 2000）．

非音楽的反応／音楽的反応を評価する

音楽療法士は，どの行動的側面を調べ，どのようにアセスメントを行うのか，必ずしもすぐ決定できるわけではない．通常，音楽療法士は，音楽環境下以外でのクライエントの日常機能レベル（非音楽的行動パターン）の理解，クライエントの音楽歴や音楽経験（音楽的行動パターン）の把握に重点をおく．さらに，音楽療法士は，音楽的および非音楽的状況下でのクライエントの経験と反応を評価するという独特の機会をもつ．

グレゴリー（Gregory, 2000）は，1984 〜 1997 年に出版された *Journal of Music Therapy*（全米音楽療法協会研究誌）の研究で使用されたアセスメント方式を分析検討し，クライエントの機能レベルを始めに計測する場合，標準化された（および非音楽的な）検査法（不安検査およびうつ評価尺

度）が頻繁に用いられることを見出した．グレゴリーは183例の研究論文を分析検討し，それによると約50％がアセスメント実施で代替的方法（例：生理学的計測法，行動観察，IC機器，自己報告）ではなく，なんらかの検査方法を用いていた．検査法を用いた研究のうち92例では，ほとんどが非音楽的反応を評価しただけであった．未刊の検査法および研究者が作成した検査法よりも，刊行された検査法（*Mental Measurement Yearbooks, Tests in Print, Test Critiques* などの確立した資料文献）が頻繁に用いられていた．115例のうち25例のみが音楽ベースの検査法を用いており，研究者が作成したものであると考えられる（よって，他のセラピストが広く用い，将来再利用できる可能性は低い）．これらの三種類の中のごく少数の検査法で音楽的行動や音楽に関連した行動パターンを測定していた．

　公表された検査法で最も頻繁に使用されるものはシュピールバーガー（Spielberger）の状態－特性不安検査であるが，精神疾患と診断された人が被験者となった研究でこの検査法を用いた例はなかった．グレゴリーが分析検討した115例の研究のうち，12例のみが精神病患者を対象としており，その中の大多数は，クライエントのアセスメントに音楽刺激に対する反応を使用していなかった．精神病患者を対象とした検査法（および引用文献）で発表，刊行されているものに，ハミルトンうつ病評価尺度（Migliore, 1991; Pavlicevic, Trevarthen, & Duncan, 1994），感情障害および統合失調症用面接基準（Pavlicevic et al., 1994），機能の全体的評定尺度（Cassity & Cassity, 1994）がある．未刊検査法（*Journal of Music Therapy* に掲載された研究で上記に述べた資料文献には含まれない検査法）を使用した研究は少数であった．例として，リズム能力テスト（Rhythmic Competency Test）（Migliore, 1991），簡易精神症状評価尺度（Pavlicevic et al., 1994）がある．また，研究者作成の検査法を用いた研究で *Journal of Music Therapy* に掲載されたものはごく少数であった．

　ウィルソン（Wilson, 2000）は三種類のオンラインデータベースを調査し，音楽療法士が成人精神疾患に関する研究で使用したアセスメントの種類やその使用目的を調べた．1980～1999年に刊行された論文という条件

下で検索したところ，条件に合った研究は12例のみであった．そのうち7例は「名前付きの」アセスメント法を用い，残りの5例は音楽刺激への反応と他の刺激への反応とを組み合わせた相関的研究を用いていた．この5研究のアセスメントの基本目的は，他の疾患集団や他のアセスメント方式の結果と比較して，診断方式に楽器を用いる可能性を検証することであった．4研究は治療効果を判断するためにアセスメントを用い，残りの3例は内部整合性，妥当性，信頼性を検証してアセスメントの精神測定学的特性を究明することを目的としていた．さらにウィルソンは，アセスメントの内容が，その過程でクライエントにとって（音楽嗜好に関する質問の回答や受動的な音楽聴取以上に）積極的な音楽とのかかわりを必要とするものであるかどうかを検証した．7例の研究では，能動的な音楽中心要素を用いており，その中では即興演奏が最も多かった．

　キャシティとキャシティ（Cassity & Cassity, 1994）は，精神科の臨床実習指導者65人を対象に調査を行った．その中の，臨床実習指導者はクライエントの音楽行動，非音楽行動を評価しているかどうかという質問に対して，大多数（83%）が両方とも評価していると回答し，17%が非音楽行動のみを評価しており，音楽行動のみを評価している臨床実習指導者はいなかった．

　これらの研究結果から，音楽療法現場のアセスメントの目的および使命に関して興味ある問題が提起された．音楽療法士が基本的に音楽を使用しないアセスメント法，特に他の専門分野で刊行され使用されているアセスメント法を使用するかどうかは，その時点の状況次第であるところが大きい．知能テスト，人格目録検査などを用いたアセスメントは，実施や結果を解釈するために特別な訓練や認定を受けることが必要な場合がある．ほとんどの音楽療法士がこのような訓練を受けていないため，検査の実施は他の専門家が行う場合にのみ可能である．セッション後の結果と比較するためのベースラインを決定することが非音楽的検査法を用いる本来の目的である場合は，これらの検査法を用いてもよい．たとえば，多くの音楽療法士がシュピールバーガーの状態-特性不安検査の「状態」検査やベック

うつ評価尺度を部分的に選び出して用い，音楽療法介入前後のクライエントの不安状態やうつ状態を比較している．このような標準化されたアセスメントは，医療保健分野で広く認識され，かつ評判もよいという利点がある．しかし，音楽的交流を利用する独特な方式を用いて，セッション介入の適格性判断やクライエントのニーズを理解するために用いることがアセスメントの目的である場合，上記のアセスメントではクライエントの音楽とのかかわりの度合いを調べることはできないので，重要な部分を完全に見逃す危険性がある．

　専門職の中でのアセスメントモデルに関する合意が得られないと，いわゆる「アイデンティティー・クライシス（自己喪失）」に陥ると示唆する人もいる．これは，アセスメントの過程や臨床場面で，「音楽」を「療法」よりも重点をおくことに違和感をもつ音楽療法士がいるということである．ウィグラム（Wigram, 1999）は音楽療法の芸術的側面をより認識することを躊躇する理由に，科学的知識をもつ同僚を疎外するかもしれない不安感が考えられる，と示唆している．そのためウィグラムは，心理療法や行動療法を提供する際のアセスメントに用いる音楽的相互作用を，音楽療法士はもっと積極的かつ自由に取り入れるように提案した．そうでないと，「自然科学の専門家である同僚は，セラピストとクライエント間で育つ音楽的対話や音楽的結びつきを音楽療法の利点と捉えているが，この利点をデータとして利用しなくなってしまう．そのため，我々は信憑性において墓穴を掘るような事態になる危険性がある」（p. 7）と強く訴えた．

　パヴリチェヴィック（Pavlicevic, 1995）も同様に，音楽的対話をアセスメントの一部に盛り込む重要性を強く支持しており，クライエントおよび音楽療法士が音楽的にかかわる方法は，アセスメントによる所見に重要要素を提供すると考えている．パヴリチェヴィックは，使用するアセスメントモデルについて音楽療法界の中で一致がみられない原因として，音楽療法の本質や目的の明瞭さが基本的に欠如しているためであるとしている．パヴリチェヴィックは即興演奏によるアセスメントは主観性が非常に高いことは認めながらも，セラピストとクライエントの相互のかかわりに音楽

要素を無視すると，クライエントの全般的機能と密接にかかわる重要な情報を見過ごしてしまうと警告した．

それぞれの専門領域では，それぞれ異なるアセスメント法を取り入れ，クライエント自身やクライエントのニーズについて理解を深めようと試みる．クライエントの音／聴覚／音楽刺激に対する反応をより詳しく観察するためには，そして従来の検査法（口頭面接法，筆記テスト，触覚検査など）との相違点または類似点を判断することは，音楽療法の場でのみ可能であると言える．そして，それがアセスメントの目的であるならば，このような情報は音楽療法を受ける適格性を判断する材料にもなるであろう．

音楽療法アセスメントモデル

鑑別診断用アセスメント

検査方式は，人格目録検査からIQテストにまで及び，成人精神疾患クライエントに対して臨床家が意味のある診断を下せるよう広く用いられている．その中の一つに投影法があり，その歴史はフロイトの教示の時代まで遡る．ロールシャッハ・インクブロット・テストや主題（絵画）統覚検査（TAT）が代表的なもので，世評によれば，無意識の葛藤，潜在的恐怖，性的衝動や攻撃的衝動，潜在不安などを重要視していた（Davison & Neale, 2001）．このタイプの検査法は，主観的解釈を行うために広く批判されていたが，質的分析を行う療法士にとってこのような情報は，個人の一般的な人格要素，動機付け，力動的構造を理解するうえで，不可欠なものである．

精神分析理論を基盤にしながらも，投影法は行動観察の手段にも用いられるようになった．反応総数，人間反応数，動物反応数などの客観的測定や手続測定（例：かかった時間の合計，反応遅延時間）を用いて，クライエントの病状に密接に関連する重要な情報を得ることが可能である．ヘムフィル（Hemphill, 1982）は作業療法士に対し，投影法の中身の分析にのみ集中すると，テストの過程を注意深く観察しなくなるので，最も重大な

機能不全症状を見逃しかねないと警告している．

聴覚投影法

ビーンとムーア（Bean & Moore, 1964）は画期的な試験的研究で，言語，絵画，物体よりも音刺激に対し受容的である統合失調症クライエントにとって，聴覚刺激は空想や発語を促すという仮説を提唱した．音源統覚検査（SAT）がTATに相当するものとして発展した．半構造化された6種類の音刺激（日常環境音を変化させたもの）を用いて，まず500人以上の健常者に対しテストを実施した．標準値を設定後，統合失調症と診断された24人に対し，TATから16種類の絵およびSATから16種類の音刺激を提示した．それぞれのテストで空想し，空想内容およびその時の使用言語総数で評価を行い，被験者を聴覚優勢（SATが高得点）または視覚優勢（TATが高得点）のいずれかに分類し，疑わしい例は排除した．この二群に対して，音楽療法を24セッション行いながら音楽療法士は，被験者を観察し，出席，積極的な参加，多弁さ，一般的興味などを評価した．データによると，聴覚優勢群の方は総平均点が高く，このような検査法が，音楽療法を受けるクライエントを選択する際に適切な方法であることが示唆された．

音楽投影法

IPAT音楽嗜好性格検査はカッテル（Cattell）らが開発，研究を行い（Cattell & Anderson, 1953; Cattell & Saunders, 1954; Cattell & McMichael, 1960），健常人と精神病患者の間で音楽選択が異なるかどうかが検証された．16PF人格検査と相関する100曲の抜粋部分を用い，音楽嗜好を基本に8種類の人格要素に分類した（例：「内省的」対「交際的」，「適応情動性」対「欲求不満情動性」）．これらの要素は，「リズムや速度への耐性と，異なる感情刺激を好きになることにおける根本的な違いに対応している」（Cattell & Kline, 1977, p. 139）．信頼性データおよび妥当性データは不十分であるが，本検査法では，健常人と入院精神病患者間で異なる結果が示

され，診断手段としての有望性があると結論づけた．

ヒーリー（Healey, 1973）は，67人の入院患者および非入院被験者に対し16PF人格検査を実施した．カッテルが要求する信頼性は，ヒーリーの所見と概して一致していたが，ヒーリーは妥当性に関して，特筆すべきいくつかの例に着目した．彼は，音楽選択は精神疾患の発症の影響を受ける可能性はないと結論づけた．追加研究ではカッテルの先の主張は証明されなかった．ロビンソン（Robinson, 1976）は，カッテルの研究に基づいて音楽選択検査法を開発したが，病状別集団による有意差は見られなかった．しかし，この研究では健常者との比較が行われず，グループ分けの方法も十分ではなかった．

音楽選択を投影概念として調査する代わりに，ヴァン・デン・デール（Van den Daele, 1967）は，音楽を空想刺激として用いた．このアプローチの正当性を主張するため，被験者が言葉による表現を行っている間に音楽投影法（1分間音楽聴取する）を用いることについて，次のような説得的議論を展開した．

1. 空想を行うとき，音楽は明らかに優れた刺激である．
2. 音刺激後に言葉で表現することは，空想を行わない単なる音の識別となってしまう傾向がある．
3. 音楽の反復冗長性は刺激の継続性を保証するので，被験者は過度の変化に押しつぶされることはない．
4. 継続的変化に対する被験者の反応は，潜在的に重要な診断情報となりうる．また，被験者が現実世界の変化へ適応することと関連するであろう（p. 49）．

州立病院入院患者（統合失調症と診断された患者）20人および大学生20人の検査スコアを統計分析したところ，前者は言葉による音楽表現の前の反応時間が長く，音楽聴取間は発語が少なかったが，曲と曲の間では発語が多かった．また，テスト中は人間よりも動物と関連づけて表現して

いた．大学生の被験者は，入院患者と比較して，より音楽刺激に合う話を創作した（例：テンポのゆっくりした音楽－悲しい物語）．音楽投影法は，信頼性のある検査法であると考えられると結論づけたが，異なる病状の患者や臨床場面での有用性については，この研究では証明されなかった．類似の理論的枠組みに基づいて，ウェルズ（Wells, 1988）は，情緒障がいの思春期の人を対象とする三課題アセスメント方式を発展させた．著者によると，クライエントが選択した歌，背景音楽の中での物語創作，即興演奏などの過程から情報を収集したところ，これらの情報は，患者に対する音楽療法の適切性の判断だけではなく，有用な診断データを提供することができる．異なる被験者グループとの比較はなされなかった．

　パヴリチェヴィックとトレヴァーセン（Pavlicevic & Trevarthen, 1989）は画期的な研究において，2種類の異なる精神疾患群（統合失調症とうつ病）および対照群として健常成人群の反応を比較した．彼らは，1）音楽的背景，2）音楽知覚，3）即興演奏の評価，の三つの変数を調べた．音楽的背景（音楽的経験指標）に関して有意差はみられなかったが，音程およびリズムの識別課題（音楽知覚テスト）では有意差が認められた．後者の検査法では，統合失調症群の得点が他の二群と比較して有意に低かった．即興演奏評価（MIR）では，ボンゴまたはマリンバを使用して20分間の即興音楽を2曲演奏し，評価した．6段階の音楽関連評価（まったくかかわらない，一方向的かかわり，わずかな反応，確立した反応，わずかな相互かかわり，確立した相互かかわり）に基づいて全MIR得点を算出した．スコア分析によれば，他の二群に比べ，統合失調症群のボンゴとマリンバの即興演奏で音楽とのかかわりが有意に低く，音楽療法士に対して音楽的反応を示せなかった．さらに，統合失調症患者は他の二群と比較して，主に「一方向的なかかわり」であり，双方向的コミュニケーションを示す音楽的かかわりの度合いは一貫して低かった．言い換えれば，統合失調症患者の音楽的反応は無秩序であったために音楽療法士が支援したり合わせることが困難であった．また，即興演奏における音楽適応性も，うつ病群および健常成人に比べて困難さを示し，音楽療法士との音楽的な結びつきを妨

いでいた．著者はこれらの結果から，音楽即興は，診断方式としては信頼性がありかつ感度が良く，有用性があると結論づけた．

　その後，パヴリチェヴィック（Pavlicevic, 1995）は，人間の相互かかわりや相互コミュニケーションの複雑性を音楽療法士がより深く理解できるよう，MIR を 9 段階に発展させた．パヴリチェヴィックによると，この検査法は異なる症状の精神病患者を識別するのに十分感度性が高く，慢性統合失調症などの低機能患者にみられるわずかな変化も測定することが可能である．

　その他の研究者によって，診断手段となる音楽演奏特有の変数の検証がなされた．シュテイン（Stein, 1977）は，統合失調症と診断されたことがある患者には，リズム模倣で共通の間違いがあることを発見した．点滅光式メトロノームを用いたところ，一般的に速度が遅くなれば間違いが増加することがわかった．数名の患者の中には，緩やかな音楽を嫌うことと，自分の周りの世界が耐えがたいほどゆったりしていると同時に感じている患者もいた．また，16 例のうち 7 例に関しては，再検討で躁病であると診断されたために再分類を行った．シュテインは，テンポミスと躁病になんらかの関連性があるのではないかと仮定した．テンポミスはうつ症状および躁症状の精神運動的特性であるという仮定に基づき，マイグリオア（Migliore, 1991）は，リズム能力テストとハミルトンうつ病評価尺度による精神運動下位テストの関連性を調査した．内因性の成人入院うつ患者 26 人では，ハミルトン尺度とリズムテストの一部で負の相関が有意に認められたが，その相関はそれほど強いものではなかった．マイグリオアは結論において，身体模倣（膝を軽くたたく，定めた速度で足踏みする，行進する）は，精神運動遅滞についての信頼性のある指標であるかどうか疑問視した．逆に，ドラムを使用したリズム感とテンポ能力を調べる課題では，躁病入院患者のいくつかのスコアは躁病以外の精神病入院患者および非精神病性の対象群のそれよりも上回った（Cohen, 1985）．

　楽器演奏による音楽表現力についても，精神病理学的相関性の評価が行われた．マイグリオアと同様，シュタインバークらは，内因性うつ病患者

は神経症的うつ病患者と比べて演奏運動力が弱いことを発見した（Steinberg, Raith, Rossinagl, & Eben, 1985）．統合失調症患者は，音楽的道理や音楽的順序に関して困難性を示した．精神病的状態の改善（精神科医か行った短縮版精神病尺度で評価）は，音楽表現の改善と有意な相関性が認められた．全体的にみて，対象群と慢性精神病患者ともに，6週間の検査期間での音楽表現力の平均値には，差はほとんど認められなかった．

　これらといくらか関連した分野において，線の長さで計測する心理物理学的評価尺度および音楽選択について検証された（Koh & Shears, 1970）．175人（統合失調症および非統合失調症）は，線の長短および抜粋された音楽の好みの選択について，カテゴリー評価（大変非常に長い／心地良い～大変非常に短い／不快）およびマグニチュード推定法（最初の刺激に比較した順位付け）を行った．統合失調症患者の抜粋音楽評価は線長評価よりも評価範囲がより明白だったが，実験者は，この結果は，刺激負荷のかかりすぎを示唆しているだけで必ずしも人格特徴を表していないと警鐘を鳴らした．

　他の研究者は，実証のために音楽ベースの検査の結果で測定するよりは，既存の投影法の結果に影響を与えるために音楽を用いた．グリーンバークとフィッシャー（Greenberg と Fischer, 1971）は，40人の女性を対象に，2種類の投影法（TAT および人物画テスト）と2種類の構造テスト（Bass Famous Saying 検査および Buss-Durkee 敵意性尺度）を用い，刺激的 BGM と沈静的 BGM の効果を調べた．敵意性のみが測定され，投影法のみで有意差が認められた．刺激的音楽では，TAT では女性権力や高敵意性をテーマにする者が多く，人物画テストでは背高の人物像を描く者が多かった．別の研究では，TAT の曖昧な絵について60人の大学生被験者が物語を作成し，被験者が緊張感をもたらす音楽（ホルスト組曲『惑星』より「火星」），沈静的音楽（同曲の「金星」），または音楽無の条件下で作成した物語について，異なる情緒的内容があると評価された（McFarland, 1984）．

心理社会能力のアセスメント

この分野のアセスメントは，クライエントの家族関係，組織とのかかわり，態度，社会的孤立の程度に関する情報を提供する．成人精神病患者の，社会的孤立と常習的犯行性が高いなどといった不適切な社会的技術の関連性については，すでに第7章で述べた．社会技能訓練（例：ロールプレイング，模倣，余暇時間活用，自己主張訓練）の重要性，また利用可能な支援制度（例：家族関係，地域密着型の施設，レクリエーション活動）の必要性については，広く認識されるようになった．それでも，治療期間が不十分である，訓練場所外における般化および長期維持が欠如していること，初期の斡旋が不適当であることなどから，効果的に運用されていない支援プログラムも存在する．治療開始前に個人特有のニーズを評価および正確に叙述しないプログラムは，クライエントが失敗することになりやすい．機能的アセスメントの多くは不十分である（特に成人精神病入院患者）．というのも，内容があまりにも広く，進捗状況を反映するには段階が少なすぎ，あるいはまた，クライエントの能力以上のレベルでアセスメントを開始するからである（Anthony & Farkas, 1982）．

社会機能性を調べるための音楽療法の役割の可能性については，研究論文にその例がみられる．ブラズウェル，ブルックス，デキュア，ハンフリー，ジェイコブとサットン（Braswell, Brooks, Decuir, Humphrey, Jacobs, & Sutton, 1983, 1986）は，意識調査が主要素である質問表，「精神病患者の音楽／活動療法インテイク評価」を作成した．この意識調査では自己報告指標を基本にして，心理社会機能性・自己認識・対人関係・利他主義／楽観主義に関するデータを提供している．214名の大学生と93名の精神疾患入院患者に対し調査を実施したところ，意識尺度は入院患者と大学生でそれぞれ内部整合性が認められた．つまり，この尺度は，独立した意識領域を測定したということである．判別機能分析では，大学生群では3種類の尺度のうち2種類で有意な判別が認められ（$p < .05$），入院患者群では3種類すべてに有意な判別が認められた（$p < .01$）．著者は診断方式にこの質問表を用いる実行可能性については特に記述していないが，両群の平

均値の比較から，少なくとも一つの下位尺度では有意差が存在している可能性が示唆された．自己認識尺度では，大学生の平均値は64.17であったのに対し，入院患者のそれは71.36であった．他の二尺度の平均値は，ほぼ同一であった．

　即興音楽療法アセスメントは，心理社会的能力を明確にする補助的ツールとなりうる．このアセスメント法では，クライエントが単独で，セラピストといっしょに，または集団内で即興演奏を行う．ブルシア（1987）は，音楽療法士は即興音楽課題および構造的音楽課題を用い，音楽内（クライエントの音楽の中で），個人内（クライエントの人格の中で，またはクライエントとクライエント自身の音楽との間で），対音楽（クライエントの音楽と他者または他集団の音楽との間で），対人間（クライエントと他者との間で）のいずれかにおけるクライエントの反応を評価することが可能である述べている（p. 522）．たとえば音楽療法士は，音楽的対話の中でクライエントが本人または他者の，音楽，役割，感情に対する自己認識をどのように表現するかを調べ，音楽療法セッション中およびセッション外でクライエントが適切な対人関係を築く能力があるかどうか把握・理解することもある．本章ですでに紹介したパヴリチェヴィックとトレヴァーセン（1989）の即興演奏評価（MIR）でも，クライエントの対人関係能力を洞察することが可能である．また，表現芸術グループ査定（Pulliam, Somerville, Prebluda, & Warja-Danielsson, 1988）の音楽の項は，精神内部および対人関係能力を明らかにする道筋をつけるために開発されたものである．クライエントの歌の主題の解釈と，個別または集団での即興演奏を行い，反応に基づきクライエントの能力に関して音楽療法士は助言や提言を行う．

　州や連邦政府から財政的支援を受けるためには文書化要求を順守しなければならず，これにより，さまざまな種類のアセスメント形式，特に慢性精神疾患治療プログラムに関するアセスメント形式が発達した．標準化されたアセスメントの多くが精神病患者には不適切であるため，エゲラー（Egeler, 1986）は，慢性精神疾患と診断されたクライエントの社会行動の

評価や行動変容を実現するためには，音楽療法の場は効率的なアセスメントを行える環境を提供できると提唱した．この研究は，音楽療法セッションで収集されたデータを用いて「社会技能下位尺度」の信頼性および妥当性を決定し，「通院治療クライエント査定（DTCA）尺度」の初期基準データの作成を試みたものである．アセスメント項目は，視線を合わせること（アイコンタクト），適切な会話内容，非言語コミュニケーション，集団参加／社会適応，主張性，危険に立ち向かう態度などがある．好ましい社会性を育む音楽療法活動を実施した結果，「DTCA 社会性下位尺度」には信頼性および妥当性が認められた．エゲラーは，音楽療法セッションは，社会性や欠陥部分のほぼすべてを引き出せるように構築することが可能なので，慢性成人精神疾患の社会行動を査定し，変容する妥当な場所となりえると結論づけた．

音楽能力，音楽への関心，音楽選択のアセスメント

成人精神疾患の医療現場におけるアセスメントモデルを数例ほど大まかに再検討したところ，音楽療法アセスメントの共通要素は，クライエントの音楽能力，音楽への関心，音楽選択についてなどであることがわかった．

過去の余暇活動パターンおよび音楽療法セッションでクライエントに最も効果的と考えられる音楽を特定するために，上記の方法で得られる情報は有効である．今までの研究から，個人の好む音楽にはよい反応を示すと強く示されているため，音楽の選択を判断するさまざまな方法が発達している．これらの方法には，音楽活動に携わる時間を精密に測定する機器を使用する方法から，単純に個人が楽しむ音楽の種類を質問するという方法まである．手順を問わず，音楽活動中のクライエントの行動は，言語による報告よりも音楽選択を反映しているので，行動観察は注意深く行うことが重要である．

コーエンとゲリッキ（Cohen & Gericke, 1972）は，治療介入提言の基盤を形成するために，（臨床観察に基づいた）判断決定と（音楽能力と直接

関与する）事実データを組み合わせた音楽療法アセスメントを立案作成した．このアセスメントは発達障害のクライエントをターゲットとしたものであるが，音楽とのかかわり・音楽への関心・現時点の音楽技能・入院前の余暇活動・音楽レッスン歴に関する質問は，成人精神病患者を含め，すべてのクライエントに対して適用可能である．前述の「精神病患者の音楽／活動療法インテイク評価」（Braswellら，1983，1986）の「活動選択検査」項目には，テレビ映画鑑賞から雑誌購読など19種に及ぶ活動内容を一覧表に示し，クライエントの選択の程度（例：1＝興味が無い～4＝頻繁に参加／関与したことがある）および参加レベル（例：1＝一人で実施していた～4＝大集団で参加していた）を算出できる．そのうちの12種の活動で，四つの診断群（統合失調症，適応反応［障害］，薬物乱用，感情障害）のスコアに有意差があり，適応反応障害と若年のクライエントが他群と比べて音楽演奏（質問表の中で唯一つ音楽に関する選択肢）に肯定的な反応を示した．

治療哲学に関するアセスメント

アセスメントを実施することで，クライエントのニーズおよび治療目的に関連した情報を獲得するだけでなく，クライエントの標的小目標に到達するために最も適した治療哲学やテクニックを選択する際の参考にもなる．音楽療法プログラムを用いた特有の臨床的介入は，音楽療法士や施設の治療哲学方針に影響を受けている場合もある．そのため，さまざまなアセスメントモデルは，さまざまな治療理論を示唆するような特有の指標が含まれていることもある．たとえば，治療に行動理論適用を支持する者にとって，修正しなければならない標的行動を特定するには，全般機能の観察および検査を行うことが必要条件となる．人間主義であるセラピストは，外的なものではなく内的なものを評価の中心とすることを強化するために，クライエント内部に存在する不一致性または両極性を特定することに重点をおく．

しかし，精神保健分野の中では，音楽療法士は特定の治療理論の中で治

療法を選択し，医療施設の方針に合わせなければならないというのが現実である．施設の治療方針を反映するようなアセスメント形式へ適応することが，音楽療法士にとって必要である．次に，治療哲学の例を用いて，異なる治療哲学に関して音楽療法アセスメントをどのように捉えていくべきか考察する．

精神力動的／洞察的志向療法のためのアセスメント

即興演奏を基盤としたアセスメントは，本質的に多次元であるものの，その根源は精神分析理論であるものが多い．ブルシアの即興演奏評定プロフィール（IAP）およびノードフ・ロビンズ評価尺度が最も広く認識されたアセスメントモデルである．これらは，クライエントの能力および限界を特定するために必要な音楽要素を分析・解釈することに着目している（Bruscia, 1987; Nordoff & Robbins, 1971）（ただし，ノードフ・ロビンズ評価尺度は，もともと児童を対象としたものであり，本章では詳細は記述しない）．ブルシアは IAP モデルの中で 6 種類の側面（自主性，変動性，統合性，特徴性，緊張，調和）を開発した．各プロフィールにおいて，クライエントの即興演奏分析のために基準を設けている．6 種類のプロフィールを組み合わせた結果は，客観的観察・音楽分析・クライエントによる即興演奏の心理学的解釈などに基づいた，包括的なクライエント評価手法を臨床家に提供するものである．

IAP モデルに関する記述は，約 15 年前に出版されたときに初めてなされたが，最近の文献検索（Gregory, 2000; Wilson, 2000）では，このモデルを使用する音楽療法士は比較的少数であることが示された．原因は明白ではないが，詳細な分析を必要とし，さらに全般的に手法が複雑であるので，ウィグラム（Wigram, 1999）は「IAP を最も包括的な手法で使用した場合，音楽療法セッションのほんの一部分を分析するにも数時間を要するため，臨床に携わるものは導入を躊躇してしまうのであろう」（p. 17）と述べている．パヴリチェヴィック（1995）は，臨床現場のセラピスト

は忙しく，多くのアセスメントも行うために時間に追われているので，このような多次元的な IAP の使用にはあまり興味を示さないと，ウィグラムの見解に同意している．また，パヴリチェヴィックとトレヴァーセン（1989）は，IAP モデルの第一の対象は，特定の方法で構成された集団のためのものであると考えている．それは，対話的音楽プロセスについて望まれているような完全な記述を必ずしも提供しない，と述べている．

　ローウィ（Loewy）は解釈学による質的研究に基づいて，音楽心理療法アセスメントを開発した（Loewy, 2000）．さらに「13 段階質問」表を作成し，音楽心理療法に関連した 4 種類の中核テーマに沿って分類した．4 種類のテーマは，(a)人間関係（自己・他人・動作の気づき，聴取，協調性，独立性），(b)力動性（主題表現，感情の幅，パフォーマンス，構造の使用），(c)達成・成果（時間や労力の投入／動機づけ，統合性），(d)認知（集中，統合性）である．さらにローウィは，記述アセスメント方式の基盤を形成するために体系的かつ自由流動的な音楽体験を用い，構成された音楽作品または即興音楽に対し人間がどのような反応を示すか観察する経験をとおして，音楽療法士は自己や他者との関係の力動について十分に理解するようになると主張している．

　プリーストリーの分析的音楽療法モデルには，「情緒スペクトル」というアセスメントがあり，3 種類の中核的状態（愛，喜び，平和）が，音階の主音／中音／属音と関係する三和音を形成する（Priestly, 1975）．クライエントは，即興演奏・空想・口頭記述・身ぶり・表現的動作・芸術制作活動などをとおし，情緒的なものを描写する．反応内容を記録し，頻度，強度，適切性に基づいてさまざまな要素における肯定性または否定性が判断される（Bruscia, 1987）．アルヴァン（Alvin）の自由即興演奏療法は，評価に関する考えを統合した論文は出版されているものの，正式なアセスメント方法が欠如している（Bruscia, 1987）．

　ニコルズ（Nichols, 1987）は，エリクソンの心理社会学的人格発達理論を基盤に，精神病患者に対する治療計画および介入のために行う音楽療法アセスメントを開発した．ここでは，歌の識別・模倣・即興演奏・音楽誘

発による物語／詩／芸術作品の創作などの反応と，エリクソンの8段階のライフサイクルを用いた音楽選択について調査の相関関係が調べられた．他に精神分析学的なカウンセリング方法には，サリヴァンの対人心理学があり，これは音楽療法セッションモデルの基礎となった．ブルチェク（Broucek, 1987）は，6種類の治療様相（安全・共感・観察・仮定・矛盾・相関）を構成として用い，音楽的対話と特有の対人行動の間に存在しうる対応点を示す，対人的音楽療法の即興演奏モデルを提唱した．この方法で重要なことは，ゆがんだ期待感を好意的に捉えたり長続きさせない言語・非言語・音楽の反応を用いて，クライエントの病的想定を指摘し，音楽的方法でそれに反対するセラピストの能力である．キースラー（Kiesler, 1983）の「1982 人間関係の輪（Interpersonal Circle）」を元にした16種類の対人区分を用い，ブルチェクは8組の相反する音楽的対話をアセスメントの基盤とした．このモデルは，理論的構成概念であり，試験などによる実証はされていないが，音楽的反応（例：感情の幅，表現のタイミング，表現強度，文脈変化に伴い表現を変化させる能力）と特徴的なの対人反応とを関連づけるための方法を音楽療法士に提供する．

行動／認知／多面的療法のアセスメント

保健医療市場の現実として，治療の有効性を評価するためには客観的データを収集することが重要である．ハンサー（Hanser, 1999）は，セラピストや医療施設の治療方針にかかわらず使用できるクライエントのニーズに沿うアセスメント方法を含んだデータ基盤の音楽療法理論を展開させた．本来は行動主義的なものであるが，本モデルはセラピストが適切と考えられる研究に基づいた治療法を選択するよう奨励している．心理療法の中でも，広義目標は測定可能な小目標および反応階層に変換されうるのである（Hanser, 1984）．

行動療法を基礎として，多面的療法は，ラザルス（Lazarus）によって開発された．この治療法では，治療の過程を完成するためには，BASIC ID (behavior：行動, affect：情動, sensation：感覚, imagery：想像, cognition：認知, interpersonal：人間関係, drug：薬物) の各局面のアセスメント（もし治療介入でないのであれば）を必要とする（Brunell, 1978; Roberts, Jackson, & Phelps, 1980). さらに，持続する変化は，さまざまな治療法を代表するようなテクニック，方策，手段を組み合わせた結果とみなされる．たとえば，

> 精神分析学は，主に認知面や感情面およびそれらの相互作用に着目する．ロジャーズのクライエント中心療法は同じ領域に重点をおくが，生体エネルギーを提唱するネオライヒ派は行動（身ぶり）および知覚／感情分野に重点をおいている．また，エンカウンターグループおよびゲシュタルト療法では認知面は無視する傾向にあり，感情面や知覚面に重点をおく．多面的療法士は，従来療法（例：精神分析療法，クライエント中心療法，ゲシュタルト療法など）は BASIC ID のすべての様相に範囲が及んでいないと結論づけた（Roberts ら，1980, p. 151).

無差別にクライエントに対し多様な治療法を導入するよりは，七つの基本様相から一つまたはそれ以上を扱う能力に基づいて，それぞれ適用可能な領域を使用する．たとえば，特定の様相（認知）と関連した問題（低い自己評価）は，適切な治療法（音楽技能などの長所を強化する）を決定する．活動や創作芸術療法が正式に多面的分析の対象となった場合，音楽療法はほとんど七つの様相にまたがる治療法となることは明白である．アデルマン（Adelman, 1985）は，このモデルを用いる音楽療法士のために利用可能なアセスメントおよび治療法を模索し，各様相に効果的に応えることができるようになった．多面的療法モデルに基づいて，キャシティとキャシティ（Cassity & Cassity, 1996）は，音楽選択，非音楽的行動，面接後の行動を調べる 90 項目の目録検査である精神音楽療法質問紙検査（PMTQ）を開発した．PMTQ と他の精神測定方式との相関関係を調べた探索的研究では，PMTQ は精神疾患場面で効果的なアセスメント法であると結論づけられるほど，相関係数は高い値を示した（Anderson & Krebaum, 1998).

ボニー式音楽によるイメージ誘導法（GIM）のアセスメント

　クライエントとの初回面会でボニー式音楽によるイメージ誘導法（以降 GIM）のアセスメント方法を用いる場合，投影方式による情動状態アセスメントに加えて初期面接方式を取り入れるのが一般的である．基本的な個人的情報や病歴に加えて，初回面接ではクライエントの睡眠パターン／夢，音楽的背景および音楽選択，クライエントの人生における音楽の使い方，そしてリラクゼーション・ヨガ・変容状態を導くその他方法の過去の経験に関する質問方式が含まれる（Bonny, 1980）．面接中，音楽療法士は，クライエント候補から得られる非言語の情報をすべて記録する．これらの情報には，体位・身体動作・顔の表情・声域・音声速度・音声強度・声色・声の大きさなどが含まれる．

　音楽療法士は，面接中に対象クライエントの自己組織性を観察，記録する．対象クライエントの思考過程構造からそれらが表示されるからであるこのような思考過程には，思考完結能力・思考の質・思考内容・まとまりのない思考・関係のない思考が含まれる．さらに，セラピストは，自己全体の強度・集中力・集中の度合いなどを観察する．自我の強さや防御機構だけでなく，感情のタイプ・感情強度・感情近接性についても記録する．

　GIM 療法士は，言語による面接の後に追加情報を得るために，他のアセスメント方式を使用することもある．この中にはうつ病評価尺度や人格評価尺度などの標準検査，TAT などの投影法，あるいは即興演奏，オーセンティック・ムーブメント（自律性解放的な動作），MARI カードテスト（Kellogg, 1978），マンダラ描写などの非標準検査などがある．GIM 療法士自身が検査を実施することもあるし（検査の有資格者または認定されている場合），有資格専門家にクライエントに対する検査実施を依頼することもある．

　音楽療法士とクライエントの双方が，GIM が適切な治療法であると認めた場合，音楽療法士は GIM 改訂版である音楽活動，あるいは初回セッ

ションで計画的な音楽活動を用い，多様なリラクゼーション形式や音楽形式への反応度合いを調べる（Bonny, 1978a, 1978b; Bruscia & Bonny, 1996a, 1996b）．セラピストは，音楽の構造や形式の必要性だけでなく，視覚イメージ，身体反応，情動反応などを含めた反応の違いを観察し，異なる音楽様式へのクライエントの反応を評価することとなる．さらに，セラピストは，想像の内容，鮮明さ，想像の区分性，クライエントの想像への関わりの度合いなどを観察して評価する．ブルシア（2000）は，リラクゼーション・イメージ体験・音楽体験・（セラピストによる）誘導・音楽とイメージ体験後の言語プロセスなどの，GIM セッションのあらゆる側面へのクライエントの反応を評価する尺度を開発した．この評価尺度は，GIM 療法士がクライエントのセッションへのかかわり方や，さらにはクライエントの自我の強さ，転移，防御などを評価するのに役立つ．これに加え，この評価尺度は，セラピストが GIM の過程でのクライエント特有の治療プロセスについて分類してより深く理解するための手段となる．

　セラピストは GIM について，継続する治療過程の中で，クライエントが停滞状態から脱する努力や問題を異なる視野からみるための適切な治療法であると認識することもある．さまざまな状況から，音楽療法士はクライエントの背景・防御機構・技能・長所などについて，すでに十分理解していることもある．また，クライエントの音楽趣味・音楽選択・音楽への反応・音楽構造の必要性などについてなんらかのアイデアをもっていることもある．このような状況では，セラピストは，クライエントの自我の強さや防御機構の概要を把握し，GIM セッションの音楽や誘導法を選択するために，即興演奏・芸術作品制作・動作・MARI カードアセスメントなどの非言語アセスメントを直接取り入れることもある．

まとめ

　1970 年代前半頃，活動療法士は，主治医と情報を共有してクライエントのニーズを評価診断することは限度があると言われていた（Mosey,

1973). 治療チームの中の専門資格が増え，多様な治療法を用いた効果が認められるようになってから，このような制限的な考え方は明らかに変化していった．活動療法士や創造芸術療法士のアセスメントにおける役割も進化している．たとえば，音楽療法士は，クライエントの音楽的環境に対する独特な反応やその反応の診断への適用，大目標と小目標の設定，そして適切な治療計画の立案などを記録する．

　過去十数年間，医療専門家はアセスメントモデル情報を探求することが主要課題であり，音楽療法士が集うときの主要テーマとなっていた．この問題を取り扱うために，アセスメントに関する発表，セミナー，継続教育コースが，学習会や州／地域／全国レベルの学会で多数計画されてきた．全米音楽療法協会研究委員会では最近になって，アセスメントを最重要項目においた．2000年に出版された音楽療法学会誌（*Journal of Music Therapy*）および音楽療法展望（*Music Therapy Perspectives*）では，アセスメントのみを取り扱った巻がある．それでも，多くのセラピストはクライエントのアセスメントを行うときに「自分たちは正しいことをしているのだろうか？」という懸念をもち続けたままである．

　なぜ，音楽療法士に特化した有用な標準アセスメント方法がないのであろうかという問題が，しばしばもちあがる．答えは簡単には出ないが，同領域内でのクライエント層や治療法の多様性から，すべての人に有効なアセスメントを開発することはほぼ不可能である．音楽療法士のように多様なクライエント層を対象とする分野では，万能なアセスメント方法というのは現実的ではないが，それは既存の音楽療法アセスメントに心理試験の概念を取り入れないということではない．ライプ（Lipe, 1995）とヨーク（York, 1994）は，精神測定法を精査し，高齢者のアセスメントに適用したが，同様の考えを検討すべきであろう．

　標準化の問題以外にも，臨床実践者や研究者が将来的に解決すべき問題はまだ残されている．たとえば，成人精神病患者のアセスメントの際に，音楽行動および非音楽行動に注目すべきなのか？　我々は，クライエントに音楽療法サービスを提供するまたは提供しないことの根拠を示すべきな

のか？ クライエントのレベルにふさわしいセッションはどれであるのかを（例：「活動的音楽療法」か「洞察志向音楽療法」），我々が決定すべきなのか？ アセスメントは音楽療法士にとって補助として機能するのか，あるいは，クライエントのニーズを他の医療専門家に提供するためにクライエントの反応を解釈，説明すべきなのか？ 多くの革新的な既存の音楽療法アセスメントは，音楽療法士がこれらの問題の解決をめざすための効果的な調査を行うことを可能にするであろう．

　成人精神病患者のニーズは，多面的であるので，相応の評価方法もそうあるべきである．しかし，ブルシア（1998）は，音楽療法士が実施するアセスメントは，音楽要素を必ず中心に添えなければならないと述べている．非音楽的アセスメントを用いる音楽療法士は，この専門に対する自己認識を放棄し，自身が保有している専門性を超えたものに手を伸ばす危険性をはらんでいる．音楽状況下でクライエントのアセスメントを行うことは，クライエントについてのより深く完全な理解を可能にするのである．

参考文献

　Adelman, E. J. (1985). Multimodal therapy and music therapy: Assessing and treating the whole person. *Music Therapy, 5* (1), 12-21.

　American Music Therapy Association. (2001). *Standards of Clinical Practice*. Silver Spring, MD: Author.

　Anderson, C. L., & Krebaum, S. R. (1998, November). *An analysis of the Psychiatric Music Therapy Questionnaire (PMTQ) and standard personality questionnaires*. Poster session presented at the annual meeting of the American Music Therapy Association, Cleveland, OH.

　Anthony, W., & Farkas, M. (1982). A client outcome planning model for assessing psychiatric rehabilitation interventions. *Schizophrenia Bulletin, 8*, 13-38.

　Bean, K. L., Moore, J. R. (1964). Music therapy from auditory inkblots. *Journal of Music Therapy, 1*, 143-147.

　Bonny, H. (selector). (1978a). *Explorations* (music program). Salina, KS: Bonny

Foundation.

Bonny, H. (selector). (1978b). *Imagery* (music program). Salina, KS: Bonny Foundation.

Bonny, H. (1980). *GIM therapy: Past, present, and future implications. Monograph #3.* Salina, KS: Bonny Foundation.

Braswell, C. (1959). The goal-directed hospital music program. In E. H. Schneider (Ed.), *Music Therapy 1959* (pp. 47-56). Lawrence, KS: National Association for Music Therapy.

Braswell, C., Brooks, D., Decuir, A., Humphrey, T., Jacobs, K., & Sutton, K. (1983). Development and implementation of a music/activity therapy intake assessment for psychiatric patients. Part I: Initial standardization procedures in data from university students. *Journal of Music Therapy, 20* (2), 88-100.

Braswell, C., Brooks, D., Decuir, A., Humphrey, T., Jacobs, K., & Sutton, K. (1986). Development and implementation of a music/activity therapy intake assessment for psychiatric patients. Part II: Standardization procedures in data from psychiatric patients. *Journal of Music Therapy, 23* (3), 126-141.

Broucek, M. (1987). *An interpersonal model of music therapy improvisation.* Unpublished master's thesis, Hahnemann University, Philadelphia.

Brunell, L. F. (1978). A multimodal treatment model for a mental hospital: Designing specific treatments for specific problems. *Professional Psychology 9* (4), 570-579.

Bruscia, K. (1987). *Improvisational Methods of Music Therapy.* Springfield, IL: Charles C. Thomas.

Bruscia, K. (1988). Standards for clinical assessment in the arts therapies. *Arts in Psychotherapy, 15,* 5-10.

Bruscia, K. (1998). *Defining music therapy* (2nd ed.). Gilsum, NH: Barcelona.

Bruscia, K. (2000). A scale for assessing responsiveness to guided imagery and music. *Journal of the Association for Music and Imagery, 7,* 1-7.

Bruscia, K., Bonny, H. (selectors). (1996a). Explorations-M (music program). *Music for the Imagination.* Gilsum, NH: Barcelona.

Bruscia, K., Bonny, H. (selectors). (1996b). Imagery-M (music program). *Music for the Imagination.* Gilsum, NH: Barcelona.

Cassity, M. D., & Cassity, J. E. (1994). Psychiatric music therapy assessment and treatment in clinical training facilities with adults, adolescents, and children. *Journal of Music Therapy, 31*(1), 2-30.

Cassity, M. D., & Cassity, J. E. (1996). Multimodal psychiatric music therapy for adults, adolescents, and children: A clinical manual (2nd ed.). St. Louis: MMB Music.

Cattell, R. B., & Anderson, J. C. (1953). The measurement of personality and behavior disorders by the IPAT music preference test. *Journal of Applied Psychology, 37*, 446-454.

Cattell, R. B., & Kline, P. (1977). *The scientific analysis of personality and maturation.* New York: academic Press.

Cattell, R. B., & McMichael, R. E. (1960). Clinical diagnosis by the IPAT music preference test. *Journal of Consulting Psychology, 24*, 333-341.

Cattell, R. B., & Saunders, D. (1954). Music preferences and personality diagnosis: A factorization of one hundred and twenty themes. *Journal of Social Psychology, 39*, 3-24.

Cohen, G., & Gericke, O. C. (1972). Music therapy assessment: Prime requisite for determining patient objectives. *Journal of Music Therapy, 9*(4), 161-189.

Cohen, J.(1985). Rhythm and tempo in mania. *Music Therapy, 6*, 13-29.

Davison, G. C., & Neale, J. M. (2001). *Abnormal psychology* (8th ed.). New York, NT: Wiley & Sons.

Egeler, S. (1986). *A study of the reliability and validity of a social skills rating scale for use with chronically mentally ill.* Unpublished master's thesis. Western Michigan University, Kalamazoo.

Greenberg, R., & Fischer, S. (1971). Some differential effects of music in protective and structured psychological tests. *Psychological Reports, 28*, 817-818.

Greer, R. D., &Dorow, L. G. (1976). *Specializing education behaviorally.* Dubuque, IA: Kendall/Hunt.

Gregory, D. (2000). Test instruments used by *Journal of Music Therapy* authors from 1984-1997. *Journal of Music Therapy, 37*(2), 79-94.

Hanser, S. B. (1980). *Music therapy practicum: A manual for behavior change through music therapy.* Oakland, CA: Pea Press.

Hanser, S. B. (1984). Music group psychotherapy: An evaluation model. *Music Therapy Perspectives, 1* (4), 14-16.

Hanser, S. B. (1999). *The new music therapist's handbook* (2nd ed.). Boston, MA: Berklee Press.

Healey, B. (1973). Pilot study in the applicability of the music preference test of personality. *Journal of Music Therapy, 10*, 36-45.

Hemphill, B. J. (1982). *The evaluation process in psychiatric occupational therapy.* Thorofare, NJ: Charles B. Slack.

Kiesler, D. J. (1983). The 1982 interpersonal circle: A taxonomy for complementarity in human transactions. *Psychological Review, 90* (3), 185-214.

Kellogg, J. (1978). *Mandala: The path of beauty*. Baltimore: Mandala Assessment and Research Institute.

Koh, S. D., & Shears, G. (1970). Psychophysical scaling by schizophrenics and normals. *Archives of General Psychiatry, 23*, 249-259.

Lathom, W. (1980). *Role of music therapy in the education of handicapped children and youth*. Lawrence, KS: National Association for Music Therapy.

Lathom, W. (1982). Survey of current functions of a music therapist. *Journal of Music Therapy, 19*(1), 2-27.

Lipe, A. (1995). The use of music performance tasks in the assessment of cognitive functioning among older adults with dementia. *Journal of Music Therapy, 32*, 137-151.

Loewy, J. (2000). Music psychotherapy assessment. *Music Therapy Perspectives, 18* (1), 47-58.

Madsen, C. K. (1981). *Music therapy: A behavioral guide for the mentally retarded*. Lawrence, KS: National Association for Music Therapy.

McFarland, R. A. (1984). Effects of music upon emotional content if TAT stories. *Journal of Psychology, 116*, 227-234.

Michel, D. E. (1965). Professional profile: The NAMT member and his clinical practices in music therapy. *Journal of Music Therapy, 2* (4), 124-129.

Michel, D. E., & Rohrbacher, M. (Eds.). (1982). *The music therapy assessment profile for severely/profoundly handicapped persons, research draft III (0-27 month level)*. Denton, TX: Texas Women's University.

Migliore, M. J. (1991). The Hamilton rating scale for depression and rhythmic competency. : A correlational study. *Journal of Music Therapy, 28* (4), 211-221.

Mosey, A. C. (1973). *Activities therapy*. New York: Raven Press.

Nichols, J. (1987, November). *Using Erikson's psychosocial theory for music therapy assessment, treatment planning and interventions with psychiatric clients*. Paper presented at annual conference of the National Association for Music Therapy, San Francisco, CA.

Nordoff, P., & Robbins, C. (1971). *Creative music therapy*. New York: John Day.

Pavlicevic, M. (1995). Interpersonal process in clinical improvisation: Toward a subjectively objective systematic definition. In T. Wigram, B. Saperston, & R. West (Eds.), *The art and science of music therapy: A handbook* (pp. 167-180). Chur, Switzerland: Harwood Academic Publishers.

Pavlicevic, M., & Trevarthen, C. (1989). A musical assessment of psychiatric states in adults. *Psychopathology, 22*, 325-334.

Pavlicevic, M., Trevarthen, C., & Duncan, J. (1994). Improvisational music therapy and the rehabilitation of persons suffering from chronic schizophrenia. *Journal of Music Therapy, 31* (2), 86-104.

Priestly, M. (1975). *Music therapy in action.* St. Louis: MMB Music.

Pulliam, J. C., Somerville, P., Prebluda, J., & Warja-Danielsson, M. (1988). Three heads are better than one: The expressive arts group assessment. *Arts in Psychotherapy, 15*, 71-77.

Roberts, T. K., Jackson, L. J., & Phelps, R. (1980). Lazarus' multimodal therapy model applied in an institutional setting. *Professional Psychology, 11*, 150-156.

Robinson, W. L. (1976). The musical preferences of mental patients based on Cattell's interpretations of factors associated with certain aspects of personality. *Dissertation Abstracts International*, 149A. (University Microfilms No. 77-13, 931)

Scalenghe, R. (1999, November). *The interface between music therapy assessments and managed care, accreditation and regulatory expectations.* Paper presented at the 9th World Congress of Music Therapy, Washington, DC.

Scalenghe, R., & Murphy, K. M. (2000). Music therapy assessment in the managed care environment. *Music Therapy Perspectives, 18* (1), 23-30.

Stein, J. (1977). Tempo errors and mania. *American Journal of Psychiatry, 134* (4), 454-456.

Steinberg, R., Raith, L., Rossinagl, G., & Eben, E. (1985). Music psychopathology: Musical expression and psychiatric disease. *Psychopathology, 18*, 274-285.

Taylor, D. (1987). A survey of professional music therapists concerning entry level competencies. *Journal of Music Therapy, 24* (3), 114-145.

Van de Wall, W. (1946). *Music in hospitals.* New York: Russell Sage Foundation.

Van den Daele, L. (1967). A music projective technique. *Journal of Projective Techniques, 31* (5), 47-57.

Wells, N. F. (1988). An individual music therapy assessment procedure for emotionally disturbed young adolescents. *Arts in Psychotherapy, 15*, 47-54.

Wigram, T. (1999). Assessment methods in music therapy. A humanistic or natural science framework? *Nordic Journal of Music Therapy, 8* (1), 7-25.

Wilson, B. L. (2000, November). *Music-based assessments for clients with psychiatric disorders: A survey of the research literature.* Poster session presented at the annual meeting of the American Music Therapy Association, St. Louis, MO.

York, E. (1994). The development of a quantitative music skills test for patients with Alzheimer's disease. *Journal of Music Therapy, 31*, 280-296.

第3部

臨床における音楽療法プログラム およびテクニックの分類学

ベッキー・A.ヒュートン，メアリー・A.スコヴェル
ロジャー・A.スメルテコプ，マイケル・H.タウト
ロバート・F.アンケファー，ブライアン・L.ウィルソン

音楽療法実践のレベル

　治療法が多軸的に分化する中で，精神医学音楽療法の分野では，異なった臨床計画や臨床技法による治療について詳しく説明するだけでなく，精神病患者の特徴やニーズに合った一連の心理療法サービスレベルに沿って行われる療法実践を分類する必要性が示されている．

　精神保健分野に従事する者は，異なる臨床場面や精神病理には治療やリハビリテーションにおいて異なる治療目標や治療法が求められ，現在取り入れられている心理療法手段を個々に適用する必要があることを強調してきた（Pattison, Briserdeh, & Wohl, 1967; Wolberg, 1977; Yalom, 1983）．先行研究では，伝統的に行われる集団療法は，長期的，カタルシス的，あるいは洞察的であれ，急性期入院患者あるいは統合失調症の患者には，逆効果であることが示されている．（Kanas, Rogers, Kreth, Patterson, & Campbell, 1980; Watson & Lacey, 1974）．

　この10年間，臨床音楽療法では，臨床実践における種類分けも行っている．その分類は，治療を受けるクライエントやセラピストの治療哲学に

よって分けられ，その範囲は，活動療法の概念からより深い精神力動志向のアプローチにまで及ぶ（Gaston, 1968; Priestly, 1975; Tyson, 1966）．この分類法を精神保健分野における臨床実践水準に体系的に適用させるために，ウィーラー（Wheeler, 1983）は，臨床と研究から得られたデータ，および心理療法の旧分類法（Wolberg, 1977）に基づいた，三段階の音楽療法臨床実践法を提唱した．次に述べるものは，ウィーラー（Wheeler）の分類法を応用し，ヤロム（Yalom, 1983）が提案した入院患者向け集団療法の分類法を組み込んだものである．クライエントの臨床的必要性および特定の療法テクニックの適応性に従い，各レベルにおいて音楽療法臨床プログラムおよびテクニックを導入するのがよいであろう．

支持的，活動志向の音楽療法

このレベルでは，洞察や言語面の検討の代わりに療法活動への積極的な参加をすることで，音楽療法の目標は達成される．活動への参加を促して健康的な行動の促進を目標にして音楽療法プログラムを組む．セッションでは，洞察，回想，言語による活動はごく短い時間を使うだけで，「いま・ここで」（here-and-now）という意識と目に見える明白な行動に重点をおく．セッションの目標としては，防衛機構を強化する・行動制御を適切に行う・健全な感情および思考を支える・社会的孤立を断つ・安全で安心できる現実的刺激を提供する・クライエントに基本的なグループ・ダイナミックスを経験させる・神経症的な煩いから気をそらす，などがある．クライエントが，達成感・目に見える利益・サポート・不安感の軽減を経験できるよう，注意深く音楽活動の計画をたてる．音楽療法士は，クライエントに安心感を与え，忠告，情報，および治療方針を提供するだけでなく，治療の手助けやサポートを行い，情報を明確にしなければならない．このレベルの音楽療法活動から利益を得るクライエントは，基本的には健全な自我構造をもっているがストレスで一時的に病んでいるクライエントから，崩壊し，退行し，妄想的な急性または慢性の患者，重度の統合失調症・情動障害・器質性の患者，恐怖症や不安症の症状が強く，より多くを

求められる種類の療法を受けることができない患者まで様々である．このようなクライエントは，言葉で問題解決をはかるよりは，支え，調和，sealing over〔訳者註　回避〕を必要としている．

再教育的[註]，洞察的，心理過程志向の音楽療法

このレベルでは，クライエントと音楽療法士間での言葉によるコミュニケーションが活動への積極的な参加を促すが，この行動が音楽療法のプロセスの中で徐々に重要な位置を占めるようになってくる．音楽療法では感情や思考に着目し，セッションにおいて言葉による処理が行えるよう実践計画をたてる．療法活動は内在する思考，感情，対人反応の表現を主な目標とする．音楽療法士とクライエント間の「いま・ここで」（here-and-now）の交流プロセスに重点をおく．防御行動や不適応な対人行動は，問題にされる．よりよい行動パターンを獲得するため，それぞれに課題や治療目標が設定される．

したがって，内在感情の確認，創造的な問題解決，円滑な行動変容をターゲットにして音楽療法の実践計画を立てる．しかしこの段階では，底に潜む無意識の葛藤を綿密に調べることは行わない．クライエントは，支持的な音楽療法よりも自己開示をさらに積極的に行うことを求められ，自己の行動の洞察に興味をもち，その行動を理解するようにならなければならない．再教育的な音楽療法の経験は，自己の価値観や行動パターンを再構築し，対人関係で緊張や不安を緩和／解消する態度を身につけ，さらに治療のプロセスの中での自己の思考や感情の開示をとおして，それらに対する責任を負うことことを学習することをねらいとしている．

再構築的，分析的，カタルシス志向の音楽療法

このレベルでは，音楽療法活動は，性格の順調な発展を妨げている潜在意識下の葛藤を意識化・再体験し，問題解決をはかるために活用される．意識的思考・感情要素・現在の行動パターンの代わりに，人生の中で現実と対立する無意識下の要素（たとえば抑圧された感情）を引き出すこと

で，適応行動を獲得させる．これらの要素を使用して人格の再構築を行うが，そのためには防御機構を新しく打ち立て，自己理解を深め，衝動調節を改善し，成熟した活力や直感を養成する必要がある．療法活動としては，クライエントの現在と過去に関係したイメージや感情を呼び起こすようなものがよく用いられる．再教育的療法との相違点は，再構築的療法ではクライエントの洞察力がより強く求められ，過去の経験に着目することである．再構築レベルでの療法は，重要でかつ無意識下にある葛藤を意識化し，奥に潜む恐怖や葛藤との対立を経験することによって自己の変容をはかることを目標とする．また，心身症に影響を与え神経過敏な行動パターンを修正するために再構築的療法を用いることがある．

この段階で音楽療法士が適切な治療を行うためには，高度な訓練とスーパービジョンが必要になる．また，再構築的音楽療法を利益を受けることのできるクライエントは，現在の人格構造を問題として取り扱う長期療法を受ける覚悟が必要である．

参考文献

Gaston, E. T. (1968). *Music in therapy*. New York: Macmillan.

Kanas, N., Rogers, M., Kreth, E., Patterson, L., & Campbell, R. (1980). The effectiveness of group psychotherapy during the first three weeks of hospitalization; A controlled study. *Journal of Nervous and Mental Disease, 168*, 483-492.

Pattison, E., Briserdeh, A., & Wohl, T. (1967). Assessing specific effects of inpatient group psychotherapy. *International Journal of Group Psychotherapy, 17*, 283-297.

Priestly, M. (1975). *Music therapy in action*. London: Constable.

Tyson, F. (1966). Music therapy in private practices: Three case histories. *Journal of Music Therapy, 3*, 8-18.

Watson, J., & Lacey, J. (1974). Therapeutic groups for psychiatric inpatients. *British Journal of Medical Psychology, 47*, 307-312.

Wheeler, B. (1983). A psychotherapeutic classification of music therapy practices: A continuum of procedures. *Music Therapy Perspectives, 1*, 8-16.

Wolberg, L. R. (1977). *The technique of psychotherapy*. New York: Grune & Stratton.
Yalom, I. D. (1983). *Inpatient group psychotherapy*. New York: Basic Books.

註 「再教育的音楽療法」と「再構築的音楽療法」という用語は,ウィーラー(1983)から採用した.著者らは,この用語の明確化に関してウィーラー博士に謝意を表する.

精神障がい者のための音楽療法プログラムおよびテクニックの分類学

I. 音楽演奏
 A. 集団による即興的器楽演奏(プロセス重視)
 B. 器楽演奏アンサンブル(成果重視)
 C. 集団歌唱療法(プロセス重視)
 D. 声楽演奏アンサンブル(成果重視)
 E. 個別の器楽指導(成果重視)
 F. 個別の声楽指導(成果重視)
 G. 個別の即興演奏/音楽的交流(プロセス重視)

II. 音楽心理療法
 A. 支持的個別/集団音楽療法
 B. 対話的個別/集団音楽療法
 C. カタルシス志向個別/集団音楽療法

III. 音楽と動き
 A. 動きによる意識向上
 B. 動きによる探索
 C. 動きによる交流
 D. 表現的な動き
 E. ダンス(フォークダンス,スクエアダンス,社交ダンス,モダンダンス)
 F. 音楽とエクササイズ

IV. 音楽と他の表現芸術の併用
    A. 音楽と美術（絵画，彫刻）
    B. 音楽と文学（詩，散文）

V. レクリエーション的音楽
    A. 音楽ゲーム
    B. 音楽鑑賞による意識向上
    C. レクリエーション的音楽演奏グループ
    D. 余暇活動の技術開発

VI. 音楽とリラクゼーション
    A. 音楽と漸進的筋弛緩法
    B. 表層リラクゼーションのための音楽
    C. 音楽によるイメージ法
    D. 音楽中心のリラクゼーション

I. 音楽演奏

A. 集団による即興的器楽演奏（プロセス重視）

楽器を使用して，参加者間での社交性，コミュニケーション能力，感情・情緒表現の経験を提供するテクニック

　ここでは，集団は行動パターンや交流パターンのための実習の場として機能する．整った環境を作り出すために，情緒的な媒体を活用して，感情の表出・ふさわしい社会的行動・現実感覚のある行動・自尊心の向上をもたらす作業の熟達を練習する．この分野では，簡単な音楽素材を使用して音楽をその場で作り上げるという過程に重点をおく．クライエントは，感情のはけ口・社会参加の架け橋・緊張感や不安感の軽減のために楽器を活用することを学ぶ．ここでは，正式な演奏技術の教示や練習はそれほど重視しない．

　音楽療法士は簡単な音楽形式を提供し，その中でクライエントは集団として演奏することとソロで演奏することを交互に使い分けることを学ぶ．主に使用する音楽要素は，音量・テンポ・音色・音域・構成・リズム・メロディーである．即興のテーマには音楽的なもの（例：音の強弱，リズムやメロディーのアイディアなど）と，非音楽的なもの（例：情緒，劇的な場面，イメージ，詩，絵画など）に分けられる．打楽器（音程のあるもの，ないもの，いずれをも含む）・キーボード・ギターがよく使用される楽器である．

　臨床の場において，言葉による対話をうまく行えないクライエントが，楽器を使用することで交流や自己表現を適切に行えることがある．

B. 器楽演奏アンサンブル（成果重視）

クライエントの持っている音楽的技能および新たに獲得した技能を利用し，アンサンブルで，さまざまな楽器の指導と練習を行うテクニック

　ここでは演奏の成果に着目する．演奏の成果とは，指示に従う・集団行動を忠実に守る・音楽技術を習得するなどの協調的努力により得られる．クライエントは，自己の目標よりも集団としての音楽的目標を優先的に考える．例として，参加行動に焦点をあててその実践を行う・集団としての責務を果たす・集団目標を達成させる交流パターンを発展させる・誘導や統率，社会的評価を受け入れる・課題を完成させるために努力する・芸術的に美しいものを作り上げた満足感を得る，などである．

　セラピストは，さまざまな楽器を組み合わせて使用するアンサンブルを編成する．クライエントは集団の一員として，それぞれの音楽的素材，教材に合った音楽的な役割を果たす．ここでは以下の合奏形式のものを使用することが多い．ジャズアンサンブル，ロックバンド，ラテン音楽バンド，ハンドベル聖歌隊（合唱団），オルフアンサンブル，リズムバンド，ギターアンサンブル，フォークグループ，コンサートバンド，オーケストラ，室内楽などである．音楽は記譜される．定期的に集まって演奏の練習を行い，さらに演奏会用のレパートリーを増やすようにする．

C. 集団歌唱療法（プロセス重視）

歌唱活動を通して，集団における社会性，コミュニケーション能力，感情・情緒表現の経験を提供するテクニック

　ここでは集団は，行動パターンや交流パターンを実習する場として機能する．情緒的な媒体は，感情の表出・ふさわしい社会的行動・感覚的，現実的に秩序のある行動・達成感による自尊心の向上をもたらすために用いられる．この分野では，共通の経験をもたらす歌唱音楽教材を用いて，音

楽をその場で作り上げるという過程に重点をおく．クライエントは，感情のはけ口・社会参加の架け橋・緊張感や不安感の解放のために自分の声を使用することを学ぶ．ここでは正式な演奏技術の教示や練習はそれほど重視しない．

セラピストは，気軽な歌唱から創造的／即興的な歌まで，様々なタイプの歌唱活動を計画する．気軽な歌唱による集団歌唱のプロセスは，どのレベルのクライエントでも参加可能であり，かつ現実志向性をもたらすことができる．同様に，適切な気分や感情に合った歌唱曲を選ぶことが可能である．創造的および即興的歌唱法では，作歌やスタンダードな音楽形式（例：ブルース，スキャット，チャントまたは詠唱，詩や散文の斉唱，シュプレヒゲザング）を使用したテクニックを使用する．ソングライティングや即興作詞には，音楽的主題（例：複数声部形式，音楽構成，音の強弱，リズム，旋律的アイデア）および非音楽的主題（個人的な経験，感情，プロット，イメージ）が用いられる．臨床現場では，歌う声を引き出す小道具的なもの（たとえば，カズー笛やマイク）を使用して歌の即興を促すこともある．

D. 声楽演奏アンサンブル（成果重視）

クライエントの持っている声楽技術および新たに獲得した技術を利用し，教示と練習を通して集団の中での協調する経験を提供するテクニック

ここでは，演奏の成果に着目する．演奏の成果は，指示に従う・集団行動を忠実に守る・音楽教材を習得するなどの協調的努力により得られる．クライエントは，誘導や統率に応じ，社会面の評価を受け入れることを学ぶ．自己の目標よりも集団としての音楽的目標を優先的に考え集団目標を達成させる交流パターンを発展させる．主に，音楽的成果として芸術的に美しいものを作り上げた満足感を得るような様式の教示や練習に重点をおく．

セラピストは，集団人数や声部の多様な組み合せを活用して，声楽アン

サンブルを計画し，指導する．クライエントは集団の一員として，それぞれの音楽的素材・教材に合った音楽的な役割を果たす．ここで使用する合唱形式としては，世俗的／宗教的な合唱，少人数制声楽アンサンブル（三重唱，四重唱），マドリガル（歌唱），モテットグループ，男性四重唱，ジャズコーラスグループ，フォーク音楽やポピュラー音楽のシンガーグループなどである．音楽は記譜されており，編曲は単一声部で旋律を歌うものから複数声部で成り立っているようなものまである．定期的に練習を行うが，発声練習のために体系化されたウォーミングアップから始める．器楽伴奏も頻繁に用いられる．演奏会は全員にとって適切な時期に実施し，演奏会を行う場所・聴衆・規模などについては，特に注意を払う．

臨床現場において声楽／器楽合奏は，定められた目標到達に必要となる組織された集団の一員としての責任を務めることを学ぶ機会を提供する．

E. 個別の器楽指導（成果重視）

クライエントが様々な楽器のうち一つの楽器で音楽技術を身につけることに重きを置いたテクニック

クライエントは，現在の音楽技術を練習で向上させる．もしくは新規に音楽技術を習得してその技術を上達させる．ここではクライエントが練習の努力により得られる音楽的な成果に着目する．クライエントは，セラピストによる教授や評価を受け入れ，質問があれば尋ね，問題を解決し，音楽療法士から出された音楽課題を練習する．これらの経験をとおして，一対一でのコミュニケーションを向上させ，欲求不満に対する耐性を高め，音楽的達成をとおした自我のサポートを行い，音楽グループへの参加や自己の感情表出に役立つ音楽技能や対人能力を向上させることが狙いである．

セラピストは，クライエントの学習レベルに合った演奏技術を教授し，クライエントが実践可能である練習課題を与える．セラピストは言葉による指導を行い，演奏法の正確な手本を示し，別の楽器でクライエントの伴

奏を行う．頻繁に用いられる楽器には，吹奏楽またはオーケストラ楽器（木管楽器，金管楽器，打楽器，弦楽器）・鍵盤楽器（ピアノ，オルガン）・民族楽器／フォーク楽器（アコースティックギター，バンジョー，オートハープ，ダルシマー，マンドリン）・ポップ音楽／ロック音楽楽器（ドラムセット，エレキギター，ハーモニカ）がある．楽譜もよく用いられる．

クライエントに有用であると判断された場合は，演奏会を計画し実施する．演奏会を行う場所・聴衆・規模などについては，特に注意を払うことが必要である．

臨床現場では，個別の器楽指導は，一対一レベルでのセラピストからの指導を建設的に利用し，自主的に練習することを学ぶ機会となる．

F. 個別の声楽指導（演奏重視）

声楽の個人レッスンの中で，正式なレッスンの予定と練習時間の計画を立てて，クライエントの歌唱技術を向上させるテクニック

ここでは，セラピストは先生となる．クライエントがセラピストから直接レッスンを受けて練習することにより得られる成果に強化点をおく．クライエントは自主的に与えられた課題を練習する責任があり，自分の音楽で美的な満足感を得られたのは努力の賜物であることを学ぶ．

このような経験をとおして，一対一でのコミュニケーションを向上させ，欲求不満に対する耐性を高め，音楽的達成を通した自我のサポートを行い，音楽グループへの参加や自己の感情表出に役立つ音楽技能や対人能力を向上させることが狙いである．

セラピストは，呼吸法や発声法を教授し，レッスンではクライエントの声を正しく育成するために工夫した教材を使用する．読譜，歌唱発声，フレーズライン，歌の解釈などに重点をおく．音楽療法士による伴奏は，通常経験の初期段階に取り入れる．クライエントに有用であると判断された場合は，演奏会を計画し実施する．演奏を行う場所・聴衆・規模などについては，特に注意を払うことが必要である．

臨床現場における個別の声楽指導は，一対一レベルでのセラピストからの指導を建設的に利用し，自主的に練習することを学ぶ機会となる．

G. 個別の即興演奏／音楽的交流（プロセス重視）

セラピストとクライエント間での，構造化された環境での言語を使用しないコミュニケーション方法，思考や感情の表現，および現実感覚のある行動パターンを，個別セッションの中で楽器を使って身につけるテクニック

このテクニックでは，簡単な楽器を使用して，その場でセラピストとクライエント間の音楽的対話を行う過程に重点をおく．クライエントは，感情のはけ口・社会的交流の架け橋・緊張感や不安感の軽減のために楽器を活用することを学ぶ．正式な音楽技術の教示や練習は，ここではあまり重視しない．

セラピストは簡単な音楽の形を用い，その中でクライエントは，自己の表現を自由に行う・音楽的交流を先導する／従う・一連の音楽的メッセージ（例：質疑応答形式，対照的な感情表現，音楽的ストーリー）を自分から始める／応答する，などの活動を使い分けるテクニックを学ぶ．主に用いる音楽要素は，音の強弱・音色・音域・基調・リズム・メロディー（例：モード音階，モードのポリフォニー）である．個別即興／交流のテーマには音楽的なもの（例：異なる音の強弱，リズム感，メロディーのアイディアなど）と，非音楽的なもの（例：情緒，劇的な場面，イメージ，詩，絵画など）がある．よく用いられる楽器は，打楽器（音程の有無いずれをも含む）・キーボード・ギターである．

臨床の場において，言葉によるコミュニケーションをうまく行えないクライエントが，楽器を使用すると対話や自己表現を適切に行えることがある．

II. 音楽心理療法

A. 支持的個別／集団音楽療法

個別療法および集団療法プロセスの出発点やきっかけとして音楽活動を取り入れるテクニック

　このレベルでは，安全かつ現実感覚が保証された環境の中で，支持的に言語を用いた対話・社会参加・健康的な行動を促進することに重点をおく．クライエントにとって，音楽刺激は，その場での感情経験や連想的な思考および感情を喚起する．音楽鑑賞の経験は，クライエントが自己の経験に関連した発言を引き出すために計画される．さらに，音楽は，目標に焦点をあてること，話し合いを促す，新しい行動パターンを模索する，昔の技能の再発見などを導く．

　セラピストは，音楽的経験を構築し，対人相互作用を考慮した方法を決定し，個別および集団反応のプロセスが行えるよう誘導する．また，クライエントが言語プロセスを行う時間を十分に取れるようにする．支持的個別／集団音楽療法での主な音楽活動には，音楽聴取によるさまざまな誘導法があり，音楽要素・歌詞の内容・音楽の雰囲気・選んだ曲の自己解釈などについて話し合う．また，予め定められたセッション目標に到達しやすいよう，セラピストが曲を選ぶこともある．このレベルでは，セラピストはクライエントの思考表出や感情表出を確認して明らかにし，適切な対人行動を支援する役割がある．

B. 対話的個別／集団音楽療法

個別療法および集団療法プロセスを始める刺激として音楽や音楽活動を活用するテクニック

　このレベルでは，意識上の葛藤およびそれに関連した病的防御機構に重点をおく．手順としては，クライエントの行動とやる気について観察・話し合うことから洞察力の育成，続いてそれに代わる健康的な対応について確認および考察を行う．音楽刺激は，対連想的思考を喚起し，葛藤状態に関連した感情状態の認識性を高めるために用いられる．このような思考や感情は対人相互作用の重要な点となる．それに続く言語交流は，行動様式を明確にし，健康的な行動パターンを選ぶことにつながる自己評価を促進する機会を提供する．

　セラピストは，音楽的経験を構築させ，対人相互作用を考慮した方法を決定し，個別及び集団反応プロセスが行えるよう誘導する．また，クライエントが言語プロセスを行う時間を十分に取れるよう配慮する．対話的個別／集団音楽療法での主な音楽活動には，音楽聴取によるさまざまな誘導法があり，歌詞の内容・音楽の雰囲気・クライエントの意識的葛藤と，自己関連性のある過去の経験との関係などについて話し合う．セラピストは，クライエントの必要性に応じて予め定められたセッション目標，あるいは治療経過の中で定められた目標に基づいて選曲を行う．選曲は集団プロセスに関連したテーマや問題点を反映し，したがってテーマ中心の交流の焦点となる．音楽は，クライエント個人の対人態度を明確にするために選ばれることもある．また，個人または集団の発達を促し，それを反映するような曲を選ぶこともある．このレベルでは，セラピストの役割は，クライエントが葛藤と遭遇し，それを表現して解決するプロセスを促す・新たな健全な対応を取り入れる・選択された適切な行動変容を行うことである．

C. カタルシス志向個別／集団音楽療法[註]

個別療法および集団療法プロセスの出発点やカタルシスをもたらすものとして音楽活動を活用するテクニック

　このレベルでは，潜在意識下の葛藤を意識化させ，奥に潜む恐怖や葛藤を追体験し，それらを解決することによって自己の変容をはかることに重点をおく．音楽は，クライエントの現在と過去に関係したイメージ・感情・思考などを呼び起こすために用いられる．音楽に誘発された状態は，クライエントの人生の中で現実と対立するようになった抑圧などの人格形成の領域を暴露するために用いられる．音楽をとおして，奥に潜む無意識下の情動過程にふれることが可能となり，現在の人格構造への挑戦やそれを再建することの援助のために用いられる．

　セラピストは，音楽的経験を構築し，対人相互作用を考慮した方法を決定し，個別および集団反応のプロセスが行えるよう誘導する．また，クライエントが言語プロセスを行う時間を十分に取れるようにする．カタルシス思考の音楽グループあるいは個人療法で用いられる主たる活動には，さまざまな形式の誘導的鑑賞技法があり，クライエントが以前に否定または抑圧していた感情，思考，経験についての自己認識を高めるために用いられる．その中には音楽によるイメージ誘導法があるが，これは音楽がもっている潜在力，治療に使用できる無意識要素を解放する力を利用している．この特化した技術を最も効果的に取り入れるには特別な訓練を必要とする．このレベルでは，奥深い心理要素を掘り起こすので，個別療法を取り入れることが望ましい．選曲はセラピストとクライエントで行うが，予め定められた目標にしたがって，クライエントの精神内部プロセスを誘発するような曲を選ぶ．選曲は，音楽嗜好，音楽経験，その音楽がもっている関連性や象徴的意味に基づいて行う．このレベルにおいて音楽療法士の役割は，無意識の感情や素材などの自己認識を促し，健全な防御機構や，自己理解，より成熟した活力，直感を発達させる手助けをすることであ

る．

音楽によるイメージ誘導法についての詳細は参考文献リストを参照されたい．

参考文献

　Bonny, H. (1978). *Facilitating GIM sessions*. Savage, MD: Institute for Music and Imagery.

　Bonny, H. (1980). *The role of taped music programs in the GIM process*. Savage, MD: Institute for Music and Imagery.

　Bonny, H. (1980). *GIM therapy: Past, present, and future implications*. Savage, MD: Institute for Music and Imagery.

　Osborne, J. (1981). The mapping of thoughts, emotions, sensations, and images as responses to music. *Journal of Mental Imagery, 5*, 133–136.

　Summer, L. (1985). Imagery and music. *Journal of Mental Imagery, 2*, 275–290.

　註　このテクニックを使用するためには，音楽療法士は精神病理学，個人および集団精神力動，適用できる言語によるセラピーのテクニックを理解するための十分な訓練とスーパービジョンを受けなければならない．音楽療法士は，より経験豊富な心理療法士と共に実践することがよくある．

III. 音楽と動き

身体の動きのための伴奏（アカンパニメント）テクニック

次に述べる7種類の伴奏テクニックは，音楽とムーブメントの分野で取り入れられる．

1. **バックグラウンド・アカンパニメント**　生演奏または録音音楽が背景刺激となり，動作を励まし促す．気分を適切に表現する音楽，音楽に合わせて動く活動に合うテンポ（例：「陽気」「精力的」「速い」に対して「厳粛」「瞑想的」「ゆっくりとした」）の音楽，クライエントの生理面および心理面を刺激して動作による反応を促すような音楽を使用する．音楽刺激による動作反応は，必ずしもリズム的に合っていなくともよい．

2. **タイミング・キュー（合図）**　通常生演奏を用いる．音楽刺激は音信号またはタイミング・キューとして機能し，動きの活動に時間的な構造を与える．例：(a)ピアノでスタッカート奏法の和音では速い動作を導入し，レガート奏法の和音ではゆっくりとした動作に移行する．(b)特定のコード進行の間に，ある静止姿勢から少しずつ別の静止姿勢に変える．(c)シンバル音は単独動作の部分の変化を示す．また，音楽が動作を導いたり，動作に随行したりする．

3. **カタルシス的刺激**　最初に生演奏または録音音楽が鑑賞経験として与えられ，続いて動作による対話や表現の題材となる．例：(a)クライエントは「展覧会の絵」（ムソルグスキー作曲）を聴き，音楽の内容を表す動作を思い描く．最終的な目標として，音楽に合わせてこの思い描いた動作を行う．(b)クライエントは「I Am a Rock（アイ・

アム・ア・ロック）」（サイモン＆ガーファンクル）を聴き，歌詞に込められたメッセージを身体で表現するために「人間の岩」を表すポーズをとる．次に，人間関係を築き上げることを歌った曲を使用する．この活動からクライエントは，内向的な静止ポジションから，集団内または仲間内へと外交的になるであろう．音楽聴取はムーブメント活動に先立って行う．

4. **写実的アカンパニメント**　通常生演奏を用いるが，これらの音楽は，動作の特徴，スタイル，流れ，テンポ，その他の外的特色を反映したものである．例：(a)音楽のテンポが動きの速さと関連している．(b)和声構造が「軽やかな動き」対「重たい動き」（例：筋緊張を変えるなど）と関連している．(d)音の高低が動作の空間位置と関連している．(e)「メロディー・ライン」と「和音」の違いは，動きの様式の変化と関連している．(e)楽器での「鋭い」対「持続した」アタックの違いは，鋭い動作および持続する動作と関連している．また，音楽が動作を導いたり，動作に随行したりする．

5. **内面的アカンパニメント**　生演奏や録音音楽は，動作の内面を引き立たせる役割を担う．音楽は，動作の本質的内容の一部としての外に表れる動作の特色のみを考慮する．また，音楽が動作を導いたり，動作に随行したりする．

6. **指示的アカンパニメント**　動きの活動を導き，または伴奏するために，直接的であらかじめ決められた動きの要素を音楽的要素に翻訳したものとして，通常は生演奏の音楽が用いられる．個々の動作は音楽要素と一致している．その逆も同様である．例：(a)音程の跳躍では，飛び跳ねる／ぴょんと動く．(b)トリル音や旋律の回転では，旋回や回転などを行う．(c)単一の和音のときは静止姿勢を保ち，動きのある旋律では動く．(d)音の上行／下行は，上方／下方への動きを意味している．また，音楽は動作を導いたり，動作に随行したりする．

7. **ダンスアカンパニメント**　様式化された一連の動作，ダンス，ダン

ス形式のテンポ，リズム，表現の伴奏をするために生演奏または録音音楽を使用する．動作は，音楽のリズムとテンポに合わせるようにする．音楽が動きを導く．

A. 動きによる意識向上

　集団による音楽と動きの活動の中で，身体の動きを通じて，クライエントの初歩的なレベルの相互かかわり，および自分自身の表現を促すために音楽と動きの活動を用いるテクニック

　このレベルでは，心地よい動作の経験を提供することで，集団の一人ひとりが目の前の課題に集中し，動作や感情表現を妨げる自意識行動を排除することができる．クライエントは単独または仲間といっしょに動作をする．音楽と動きの活動の初期目標は，自己をあまり意識せず音楽に合わせて体を動かすための，安全かつ安心できる環境を提供することであり，最終的には他の動きの活動を開拓する能力を身につけることである．これにより，単独または集団の中での表現運動をとおして，感情・思考・情緒の理解を高めるための，音楽と動きの活動での創造力を伸ばすことが促される．

　セラピストは，クライエントが音楽に合わせて体を動かすことが可能な音楽と動きによる運動を準備し，あるいは楽器による伴奏を行う．セラピストが動作を明示して，クライエントがその動作を模倣することで，活動を容易にするであろう．このレベルでは，(1)バックグラウンド・アカンパニメントに相当する音楽を選ぶ．リズム・曲の基調・他の音楽要素により，クライエントは自己をあまり意識せず，自由に音楽に合わせて体を動かすことができる．セラピストは，動作反応を誘発するように動きの活動や音楽を選ぶ．動きの活動のテーマは短め・具体的・年齢に適した楽しいものを選び，相互交流や自己表現を促進するものにする．このレベルでのセラピストの役割は，制限の少ない状況で体を動かすことができるよう，クライエント自身の能力の自己認識を誘発することである．このような自

己認識は，動きをとおして感情や情緒を表現する能力を伸ばすことを助けるであろう．

臨床現場では，言葉による対話をうまく行えないクライエントが，体の動きによる感情表現を習得することがある．

B. 動きによる探索

音楽刺激と動作要素を用いて，効率よく気楽に体を動かせるようにクライエントの身体イメージや能力感覚を探索して向上させるテクニック

このレベルでは，表現的および機能的に体を動かすための身体動作のレパートリーを広げ，現実とのコンタクトおよび意識的制御の中でのクライエント自身の動きについての可能性を学ぶことに重点をおく．クライエントの身体に焦点をあてた活動やエクササイズの中で，単独または仲間といっしょに体を動かす．

セラピストは，患者が音楽に合わせて体を動かし，あるいは楽器での伴奏による音楽と動きによる経験を考案する．セラピストは，クライエントへの励ましと動作を示すことで，クライエントの活動の習得を促す．動きのエクササイズでは，時間，空間・動力という動作の三要素の中で5種類の基本動作要素（例：移動，上昇，回転，身ぶり，位置）の探索に焦点をあてる．このレベルでの運動内容として，(a)「速い」対「遅い」動作，「鋭い」対「滑らかな」動作に関する概念の探究を行う．(b)異なるレベルの空間位置・空間方向・空間経路の中で体を動かす．(c)異なる筋力レベルや強度での動作を行う，などがある．

動きによる運動は，クライエントの姿勢の改善を促し，自己認識と身体運動の自己制御のために，良い姿勢，身ぶりのポジションから移動を補助するためのものである．構造化された音楽環境の中では，クライエントはさまざまな動作を試すことを励まされる．「動きによる探求」活動の中では，音楽は(2)タイミング・キュー（合図），(4)写実的アカンパニメント，(6)指示的アカンパニメントの機能がある．

このレベルにおけるセラピストの役割は，クライエントの身体運動において，自己認識・コントロール・力量・自信を伸ばしていく手助けや支援を行い，クライエントの身体イメージ，自尊心，表現的および機能的に体を動かす能力を高めることである．

クライエントの能力に適合する範囲内で，動きの基本特性（例：ゆっくり，慎重な，流れるような）が強調される．音楽と動作を組み合わせることは，聴覚と運動感覚経験を有効に利用し，クライエントの情緒的・社会的・身体的・美学的な経験を高める．

C. 動きによる交流

情緒的，特に非言語的な方法で，社会概念および情動概念を経験する機会を提供するために，音楽と動きの活動を用いるテクニック

このレベルでは，他のクライエントとの連携を伴った動きに重点をおく．音楽は一体感を提供し，意味と状況へのフィードバックを与える．焦点は，自己および他者との人間関係における自己，音楽や歌詞で表現された／音楽に付随された課題である．

セラピストは，クライエントが音楽に合わせて体を動かすために，楽器の伴奏を取り入れた音楽と動きによる運動から音楽活動を始める．さらに，活動のテーマを選択し，意味のある感情表現や非言語的対話を促す対話的動作を行うために，安全な基盤の築くための援助を行う．集団での対話活動に使用可能な題材やテーマとして，物語・詩・素描画・劇的表現・視覚デザイン・楽音・社会概念などが挙げられる．音楽を始発点とし，そこから動作活動が導入される．または，音楽は伴奏として動作に合わせる．「動きによる相互かかわり」活動の中では，音楽は(1)バックグラウンド・アカンパニメント，(2)タイミング・キュー（合図），(3)カタルシス的刺激，(4)写実的アカンパニメントとしての機能がある．

このレベルにおけるセラピストの役割は，（協調性やコミュニケーション能力の向上によって示される）社会性認識の発達および（自信の向上や

適切な自己主張によって示される）自尊心の発達が，クライエントの動作などで反映されているか見極めることである．また，セラピストは幸福感・不幸感・恐怖心・退屈感・無気力などの感情状態の手がかりとなる行動を見極めることも必要である．

クライエントの能力に合う範囲内で，動きの基本特性（例：ゆっくり，慎重な，流れるような）が強調される．音楽と動作を組み合わせることは，聴覚と運動感覚を有効に利用し，クライエントの情緒的・社会的・身体面・美学的な経験を高める．

D. 表現的な動き

クライエントに対し，日常生活の機能性や対処能力に関連した感情および情緒を自己認識することを援助するために，音楽と動きの活用を用いるテクニック

表現的動きの活動は，情緒的方法，特に非言語的方法で感情経験と表現を実験的に行う場となる．潜在意識下の葛藤，または人生上の重大な出来事に関連したイメージや感情が，クライエントの中に引き出されることもある．クライエントは，情緒的に自己表現をする媒体として，あるいは緊張感や不安感を取り除くために「音楽と動き」のテクニックを用いることを学ぶ．

セラピストは音楽と動きの活動計画を立て，クライエントは音楽に合わせて体を動かし，楽器での伴奏を取り入れた音楽活動に参加する．音楽テーマには，愛・人を失った悲しみ・憂うつ・社会的孤立と引きこもり・対人関係における対立・希望・喜びのような感情的概念の経験や表現を促すものを選ぶ．また，援助・拒絶・容認などの相互かかわりも，この段階では用いられる．感情表現のテーマに合った音楽や歌詞は，クライエントの感情体験を促す作用があり，それらは動作をとおして表現される．また，本来の伴奏によって，その経験が広がるであろう．ここで使用する音楽は，(1)バックグラウンド・アカンパニメント，(2)タイミング・キュー

(合図)，および／または(3)カタルシス的刺激としての機能がある．さらに，身体表現の経験の内容を展開させ援助するために，セラピストは(4)写実的アカンパニメント，(5)内面的アカンパニメントとして音楽を取り入れることもある．

　表現的動きの活動プロセスの性質上，このレベルではしばしば即興演奏が用いられる．クライエントの感情表現能力の範囲内で動作の基本特性(例：ゆっくり，慎重な，流れるような)が強調される．音楽と動作を組み合わせることは，聴覚と運動感覚を有効に用いることであり，これによりクライエントの情緒的・社会的・身体的・美学的な経験が向上する．

E．ダンス（フォーク，スクエア，社交，モダン）

　社会的交流や自信を促し，余暇の有効な過ごし方を身につけるために従来の，または予め決めておいたダンス様式，ステップ，スタイルを音楽といっしょに用いるテクニック

　この活動をとおして，見当識・動きの調整・知覚処理・記憶力・注意力・運動力を向上させる．ここでは，反復したリズムパターンをもつ音楽に合わせて，体系化されたダンス運動を学び，踊ることに重点をおく．他者との調整や協調性の中で，認知的および知覚的な運動課題を遂行することが重要である．

　セラピストは，各ダンス様式に必要な条件を考慮して，活動計画を立てる．たとえば，ダンス様式に定められている男性と女性の役割，ダンス様式に必要な人数，ダンスステップの技術的な難度，ダンスに適した音楽の選曲などである．クライエントの興味や文化的背景を考慮した上で，集団内の能力や必要性にしたがって計画内容を決定する．この分野で用いられる典型的なものには，フォークダンス（民族性，出身国などの），スクエアダンス，社交ダンス（ワルツ，フォックストロット，ポルカ，タンゴ），そして社交現代ダンス（ロック，ディスコなど）がある．(7)ダンスアカンパニメントは，ダンスステップでのリズム構造を提供し，ダンスの形式

を引き立たせる．また，文化的行事や儀式に直接かかわることもある．

　セラピストは，集団内のクライエントとともに，伝統的なダンス様式や様式化されたダンスステップを創造的に用いて，オリジナルなダンス形式を作ることも可能である．このアプローチは，クライエントの集団のための創造的で協調的な作業として機能する．また，クライエントの能力やニーズに適応させるためにこの方法を用いることが可能である．

F. 音楽とエクササイズ

適応身体運動のための時間的な枠組みとして音楽を使用するテクニック

　集団または個人が予め定めた身体面治療目的に到達，または維持・回復するために，身体運動を誘発するテンポの音楽を選び，用いることに重点をおく．体力・耐久性・筋緊張・柔軟性・敏捷性・身体コントロール・肺活量・心血管効率を目的としたエクササイズを支え，伴奏するために音楽を応用することに注意を払う．リズム感の強い音楽は，運動系を活性化し，動きの調整を助け，身体持久力を向上させる．

　セラピストは，クライエントの担当医師や他の医療チームメンバー（理学療法士）と相談して，この活動に参加するクライエントを選ぶ．また，禁忌や安全上の注意点などを特定する．予め定めた目的やクライエントの能力に基づいて，実施するエクササイズを選ぶ．エクササイズでは，反復数・難度・耐久レベルなどを徐々に上げていく方法で提示する．ここでは，特定のエクササイズの動作に合うリズムをもった音楽を選ぶことが，セラピストの役割となる．可変速音楽再生機器や生演奏を取り入れることで柔軟な伴奏が可能となる．セラピストは，このエクササイズ活動を音楽のビートと調和させて実施する．また，体力（反復数など）・柔軟性・肺活量・脈拍数などの生理学的反応を客観的に評価し，身体的改善の記録を行う．

　注目すべき点として，音楽とエクササイズを適切に行えば，すべての年齢層およびすべての身体機能レベルのクライエントにこの活動を取り入れ

ることが可能であり，うつぶせ状態の限定されたものから非常に活発に体を動かすものへと，幅広くエクササイズを取り入れることができる．十分検討して選択した音楽は，的確なエクササイズへの参加を調整し励ますのに役立つ．

IV. 音楽と他の芸術の併用

A. 音楽と造形芸術（絵画，劇，彫刻）

音楽と表現芸術を組み合わせ，集団の中および一対一の中で感情表現や情緒表現を促すために，音楽と表現芸術を組み合わせて活用するテクニック

ここでは，非威圧的な多角的アプローチをとおして，個々のクライエントが自己認識を向上させることに焦点をあてる．クライエントは，情緒的側面を反映させる中で，視覚刺激および聴覚刺激を統合することを必要とする．また音楽刺激の変化に合わせて感情面や情緒面の変化を表現する能力を示すことが要求される．

セラピストは，クライエントが多感覚な経験をするための促進役となる．雰囲気を作り出し，集団や個人の活動体験を盛り上げるため，補助的な媒介を使用しながらバックグラウンド音楽を流す．また，音楽を芸術経験の題材として用いることもできる．セラピストは，グループまたは個人を対象に構造的課題活動（例：児童期に大きな影響を与えた人物の彫刻を作る），非構造的課題活動（例：自分の感情を描画する）を選択し，実践する．

臨床現場では，感情表現で言葉を発することができない人や引きこもっている人に対する付加的媒体として，この多感覚的アプローチを用いることができる．

B. 音楽と文学（詩，散文）

集団の中および一対一の中で感情表現や認知反応を促す経験を提供する

ために音楽と表現芸術を組み合わせて活用するテクニック

　ここでは，非威圧的な多角的アプローチをとおして，個々のクライエントが自己認識を向上させることに焦点をあてる．クライエントは，情緒的側面を反映させる中で，聴覚／視覚の認識や識別思考を統合することを必要とする．また，自己開示や感情表現を促すために，文学（例：物語，劇，詩など）を傾聴しその解釈を行う，あるいは想像力かつ創造力を駆使して，それらを書くことを求められる．

　セラピストは，クライエントが多感覚な経験をするための促進役，仲介者となる．創造的感情表現を呼び起こし，話し合いを促す目的で，音楽は，セラピストによって物語・劇・詩などに合わせて提供される．

　臨床現場では，この多感覚的アプローチは，言葉を発しない，あるいは引きこもってしまうクライエントに対して，思考の体系化と言語による表現を励ますために，言語的媒体を提供する．

V. レクリエーション的音楽

A. 音楽ゲーム

音楽ゲームを取り入れることで，安全で予測できる環境の中で参加者に情緒的・社会的学習の機会を提供し，人間の行動を遊びの形で表すことができる経験を与えるためのテクニック

ここでは，集団参加や社会適応性の発達のために必要とされる協調プロセスに重点をおく．この活動をとおして，クライエントは参加行動や集団責任感を明示し，目標達成を容易にするための交流パターンを発展させ，課題遂行に向けて努力することを励まされる．また，この活動では自発性が促され，自由に遊び楽しむための手段を提供する．

セラピストは音楽ゲームを発展させ，楽しむための促進役となり，クライエント全員が参加し成功できるようなゲーム活動であることを保証する．ゲームは以下のように4種類の遊びに分類される（Piaget, 1962）．

1. 練習遊び — 感覚運動的反復行動
2. 象徴遊び — 自己表現的言語
3. 規則を伴った遊び — 社会的交流
4. 造形遊び — 問題適応または問題解決，知的創造

音楽ビンゴ・曲名当てクイズ・ラミスティック〔訳者註　18cm長，2cm径の円筒型の堅木棒〕を使用したリズムゲーム・神経衰弱・音楽ジェスチャーゲームなどの音楽ゲームをとおして，寡黙になりがちなクライエントが積極的に参加し，競争感や楽しさを共有経験する機会を提供する．

ルールのあるゲームでは，仲間関係の著しい変化をもたらすことができる．勝敗を決めるゲームでは，客観的な現実検討や自尊心の健全な発展を促し，より良い自己概念を作り上げることにつながる．

臨床の場での音楽ゲームの導入は，クライエントの再社会化の第一歩であり，余暇時間の有効利用を可能にし，音楽グループに深くかかわるための前提条件的な役割を果たすであろう．

B. 音楽鑑賞による意識の向上

集団の中および一対一の中で，音楽聴取（時には作曲，演奏）の経験を提供するために幅広いジャンルの音楽を使用するテクニック

この活動では，音楽教育の一般目標と同様，すべての人々に共通する美的経験を提供することに重点をおく．音楽への理解や認識を広めるため，クライエントは多数の異なる音楽経験にさらされる．また，集団の中での協調性が向上し，さまざまな音楽スタイルを受け入れるようになり，自ら音楽嗜好を分かち合うことができるよう，励まされる．

セラピストは，援助や安心感が保証される環境の中で，さまざまなジャンルから選曲をし，話し合いの場や雰囲気を作りあげる（例：さまざまな時代や音楽形式の録音音楽を聴く，生演奏を編曲するなど）．

臨床現場では，音楽鑑賞活動は集中，課題の遂行，自主的に考える行為を促す一方で，自己の意見をはっきり主張する自信をつける援助にもなる．

C. レクリエーション的音楽演奏グループ

器楽音楽や声楽音楽を用い，娯楽や成功志向の音楽経験を提供するテクニック

クライエントが恐怖心を感じないで楽しみながら音楽技能を身につけるための初期的な機会として，集団活動として設定する．ここでは，完璧な

演奏よりはむしろ，実験的に楽しみながら活動を行うことに重点をおく．クライエントは，自信や冒険心の強化や実行可能な余暇活動についての話し合いを強化するために，初歩レベルの集団音楽活動に参加する．

　セラピストは，さまざまな社会的余暇活動のための音楽活動を提供し，その中で，個々のクライエントが集団での演奏に貢献できるようにする．次のような楽器がよく使用される．オムニコード・ウクレレ・リコーダー（縦笛）・オートハープ・ギター・キーボード・打楽器（音程の有無いずれをも含む）・声など．

　参加者の音楽技能レベルによって，音楽は記譜されたものを使うかどうかを決定する．

D. 余暇活動の技術開発

クライエントの退院計画や地域社会のフォローアップにおいて，音楽の役割に重点をおくテクニック

　クライエントが地域社会において，適切かつ楽しい音楽活動を行う機会を与えられ，そのことに焦点をあてる．個人カウンセリングまたは集団カウンセリングの中で，余暇活動計画が立てられる．ここでは，クライエントが余暇時間利用の必要性を自己認識することを促し，そのためのふさわしい音楽活動の選択肢を提供する．クライエントは，自分自身で意思決定を行い，セラピストの支援で自分が選んだ活動をやり抜く．

　セラピストは，退院後の余暇時間の必要性について話し合う時間を設け，クライエントが余暇活動計画を立て，その計画を発展させるよう導く．また，地域社会で参加可能な組織団体（例：聖歌隊，スクエアダンスグループ，コミュニティーバンド）などの情報を提供し，必要なときにクライエントのこれらの団体への参加を支援することもある．

参考文献

Piaget, J. (1962). *Play dreams, and imitation in childhood* (C. Gattengo & F. M. Hodgson, Trans.). New York: W. W. Norton. (Original work published 1945). 第4章"The beginning of play"を参照のこと.

VI. 音楽とリラクゼーション

A. 音楽と漸進的筋弛緩法訓練

　個別または集団セッションで，漸進的筋弛緩訓練を音楽と併せて行うテクニック

　クライエントは，リラクゼーションを誘発すると考えられる録音音楽を自ら選び，活動に取り入れることを学ぶ．ここでは，次に述べる二要素に重点をおく．(1)リラクゼーション訓練を適切な音楽と組み合わせて用いる，(2)リラクゼーションの目的で音楽を用いるという条件付けをする．

　適切に選ばれた音楽は，否定的連想を防止し，リラクゼーション状態へ導く前向きな気分や感情反応を引き起こす刺激として役立つ．クライエントは，緊張とリラクゼーションの違いを識別することを学び，不安／ストレス反応をリラクゼーション反応に置き換えられるようにする．

　セラピストは，クライエントのリラクゼーション技術の習得，リラクゼーション反応を促す音楽の選曲を援助する．また，セラピストは，退院前と後に使用するためのリラクゼーション用テープと，暗記するための書かれた資料を作成する場合もある〔訳者註　リラクゼーションの練習は，リラクゼーション用の指示を覚えて，書かれたものを見なくても自分で活用できるようにすることが一般的には望ましい．そうしないと，認知的に活性化しすぎてなかなかリラックスできないと考えられるためである〕．

B. 表層リラクゼーションのための音楽

　個別または集団セッションで，不安／ストレス状態から，一時的休息の

方法として音楽を使用するテクニック

　クライエントは，自分の音楽嗜好（形式，テンポ，音量，音色など）に基づき，リラクゼーションを促すと考えられる音楽の的確な使用を学ぶ．また，それらの音楽情報源（例：レコード，テープ，ラジオ）の場所を確認，把握できるようにする．ここでは，短期間という条件のなかで，具体的な情報などの提供に重点をおく．他のリラクゼーション法とは異なり，「表面リラクゼーション」では長期間にわたる訓練を必要とはしない．

　セラピストは，リラクゼーションの促進が期待される多くの音楽をクライエントに提供する．さらに，音楽要素が気分・行動・身体反応にどのように影響を及ぼすのか，クライエントが理解できるような手助けをする．

C. 音楽によるイメージ法

　このテクニックは，GIMのような深い精神内部の素材に到達することを目的とはしない．GIMは特別な訓練を必要とするテクニックであり，カテゴリーIIの音楽心理療法のC，カタルシス的音楽集団／個人療法に分類することが適切である．

　自己認識の向上を促進させるために音楽をリラックスした状態で聴き，それによって心理的・身体的なリラクゼーションを促すテクニック

　ここでは，想像・象徴・潜在的感情を内なる自分から表面へと引き出すことを目的に，クライエント自身が意識状態変化に到達し，探求することを励ますことに重点をおく．慎重に選ばれた音楽はクライエントの記憶を呼び覚まし，空想や創造的思考を促すことを可能にする．音楽によるイメージ法訓練の一環として，クライエントは集中力やリラクゼーション向上のためにどのように音楽を使うのかを学習する．

　セラピストは，集団に対し多様な種類の音楽を流し，明確な筋書きのないストーリーを用いて，想像や空想を促す．また，イメージ法の後にクライエント同士での話し合いを円滑に行えるようにする．

D. 音楽中心のリラクゼーション

リラクゼーション訓練のために知覚的な集中と刺激として音楽を用いるテクニック

　精神的かつ身体的な努力を意識的に行っても，心理面や身体面での緊張は緩和されない．音楽刺激はクライエントの意識をそのような緊張からそらす．このリラクゼーション法は，心地よい刺激となりうる音楽の潜在力を利用して，不安感・恐怖感・緊張感を遮断し，不愉快な思考などから気をそらす．この有意義な知覚経験をとおして，自己を再確認することができる．セラピストは，最初はクライエントが自己から注意をそらせ，知覚経験の中で徐々に自己に目を向けていくように指導する．

　セラピストは，クライエントの音楽嗜好に基づいて音楽を選ぶ．クライエントが何かを予測したり，知性面や情緒面で故意に何かを試みると，音楽聴取の経験に影響を及ぼすため，無心に音楽に従うように指導する．その場でクライエント自身の注意が引きつけられたら，受動的注意集中を保ったまま，音楽の中で起こるさまざまな要素や事象に従うように促す．第二段階では，音楽聴取でクライエントが心地よい安心感が出てきたら，音楽・体・思考・感情の間で，クライエントの意識が自由に行き来するように注意を広げていく．音楽に意識を集中することで，クライエントは安全で心地よい感覚を経験し，それにより病的な愛着行動，心身的または不安などの特有の経験が起こる予測を断ち切ることができる．

　最初は，座位であれ横臥であれ，クライエントが心地よいと感じる体位をとってよい．通常，訓練の過程で少しずつリラックスした体位になっていく．

第4部

成人精神障がい分野における治療的介入

ベッキー・A.ヒュートン，メアリー・A.スコヴェル
ロジャー・A.スメルテコプ，マイケル・H.タウト
ロバート・F.アンケファー，ブライアン・L.ウィルソン

　第4部では，内容がすぐ参照できるよう表で示した．クライエントの症状，ニーズ，適切な音楽療法介入法，音楽療法プログラム，特定の診断区分のためのテクニックなどが，記載されている．
　表は，多くの精神医療施設において長い間臨床を実践している主たる著者たちによって作成された．診断区分は，『精神疾患の分類と診断の手引』（DSM）第3版に基づいており，後日，第4版 TR の用語変更などに沿って改訂を行った〔訳者註　現在では，第5版が出版されている〕．音楽療法士が働く精神医療施設に多い症状である，(1)統合失調症，(2)気分障がい，(3)一般不安障がいなどを記載した．双極性気分障害は(a)うつ病エピソード，(b)躁病エピソードに区分した．人格障がいは本著では取り上げていない．また，大うつ病は，双極性気分障害のうつ病エピソードと分けた項をもうけていない．

表の利用法

　次に示す表は7種類の表題で構成されている．「診断症状」と「臨床特徴」の項目内容は，DSM-IV-TR から適用した．三番めの「特徴的行動」で

は，特定の臨床徴候に関連した行動について簡潔に述べている．残りの項目は，クライエントの「ニーズ」，推奨する「音楽療法介入法」，音楽療法「プログラム」，音楽療法「テクニック」である．「プログラム」の下に記されたローマ数字，「テクニック」の下に記された大文字は，第3部「臨床における音楽療法プログラムおよびテクニックの分類学」の適切な部分を示すので，参照されたい．

　ここで紹介する表は，適切に治療判断ができるプロの音楽療法士のための手引書として作成されたものである．たとえば，症状を緩和するのにいくつかの種類のテクニックがふさわしい場合，セラピストは，特定の患者にとって最もふさわしいテクニックを選ぶ．状況によって，個別セッションか集団セッションか選ぶときもある．主要なテクニックのみを提案した．それ以外は，場合によって他の患者には効果的であると考えられる．ここで紹介する音楽療法プログラムおよび音楽療法テクニックはすべて，さまざまなレベルでの導入が可能である．たとえば，即興演奏のテクニックは，綿密に構成されたものもあり，創造性や自由性を大きく求めるものもある．また，漸進的筋弛緩法では，指示され構造化された方法で，あるいは，クライエント個人の完全なコントロールによってなされる方法もある．

　介入方法をタイミングよく選ぶことで，クライエントの行動改善や健康増進を促すために，効果的な治療結果が得られる．

I. 統合失調症

診断症状	臨床特徴	特徴的行動	ニーズ
情動の異常	鈍麻，平坦化	単調な声，顔は能面のようで無反応	感情反応を刺激して表現力を広げる
			自己感情表現の手段
	不相応な情動	言語行動または思考内容の不一致	感情／情動を適切に識別，表現する

1, 2 急性期後

音楽療法介入法	プログラム	テクニック
誘導的音楽聴取技法による感情反応の喚起	音楽心理療法（II）	支持的個別／集団音楽療法(A) 対話的個別／集団音楽療法(B)[1]
構造化された音楽／運動技法による感情反応の喚起	音楽と動き（III）	動きによる意識向上（A） ダンス（E）
感情概念をテーマにした感情表現音楽／運動技法	音楽演奏（I）	集団による即興的器楽演奏(A) 集団歌唱療法（C） 個別の即興演奏／音楽的交流(G)
	音楽と動き（III）	動きによる交流（C）
誘導的音楽聴取による感情反応の喚起	音楽心理療法（II）	支持的個別／集団音楽療法(A) 対話的個別／集団音楽療法(B)[2]
感情概念をテーマにした感情表現音楽／運動技法	音楽演奏（I）	集団による即興的器楽演奏(A) 集団歌唱療法（C） 個別の即興演奏／音楽的交流(G)
	音楽と動き（III）	動きによる交流（C）
言語による支持的交流で，感情および情動の特定	音楽心理療法（II）	支持的個別／集団音楽療法(A) 対話的個別／集団音楽療法(B)

次頁に続く

診断症状	臨床特徴	特徴的行動	ニーズ
	不快気分	怒り，うつ，および／または不安	気分高揚の刺激を与える，負の感情処理のはけ口
思考内容及び思考体系の異常	妄想的思考	被害妄想表現（例：他人に見張られている，自分に危害を加えようとしている），認識や経験の誤解	言語レベルまたは非言語レベルで現実検討を行う機会
	関係妄想	出来事，物事，人々が異常な意味をもつ（例：テレビ解説者が患者を冷笑する）	

音楽療法介入法	プログラム	テクニック
誘導的音楽聴取技法による感情状態の変容	音楽心理療法（II）	支持的個別／集団音楽療法（A） 対話的個別／集団音楽療法（B）
	音楽とリラクゼーション（VI）	音楽と漸進的筋弛緩法（A） 表層リラクゼーション（B）
感情概念を演奏テーマにした感情表現音楽／運動技法	音楽演奏（I）	集団による即興的器楽演奏（A） 集団歌唱療法（C） 個別の即興演奏／音楽的交流（G）
	音楽と動き（III）	動きによる意識向上（A） 動きによる交流（C）
言語による支持的相互関わりで，感情および情動の特定	音楽心理療法（II）	支持的個別／集団音楽療法（A） 対話的個別／集団音楽療法（B）
心地よく非脅威的な状況下で言語レベルまたは非言語レベルでの音楽課題を行い，見当識を養う	音楽演奏（I）	集団による即興的器楽演奏（A） 集団歌唱療法（C） 個別の即興演奏／音楽的交流（G）
	音楽心理療法（II）	支持的個別／集団音楽療法（A） 対話的個別／集団音楽療法（B）
	レクリエーション的音楽（V）	音楽ゲーム（A） 音楽鑑賞による意識向上（B） レクリエーション的演奏グループ（C）

診断症状	臨床特徴	特徴的行動	ニーズ
解体した会話	思路弛緩	話題が一つのトピックから他へ変換する	言語的対話に向けた現実性重視とタスク構造
	失語（貧しい会話内容）	会話が曖昧，反復，型にはまった，過度に具体的または抽象的	
	認知機能の障がい	音の弁別と記憶の機能障がい	聴覚・知覚技術および記憶機能を保持するための援助的テクニック
意欲消失	両価性（相反する）行動	一つの活動から別の活動への頻繁な変動，問題解決の際の不確実性および優柔不断	問題解決と意思決定を行うために安全かつ体系的な機会を与えられること

音楽療法介入法	プログラム	テクニック
テーマ中心の言語的交流を提供するための音楽活動の活用	音楽心理療法（II）	支持的個別／集団音楽療法（A） 対話的個別／集団音楽療法（B）
	音楽演奏（I）	集団歌唱療法（C）
記憶と一連の作業の補助手段，および聴覚 – 知覚機能を維持するための感覚刺激として音楽を使用	音楽演奏（I）	器楽演奏（B） 声楽演奏アンサンブル（D） 個別の器楽指導（E） 個別の声楽指導（F）
	レクリエーション的音楽（V）	音楽ゲーム（A）
	音楽と動き（III）	動きによる探索（B）
問題解決および意思決定を行う演奏活動で，感覚および社会的フィードバックを活用	音楽演奏（I）	集団による即興的器楽演奏（A） 集団歌唱療法（C） 個別の即興演奏／音楽的交流（G）
	音楽と動き（III）	動きによる探索（B） 動きによる交流（C） 表現運動（D）

次頁に続く

診断症状	臨床特徴	特徴的行動	ニーズ
	目標志向自発性の欠如	日常的な目標志向活動にかかわることができない（例：社会交流，仕事，自己管理）．儀礼的，自動的，強迫的行為以外での身体固定化	妥当な興味と適切な活動の追及を刺激
	快感消失（忍耐力の欠如）	活動完了前の興味消失，活動停止	論理的結果の為の行動指針に従うよう，支援し勇気づける

音楽療法介入法	プログラム	テクニック
目標志向活動への参加と動機付けを刺激するために快い魅力的な媒体として音楽を使用	音楽演奏（I）	器楽演奏（B） 声楽演奏アンサンブル（D） 個別の器楽指導（E） 個別の声楽指導（F）
	音楽と動き（III）	動きによる意識向上（A） ダンス（E） 音楽とエクササイズ（F）
	音楽と他の芸術の併用（IV）	音楽と美術（A） 音楽と文学（B）
	レクリエーション的音楽（V）	音楽鑑賞による意識向上（B） レクリエーション的演奏グループ（C） 余暇活動の技術開発（D）
演奏テクニックが即時・長期間の音楽による成功体験を保証し，活動への興味を強化や支援的フィードバックとなる	音楽演奏（I）	器楽演奏（B） 声楽演奏アンサンブル（D） 個別の器楽指導（E） 個別の声楽指導（F）
	音楽と動き（III）	動きによる意識向上（A）
	レクリエーション音楽活動（V）	レクリエーション的演奏グループ（C）

診断症状	臨床特徴	特徴的行動	ニーズ
自己認識の異常	自己像の歪み	人格・独自性知覚の異常	自己価値観をふさわしく発達させる機会
	自らによる方向決定および洞察の欠如	自己認識，自己の存在意義の極端な当惑・混乱，外部勢力による統制などに関する妄想	周辺環境との構築と非脅威的かかわり
			快活で安全な自律感覚；目標志向活動の経験

音楽療法介入法	プログラム	テクニック
即時・長期間の音楽による成功体験を保証する演奏テクニックを用い，感覚および社会的フィードバックを活用	音楽演奏（I）	集団による即興的器楽演奏（A） 集団歌唱療法（C） 個別の即興演奏／音楽的交流（G）
	音楽と動き（III）	動きによる交流（C） 表現的な動き（D）
演奏でリズム，形式，強弱，メロディー，和声を用い，自己と環境との交流を構築	音楽演奏（I）	集団による即興的器楽演奏（A） 器楽演奏アンサンブル（B） 集団歌唱療法（C） 声楽演奏アンサンブル（D） 個別の器楽指導（E） 個別の声楽指導（F） 個別の即興演奏／音楽的交流（G）
	音楽と動き（III）	動きによる意識向上（A） 動きによる探索（B）
作曲音楽，即興音楽，動きを通して目標志向性演奏を行う	音楽演奏（I）	器楽演奏アンサンブル（B） 声楽演奏アンサンブル（D）
	音楽と動き（III）	動きによる交流（C） ダンス（E）
	レクリエーション的音楽（V）	レクリエーション的演奏グループ（C）

診断症状	臨床特徴	特徴的行動	ニーズ
外界との関係の障がい	社会的孤立	外界とのかかわりからの離脱	社会的参加を促す活動
	内部刺激への反応による注意散漫	表現された思案と空想に没頭したり感情逃避する	快適でやる気を起こす現実的刺激

I. 統合失調症

音楽療法介入法	プログラム	テクニック
テーマ中心で集団との関わりを促す音楽活動への参加	音楽演奏（I）	集団による即興的器楽演奏（A） 器楽演奏アンサンブル（B） 集団歌唱療法（C） 声楽演奏アンサンブル（D）
	音楽心理療法（II）	支持的個別／集団音楽療法（A）
	音楽と動き（III）	動きによる意識向上（A） 動きによる交流（C）
	レクリエーション的音楽（V）	音楽ゲーム（A） 音楽鑑賞による意識向上（B） レクリエーション的演奏グループ（C） 余暇活動の技術開発（D）
現実認識を促す外部からの多感覚刺激として音楽を使用	音楽演奏（I）	集団による即興的器楽演奏（A） 器楽演奏アンサンブル（B） 集団歌唱療法（C） 声楽演奏アンサンブル（D）
	音楽心理療法（II）	支持的個別／集団音楽療法（A）
	音楽と動き（III）	動きによる意識向上（A） 動きによる交流（C）
	レクリエーション的音楽（V）	音楽ゲーム（A） 音楽鑑賞による意識向上（B） レクリエーション的演奏グループ（C） 余暇活動の技術開発（D）

診断症状	臨床特徴	特徴的行動	ニーズ
精神運動性行動の障がい	自発的動作および行為の減少	運動遅滞，不動状態	動作反応の刺激
	堅苦しさ，硬直性	小股歩行	リラックスして滑らかな動作の練習
	身体意識の欠如	身体部分の認識欠如とその部位を上手に使用できない	肯定的な身体イメージを発達させるための安全で快適な動きの活動
	型にはまった／儀礼的動作	無目的なマンネリズム，しかめ面，歩き回り，振り，姿勢	動作のマンネリ化から注意をそらし，リラックスして滑らかな動作を練習
感覚異常	幻覚[3]	外界刺激がない状況で偽性知覚に対する反応	

[3] この症状からの解放は、一般的に向精神薬によってもたらされる。しかし、音楽活動は、患者が現実を基盤とした刺激に再度集中するために用いることが可能である。

音楽療法介入法	プログラム	テクニック
導入音楽と動作テクニックを用いて動作反応を引き出す	音楽と動き（III）	動きによる意識向上（A） ダンス（E） 音楽とエクササイズ（F）
伴奏音楽に合わせた構造的な動作テクニック，ダンス，身体運動で，身体意識と機能的な動きを促す	音楽と動き（III）	動きによる意識向上（A） 動きによる探索（B） ダンス（E） 音楽とエクササイズ（F）
動作の制御，リラクゼーションの練習のため，フィードバック刺激および補助的刺激として音楽を使用する	音楽と動き（III）	動きによる意識向上（A） 動きによる交流（C）
	音楽とリラクゼーション（VI）	音楽と漸進的筋弛緩法（A） 表層リラクゼーション（B）

Ⅱ. 双極性障害、うつ病エピソード

診断症状	臨床特徴	特徴的行動	ニーズ
感情と気分の障がい	快感消失	日常活動および娯楽に対する無関心，快感消失	成功志向活動の参加
	うつ的な様子，うつ気分	悲しい顔，涙ぐむ，くよくよする，ぐったりする，またはそれらの情動（悲しく空しい気分）や状態の訴え	感情や情動の適格な識別と表現
自己認識の障がい	無気力，罪悪感	逆境や悲惨な出来事に遭ったときの過度な自己批判および責任感	気分高揚のための刺激
			成功体験を通しての肯定的フィードバック

[1] 急性うつ期間では，選んだプログラムへの参加は，自主的よりは義務的に行う必要がある。

音楽療法介入法	プログラム[1]	テクニック
即時・長期間の音楽による成功体験を促進する演奏テクニック	音楽演奏（I）	集団による即興的器楽演奏（A） 集団歌唱療法（C） 個別の即興演奏／音楽的交流（G）
感情および情動の特定するための指示的な言語交流	音楽心理療法（II）	支持的個別／集団音楽療法（A） 対話的個別／集団音楽療法（B）
テーマに感情概念を用いた表現音楽および表現運動技法	音楽演奏（I）	集団による即興的器楽演奏（A） 集団歌唱療法（C） 個別の即興演奏／音楽的交流（G）
	音楽と動き（III）	動きによる意識向上（A） 動きによる探索（B）
誘導的音楽聴取技法による感情の変容	音楽心理療法（II）	支持的個別／集団音楽療法（A） 対話的個別／集団音楽療法（B）
即時・長期間の音楽による成功体験を推進する演奏技法	音楽演奏（I）	集団による即興的器楽演奏（A） 集団歌唱療法（C） 個別の即興演奏／音楽的交流（G）

次頁に続く

診断症状	臨床特徴	特徴的行動	ニーズ
	対人関係離脱	友人や家族，職業的責任からの離脱，引きこもり	社会的参加を促す活動
	死ぬことへの専心	死・自殺思考，自殺企図	負の感情を表現するはけ口

Ⅱ. 双極性障害, うつ病エピソード

音楽療法介入法	プログラム	テクニック
音楽・動きによる交流の感覚・社会的フィードバックを用い, 自己評価を適切に行えるようにする	音楽演奏（Ⅰ）	集団による即興的器楽演奏（A） 集団歌唱療法（C） 個別の即興演奏／音楽的交流（G）
	音楽と動き（Ⅲ）	動きによる意識向上（A） 動きによる探索（B） 動きによる交流（C） ダンス（E）
	レクリエーション的音楽（Ⅴ）	レクリエーション的演奏グループ（C）
テーマ中心で集団とのかかわりを促す音楽活動への参加	音楽演奏（Ⅰ）	集団による即興的器楽演奏（A） 集団歌唱療法（C） 個別の即興演奏／音楽的交流（G）
	音楽心理療法（Ⅱ）	支持的個別／集団音楽療法（A） 対話的個別／集団音楽療法（B）
	音楽と動き（Ⅲ）	動きによる意識向上（A） ダンス（E）
	レクリエーション的音楽（Ⅴ）	音楽ゲーム（A） 音楽鑑賞による意識向上（B） レクリエーション的演奏グループ（C）
テーマに感情概念を用いた表現音楽および表現運動	音楽演奏（Ⅰ）	集団による即興的器楽演奏（A） 集団歌唱療法（C） 個別の即興演奏／音楽的交流（G）
	音楽と動き（Ⅲ）	動きによる交流（C）
言語による支持的相互関わりで, 感情および情動の表現・処理	音楽心理療法（Ⅱ）	支持的個別／集団音楽療法（A） 対話的個別／集団音楽療法（B）

次頁に続く

診断症状	臨床特徴	特徴的行動	ニーズ
	心気症的専心	過度に心身健康を懸念する	自己責任を促し，心気症の懸念から気をそらす活動
精神運動性激越，精神運動制止遅滞	睡眠障がい	不眠症，過眠症	身体運動とリラクゼーションを促す活動
	活動力減退	持続疲労感，動作緩慢	意欲を高めるような感覚刺激を与える活動

Ⅱ. 双極性障害, うつ病エピソード

音楽療法介入法	プログラム	テクニック
自信, 動機付け, ポジティブに意識集中を確立するための表現的演奏技法	音楽演奏（Ⅰ）	集団による即興的器楽演奏（A） 器楽演奏アンサンブル（B） 集団歌唱療法（C） 声楽演奏アンサンブル（D） 個別の器楽指導（E） 個別の声楽指導（F） 個別の即興演奏／音楽的交流（G）
	音楽と動き（Ⅲ）	動きによる意識向上（A） 動きによる探索（B） 動きによる交流（C） ダンス（E）
音楽を聴覚刺激として用い, 身体運動を促す	音楽と動き（Ⅲ）	音楽とエクササイズ（F）
音楽聴取と組み合わせたリラクゼーションテクニック	音楽とリラクゼーション（Ⅵ）	音楽と漸進的筋弛緩法（A） 表層リラクゼーション（B）
音楽を多感覚的外部刺激として用い, 快適で動機を高めるような現実体験を提供する	音楽演奏（Ⅰ）	集団による即興的器楽演奏（A） 集団歌唱療法（C） 個別の即興演奏／音楽的交流（G）
	音楽と動き（Ⅲ）	動きによる意識向上（A） ダンス（E）
	音楽と他の芸術の併用（Ⅳ）	音楽と美術（A） 音楽と文学（B）

次頁に続く

診断症状	臨床特徴	特徴的行動	ニーズ
	反復的な動き	手を絞るような動作，歩き回る，自身／物体をこする	
	集中困難	注意散漫，記憶不良，優柔不断，不確かさ	構造的および鎮静的な環境下で集中力を要する活動にかかわる

音楽療法介入法	プログラム	テクニック
既成音楽，即興音楽，動きを通して目標志向性演奏を行い，集中力を高める	音楽演奏（I）	器楽演奏アンサンブル（B） 声楽演奏アンサンブル（D） 個別の器楽指導（E） 個別の声楽指導（F）
	音楽と動き（III）	動きによる探索（B） 動きによる交流（C） ダンス（E）
誘導的音楽聴取を用いて，集中力を高め，言語的交流のためにテーマ中心の構造を提供する	音楽心理療法（II）	支持的個別／集団音楽療法（A）
音楽聴取と組み合わせたリラクゼーション技法	音楽とリラクゼーション（VI）	音楽と漸進的筋弛緩法（A） 表層リラクゼーション（B）

Ⅲ．双極性障害、躁病エピソード

診断症状	臨床特徴	特徴的行動	ニーズ
感情と気分の障がい	高揚気分，多幸症	過度に陽気，絶え間なく無差別に熱狂的になる	鎮静的環境下での感情表現のはけ口
			感情／情動を適切に識別，表現する
			現実認識を促す課題志向活動にかかわる

音楽療法介入法	プログラム	テクニック
テーマに感情概念を用いた表現音楽および表現運動技法	音楽演奏（I）	集団による即興的器楽演奏（A） 集団歌唱療法（C） 個別の即興演奏／音楽的交流（G）
	音楽と動き（III）	動きによる探索（B）
言語による支持的相互かかわりで，感情および情動の特定	音楽心理療法（II）	支持的個別／集団音楽療法（A） 対話的個別／集団音楽療法（B）
音楽活動の中で，現実的刺激，構造化，感情処理の制限を提供する	音楽演奏（I）	器楽演奏アンサンブル（B） 声楽演奏アンサンブル（D） 個別の器楽指導（E） 個別の声楽指導（F）
	音楽心理療法（II）	支持的個別／集団音楽療法（A） 対話的個別／集団音楽療法（B）
	レクリエーション的音楽（V）	音楽ゲーム（A） 音楽鑑賞による意識向上（B） レクリエーション的演奏グループ（C）

次頁に続く

診断症状	臨床特徴	特徴的行動	ニーズ
	気分不安定	怒りまたはうつ気分へ急速な移行	気分の安定化,急速な気分動揺をコントロールする
	興奮性	欲求不満への耐性が低い	支持的で構造化された環境で,欲求不満への耐性,対処能力および心理的リラクゼーションを向上させる

音楽療法介入法	プログラム	テクニック
言語による支持的相互関わりで，感情および情動を適格に特定し，表現する	音楽心理療法（II）	支持的個別／集団音楽療法（A） 対話的個別／集団音楽療法（B）
誘導的音楽聴取，動き，演奏技法で気分高揚のための刺激を提供する	音楽演奏（I）	集団による即興的器楽演奏（A） 集団歌唱療法（C） 個別の即興演奏／音楽的交流（G）
	音楽心理療法（II）	支持的個別／集団音楽療法（A） 対話的個別／集団音楽療法（B）
	音楽と動き（III）	動きによる意識向上（A） ダンス（E）
	レクリエーション音楽活動（V）	音楽鑑賞による意識向上（B） レクリエーション的演奏グループ（C）
言語による支持的相互かかわりで，感情および情動を適格に特定し，表現する	音楽心理療法（II）	支持的個別／集団音楽療法（A） 対話的個別／集団音楽療法（B）
音楽聴取と組み合わせたリラクゼーション技法	音楽とリラクゼーション（VI）	音楽と漸進的筋弛緩法（A） 表層リラクゼーション（B）

診断症状	臨床特徴	特徴的行動	ニーズ
目標志向活動における精神運動性激越およびその増幅	活動亢進状態,身体不穏状態	通常以上の活動力,睡眠時間の減少,圧迫的な会話	適切な身体表現のための構造化されたはけ口
			身体不穏状態をリラックスおよび鎮静化させる
	注意散漫,観念奔逸	連続的で加速的な話し方で,トピックを突然変換する	構造的および鎮静的な環境下で集中力を要する活動に関わる

音楽療法介入法	プログラム	テクニック
誘導的音楽で，建設的な身体活力のはけ口	音楽演奏（I）	集団による即興的器楽演奏（A） 集団歌唱療法（C） 個別の即興演奏／音楽的交流（G）
	音楽と動き（III）	動きによる意識向上（A） 動きによる探索（B） 音楽とエクササイズ（F）
音楽聴取と組み合わせたリラクゼーション技法	音楽とリラクゼーション（VI）	音楽と漸進的筋弛緩法（A） 表層リラクゼーション（B）
既成音楽，即興音楽，動きを通して目標志向性演奏を行う	音楽演奏（I）	器楽演奏アンサンブル（B） 声楽演奏アンサンブル（D） 個別の器楽指導（E） 個別の声楽指導（F）
	音楽と動き（III）	動きによる探索（B） 動きによる交流（C） ダンス（E）
誘導的音楽聴取を用いて，集中力を高め，言語的交流のためにテーマ中心の構造を提供する	音楽心理療法（II）	支持的個別／集団音楽療法（A）
音楽聴取と組み合わせたリラクゼーション技法	音楽とリラクゼーション（VI）	音楽と漸進的筋弛緩法（A） 表層リラクゼーション（B）

診断症状	臨床特徴	特徴的行動	ニーズ
自己認識と社会意識の障がい	慢心した自尊心,誇大的な態度	無批判的自尊心	自己評価を正しく行えるような支持的環境
	判断力の欠如	結果を考慮せずに快楽的な活動に関わる(例:散財,性的無分別行動)	安全で構造化された環境下で衝動制御,適切な意思決定,社会行動を練習する

Ⅲ. 双極性障害，躁病エピソード　321

音楽療法介入法	プログラム	テクニック
音楽・動きによる交流の感覚・社会的フィードバックを用い，適切な対人行動および適切な自尊心を確立する	音楽演奏（Ⅰ）	集団による即興的器楽演奏（A） 器楽演奏（B） 集団歌唱療法（C） 声楽演奏アンサンブル（D）
	音楽と動き（Ⅲ）	動きによる意識向上（A） ムーブメントによる探索（B） 動きによる交流（C）
	レクリエーション的音楽（Ⅴ）	レクリエーション的演奏グループ（C）
自己評価のために，言語的対話を通して見当識および非脅威的な構造を提供する	音楽心理療法（Ⅱ）	支持的個別／集団音楽療法（A） 対話的個別／集団音楽療法（B）
音楽・動きによる交流の感覚・社会的フィードバックを用い，適切な対人能力および適切な社会的判断を下せるようにする	音楽演奏（Ⅰ）	集団による即興的器楽演奏（A） 器楽演奏アンサンブル（B） 集団歌唱療法（C） 声楽演奏アンサンブル（D）
	音楽と動き（Ⅲ）	動きによる意識向上（A） 動きによる探索（B） ダンス（E）
規則の順守，他者への意識，協力を要する演奏活動を取り入れ，集団活動を通し，先導および従属という役割を体験する	音楽演奏（Ⅰ）	集団による即興的器楽演奏（A） 器楽演奏アンサンブル（B） 集団歌唱療法（C） 声楽演奏アンサンブル（D）
	音楽と動き（Ⅲ）	動きによる意識向上（A） 動きによる探索（B） 動きによる交流（C） ダンス（E）
	レクリエーション的音楽（Ⅴ）	音楽ゲーム（A） レクリエーション的演奏グループ（C）

診断症状	臨床特徴	特徴的行動	ニーズ
思考内容及び思考体系障がい	妄想思考	被害妄想表現（例：他者に見張られている，自分に危害を加えようとしている）	言語レベルまたは非言語レベルで現実検討を行う機会
	関係妄想	出来事，物事，人々が異常な意味をもつ（例：テレビ解説者が患者を冷笑する）	
	思路弛緩	話題が一つのトピックから他へ変換する	言語的・非言語的交流に向けた現実性重視とタスク構造
	言語内容の貧困さ	会話が曖昧、反復的、常同的、過度に具体的または抽象的	
	認知機能障がい	聴覚弁別障がい、記憶機能障がい	

音楽療法介入法	プログラム	テクニック
言語レベルまたは非言語レベルでの音楽課題をとおして，見当識を養う	音楽演奏（I）	集団による即興的器楽演奏（A） 集団歌唱療法（C） 個別の即興演奏／音楽的交流（G）
	音楽心理療法（II）	支持的個別／集団音楽療法（A） 対話的個別／集団音楽療法（B）
	レクリエーション音楽（V）	音楽ゲーム（A） 音楽鑑賞による意識の向上（B） レクリエーション的演奏グループ（C）
テーマ中心の言語的・非言語的交流や，代替的コミュニケーション様式を提供する音楽活動	音楽心理療法（II）	支持的個別／集団音楽療法（A） 対話的個別／集団音楽療法（B）
	レクリエーション音楽（V）	音楽ゲーム（A） 音楽鑑賞による意識の向上（B） レクリエーション的演奏グループ（C）
記憶保持や一連の作業の補助的ツール，および聴覚－知覚機能を刺激するものとして音楽を使用する	音楽演奏（I）	器楽演奏アンサンブル（B） 声楽演奏アンサンブル（D） 個別の器楽指導（E）
	レクリエーション音楽（V）	音楽ゲーム（A）
	音楽と動き（III）	動きによる探索（B） 動きによる交流（C）

Ⅳ 全般性不安障害

診断症状	臨床特徴	特徴的行動	ニーズ
慢性的不安状態，急性不安発作	筋肉緊張	振戦，筋攣縮，身震い，筋緊張，痛み／苦痛，不穏性，易疲労性	運動活力や筋緊張状態の緩和のための，身体的なはけ口
	身体症状	発汗，吐き気，下痢；過度の驚愕反応	生理的ストレス症状のコントロールおよび身体緊張と生理的緊張の緩和
	恐怖，心配の予感	不安，心配，危機感	自身を信用し，内的不安や恐れから注意をそらす経験を再保証する

Ⅳ. 全般性不安障害

音楽療法介入法	プログラム	テクニック
建設的な身体活力のはけ口として表現音楽／運動技法を用いる	音楽演奏（Ⅰ）	集団による即興的器楽演奏（A） 集団歌唱療法（C） 個別の即興演奏／音楽的交流（G）
	音楽と動き（Ⅲ）	ダンス（E） 音楽とエクササイズ（F）
音楽聴取と組み合わせたリラクゼーション技法	音楽とリラクゼーション（Ⅵ）	音楽と漸進的筋弛緩法（A） 表層リラクゼーション（B） 音楽イメージ法（C） 音楽中心リラクゼーション（D）
音楽聴取と組み合わせたリラクゼーション技法	音楽とリラクゼーション（Ⅵ）	音楽と漸進的筋弛緩法（A） 表層リラクゼーション（B） 音楽イメージ法（C） 音楽中心リラクゼーション（D）
自信や動機の確立，ポジティブな注意集中の提供のため，表現音楽／運動技法を用いる	音楽演奏（Ⅰ）	器楽演奏アンサンブル（B） 声楽演奏アンサンブル（D） 個別の器楽指導（E） 個別の声楽指導（F）
	音楽と動き（Ⅲ）	動きによる意識向上（A） 動きによる交流（C）
	レクリエーション的音楽（Ⅴ）	音楽ゲーム（A） レクリエーション的演奏グループ（C）

次頁に続く

診断症状	臨床特徴	特徴的行動	ニーズ
	警戒／疑視(集中困難, うつろな心)	過度の配慮による注意散漫, 苛立ち	快適で有意義, 集中的でストレスを緩和させる活動にかかわる

Ⅳ. 全般性不安障害

音楽療法介入法	プログラム	テクニック
即時・長期間の成功体験を促進する演奏技法	音楽演奏（Ⅰ）	集団による即興的器楽演奏（A） 器楽演奏アンサンブル（B） 集団歌唱療法（C） 声楽演奏アンサンブル（D） 個別の器楽指導（E） 個別の声楽指導（F） 個別の即興演奏／音楽的交流（G）
	音楽と動き（Ⅲ）	動きによる意識向上（A） 動きによる探索（B） 動きによる交流（C）
	レクリエーション音楽（Ⅴ）	音楽ゲーム（A） 音楽鑑賞による意識向上（B） レクリエーション的演奏グループ（C） 余暇活動の技術開発（D）
既成音楽，即興音楽，動きを通して目標志向の演奏を行い，集中力を高める	音楽演奏（Ⅰ）	器楽演奏アンサンブル（B） 声楽演奏アンサンブル（D） 個別の器楽指導（E） 個別の声楽指導（F）
	音楽と動き（Ⅲ）	動きによる交流（C） ダンス（E）
	レクリエーション音楽（Ⅴ）	レクリエーション的演奏グループ（C）
音楽聴取と組み合わせたリラクゼーション技法	音楽とリラクゼーション（Ⅵ）	音楽と漸進的筋弛緩法（A） 表層リラクゼーション（B） 音楽イメージ法（C） 音楽中心リラクゼーション（D）

次頁に続く

診断症状	臨床特徴	特徴的行動	ニーズ
	軽度〜中度のうつ状態	悲しみ，涙ぐむ，活力の欠如	気分高揚の刺激を与える

音楽療法介入法	プログラム	テクニック
誘導的音楽聴取による感情状態の変容	音楽心理療法（II）	支持的個別／集団音楽療法（A） 対話的個別／集団音楽療法（B） カタルシス的個別／集団音楽療法（C）
構造化された音楽／運動による感情反応の喚起	音楽と動き（III）	動きによる意識向上（A） 動きによる探索（B） ダンス（E）

人名索引

A

Abeles, H. F., 56, 57, 73, 98
Adelman, E. J., 243
Adler, A., 173
Adler, C. H., 59
Aebi, H. J., 192, 214, 215
Ahlskog, J. E., 59
Aiello, R., 67, 69, 70
Aigen, K., 182
Albers, L. J., 200, 202, 205, 211
Albersnagel, F. A., 134, 135
Alfert, E., 146
Altshuler, I. M., 84, 109, 117
Alvin, 241
Anderson, C. L., 243
Anderson, J. C., 231
Anderson, L. K., 130
Andrews, T., 186
Ansdell, G., 182
Anthony, W., 236
Applebaum, E., 27
Aristotle, 93
Armand, F., 71
Asmus, E., 79, 106
Aurelianus, Caelius, 93
Austrian, S. G., 215
Avdeyer, V. M., 138
Ax, A. F., 54

B

Babigan, H., 159
Bacharach, L. L., 159
Bandura, A., 37
Banks, S. M., 158
Barr, M. A., 214
Bartlett, D., 184
Basil, St., 93
Bassuk, E. L., 212, 215
Bean, K. L., 231
Bear, D. M., 28
Beck, A., 37, 130, 178
Belin, P., 27
Bell, G., 57
Benson, W., 70
Berel, M., 59
Berkowitz, L., 73
Berlyne, D. E., 14, 16-17, 19, 20, 21, 22, 23, 66, 67, 72, 75, 76, 78, 79, 92, 95, 99, 104, 105, 106, 107, 109, 111, 112, 116, 118, 120, 133, 137
Berne, 178
Bernstein, J. C., 203
Bernstein, L., 69, 70
Bever, T. G., 29
Bijou, S. W., 184
Biller, J. D., 21
Biller, O. A., 73, 84

Binder, R., 142
Blaney, P. H., 131
Boenheim, C., 99
Boffey, P. M., 215
Boltz, M., 69, 72, 83
Bonny, H., 178, 182, 244, 245
Borchgrevink, H. M., 70
Borsa, D. M., 22
Bouchard, B., 73
Bower, G. H., 130, 131, 144
Boxberger, R., 162
Boyle, D., 69, 75, 98, 121
Bradshaw, J., 27
Brant-Zawadski, M., 30
Braswell, C.,163, 165, 219, 236, 239
Breen, T., 21
Bregman, A., 104, 107, 108, 112
Brickman, H. R., 57
Bright, R., 75, 98
Brink, S., 159, 160
Briserdeh, A., 253
Brooks, D., 236
Broucek, M., 242
Brunell, L. F., 243
Bruscia, K., 164, 172, 173, 176, 177, 180, 181, 182, 224, 237, 240, 241, 245, 247
Bryant, D., 179
Bull, D., 71
Burke, M., 132
Butler, D., 71

C

Caffery, E. M., 215
Caldwell, A. E., 193

Campbell, R., 253
Campbell, W., 70
Cantor, J. R., 74
Carey, E., 134
Carlson, J. G., 117
Carnevale, J. D., 132
Carter, S., 98, 109, 114
Casey, T., 159
Cassiodorus, 93
Cassity, J., 76, 228, 243
Cassity, M., 76, 228, 243
Castelli, J., 117
Cattell, R. B., 231
Cesarec, Z., 18, 73, 84, 85, 146
Chadwick, D. M., 59
Chang, H. W., 71
Chiarello, R. J., 29
Choi, B. C., 164
Chomsky, N., 70
Clair, A. A., 110
Clark, C. A., 59
Clark, D. M., 131, 134, 135, 143
Clarkin, J., 216
Claussen, D., 23
Cloud, J., 155
Clynes, M., 21
Coffman, D., 79, 106, 110
Cofrancesco, M., 58
Cohen, A. J., 75, 81, 82
Cohen, G., 238
Cohen, J., 234
Cook, M., 166
Corey, G., 121
Corsini, R., 176, 179, 180, 181

Cotton, E., 60
Cox, J. F., 158
Craill, L., 134
Cross, P., 58
Crowe, B., 187
Crozier, J. B., 18

D

Dainow, E., 53, 57
Darwin, 69
David, A. S., 61, 129, 147
Davidson, R. J., 140
Davis, J., 153
Davis, W. B., 137, 138, 144, 162
Davison, G. C., 230
Day, R., 70
Decuir, A., 163, 236
De L'Etoile, S. K., 132, 133
DeLong, G. R., 41
Demany, L., 71
Denes, G., 18
Dennis, D. L., 155
Derryberry, D., 132
Deutsch, D., 70
Deutsch, G., 27
Dewey, J., 14, 118
Diller, L., 59
Diserens, C. M., 53
Domesick, V., 31
Dorow, L., 166, 222
Droh, R., 184
Duncan, J., 227

E

Eagle, C. T., 21, 41
Easterbrook, J. A., 143
Eben, E., 61, 146, 235
Eckert, M., 79, 106
Egel, A., 27
Egeler, S., 237, 238
Ehrlich, V., 109
Eich, E., 132
Eifert, G., 134, 135, 144
Ekman, P., 36, 147
Elam, R. W., 73
Ellis, A., 178
Emery, G., 130
Erikson, E., 173
Evans, A. C., 23

F

Farkas, M., 236
Farnan, L. A., 59
Farnsworth, P. R., 74
Feder, B., 93, 94, 142
Feder, E., 93, 94, 142
Fedio, P., 28
Feirtag, M., 31
Fiedler, K., 130
Fields, B., 58
Fisher, S., 21, 73, 74, 235
Floyd, J., 184
Fogarty, F. J., 130
Frances, A., 216
Fray, P., 25, 26
Freeman, S., 161
Freethy, M., 166
Freud, S., 94, 173, 176, 180

Fried, R., 73

G

Gabrielsson, A., 73
Gagnon, L., 73
Galaburda, A. M., 28
Galizio, M., 83
Gallup G., Jr., 117
Gardner, H., 18
Gaston, E. T., 41, 54, 72, 95, 103, 129, 142, 254
Gates, A., 27
Geller, J. L., 161
Gerber, R., 187
Gericke, O. C., 238
Geschwind, N., 28
Gfeller, K., 23, 27, 79, 106, 110, 112, 143, 146, 162
Giacobbe, G. A., 84
Gilbert, J. P., 96
Gillam, R. B., 66
Gilligan, S. G., 130, 131
Gitlin, M. J., 192, 212, 214, 215, 216
Glasser, 178
Goellnitz, G., 60
Goering, P., 161
Goldberg, F., 142, 144
Goldstein, A., 24, 30, 33, 34, 138
Gonzalez, P., 132
Gordon, B., 153
Gottselig, J. M., 68, 73, 75, 76, 77, 80
Greenberg, L., 131
Greenberg, R., 21, 73, 74, 235
Greer, R. D., 21, 222
Gregory, D., 226, 240

Guyton, A. C., 32

H

Haack, P., 72, 98
Hadley, T. R., 159
Hahn, R. K., 200, 202, 205, 211
Hale, W. D., 130
Halleran, P. W., 61
Halligan, P. W., 129, 147
Hanser, S., 185, 222, 242
Hargreaves, D. J., 97, 98, 106
Harrer, G., 55, 133
Harrer, H., 55
Hatfield, E., 117
Hauck, L. P., 185
Healey, B., 232
Hedden, S. K., 18
Heilman, K. M., 28
Heiman, J. R., 159
Heller, J., 70
Helm, N., 68
Hemphill, B, J., 221, 223, 230
Henderson, S. M., 142
Hendrick, C., 83
Hernandez-Peon, R., 22, 56
Hertel, G., 132
Hevner, K., 73, 76
Heyduck, R. G., 106
Higgs, G., 115
Hodges, D. A., 30, 53, 54, 92, 109, 117, 133, 138
Hodgson, R., 37
Hogarty, G. E., 215
Holdsworth, E., 57

Holleran, S., 133
Hummelsheim, H., 57, 59
Humphrey, T., 236
Hurt, C. P., 60

I
Imhoff, S., 27
Isen, A. M., 131, 132
Iversen, S., 25, 26
Izard, C., 130

J
Jackson, L. J., 243
Jacobs, K., 236
Jacobson, E., 55
Jacobson, H., 132
Jellison, J., 73
Jones, M. R., 133
Joseph, L. W., 157
Jung, C., 173
Jusczyk, P. W., 71
Juslin, P. N., 73

K
Kagan, J., 130
Kamien, R., 78
Kamis-Gould, E., 159
Kanas, N., 214, 253
Kantra, S., 69
Kaplan, H., 198, 200, 201, 207
Karp, L., 131
Kaufman, D., 184
Kavanagh, D. J., 132
Kazarian, S. S., 157

Keisler, C. A., 159
Kellogg, J., 244
Kemper, T., 36
Kenealy, P. M., 132
Kentish, J., 132
Kenyon, G. P., 57
Kerr, N, L., 132
Kety, S., 33, 195
Kiesler, D. J., 159, 242
Kikuzawa, S., 154
Kirkpatrick, J., 184
Klett, C. J., 215
Kline, P., 231
Knapczyk, D., 60
Koegel, R., 27
Koh, S. D., 235
Kohut, H., 99
Konecni, V. J., 73, 74
Koshland, G., 59
Krebaum, S. R., 243
Kreitler, H., 67, 70, 75, 77, 78, 92, 96, 97, 99, 100, 104, 106, 107, 109, 110, 111, 112, 113, 115, 116, 119, 120, 121, 122, 123, 137
Kreitler, S., 67, 70, 75, 77, 78, 92, 96, 97, 99, 100, 104, 106, 107, 109, 110, 111, 112, 113, 115, 116, 119, 120, 121, 122, 123, 137
Kreth, E., 253
Kruger, L., 32
Krumhansl, C. L., 67, 68, 71, 77, 112
Kuno, K. A., 157

L

Laborit, H., 193
Lacey, B. C., 54
Lacey, J., 54, 253
Lamb, H. R., 159, 215
Lamendella, J. T., 28, 31, 32
Lancee, W., 161
Lane, R. D., 130, 131, 140
Lang, P., 36
Langdon, G. S., 166
Lange, E., 133
Langer, S., 72, 117, 136, 145
Lathom, W., 103, 163, 165, 220, 224
Lazarus, R., 16, 139, 242
Ledoux, J. E., 32
Levenson, R. W., 82
Levin, B. L., 160
Levy, J. S., 156
Liemohn, W. P., 60
Linehan, M., 35, 130
Linn, M. W., 215
Lipe, A., 246
Litchman, M. D., 27
Loewy, J., 241
Lucia, C., 58
Lutfey, K., 158

M

MacLean, P. D., 31
MacLeod, A. K., 132
Madsen, C. K., 21, 222
Mandler, G., 14, 15-17, 25
Maranto, C., 163
Marin, O. S. M., 68
Marquardt, T. P., 66
Marshall, P., 159
Marteniuk, R. G., 22, 56
Martin, A., 68
Martin, F. N., 66
Martin, P., 134, 135, 185
Maslow, A., 180
Mathews, A. M., 132
Maultsby, M., 178,179, 180
Maxmen, J. S., 194, 201, 205, 206, 211
Mazziotta, J. C., 30
McCabe, S. B., 157
McCurdy, 14
McDonel, E. C., 154
McDougall, W., 20
McFarland, R. A., 73, 80, 235
McGinty, J., 163
McGrew, J. H., 154, 157
McIntosh, G. C., 57, 60, 138
McIntosh, K. W., 27
McLeish, J., 115
McLellan, M., 58
McMichael, R. E., 231
McMullen, P., 17, 18, 20, 136
McNiel, D., 142
Meichenbaum, D., 37
Melzack, R., 96
Menditto, A. A., 155
Merriam, A. P., 75, 76, 92, 93, 95, 96, 97, 98, 142
Meyer, E., 23
Meyer, L., 14-17, 25, 67, 70, 71, 72, 75, 76, 77, 78, 92, 96, 99, 104, 105, 110, 111, 112, 113, 114, 115, 118, 120, 121,

133, 136, 137
Michel, D. E., 163, 219, 224
Migliore, M. J., 227, 234
Miller, K., 59
Milner, P., 32
Miluk-Kolasa, B., 184
Mishkin, M., 28, 32
Mitchell, O., 159
Monga, M., 58
Monga, T., 58
Monteiro, K. P., 131
Moore, J. R., 231
Morris, M. E., 59
Morris, L. W., 73
Morrongiello, B. A., 71
Morschauser, P. C., 158
Morton, T. L., 159
Mosey, A. C., 245
Munro, S., 75, 96
Murphy, K. M., 226

N

Nadel, L., 130, 131, 140
Nauta, W., 31
Neale, J. M., 230
Nettl, B., 69, 92, 94, 95, 96
Neuhof, J., 132
Newman, B., 24, 134
Nichols, J., 241
Nielzen, S., 18, 73, 84, 85, 146
Nolte, D., 31, 33
Nordoff, P., 103, 182, 240
Norman, D., 30
North, A. C., 97, 98

Noy, P., 94

O

O'Briant, M. P., 74
O'Brien, S., 161
O'Connor, C., 134
Okin, R. L., 154
Olds, J., 21, 32
Oleron, G., 57
Olsen, P. J., 21
Olvera, G., 159
Orgel, M., 59
Orton, N. R., 21
Owens, R. E., Jr., 66

P

Pandiani, J. A., 158
Panzarella, R., 21
Papez, J. W., 30
Parnwell, M., 60
Parrott, A. C., 81
Parsons, L. M., 23
Pasqualetti, P., 23, 138
Patel, H., 23, 138
Patterson, C. H., 57
Patterson, L., 253
Pattison, E., 253
Paul, D. W., 98
Paul, G. L., 155
Pavlicevic, M., 227, 229, 233, 234, 237, 240, 241
Pearson, J., 166
Peretti, P. O., 21
Peretz, I., 68, 73, 76, 80

Perilli, G. P., 61, 180
Perls, 181
Perry, D. W., 68
Pert, C., 187
Pescosolido, B. A., 154, 158
Peters, J. S., 162
Peterson, D. A., 138
Phelps, M. E., 30
Phelps, R., 243
Piaget, J., 281
Piagnatiello, M. F., 134
Pike, A., 21
Pilon, M. A., 27
Plach, T., 76, 97, 100, 123, 142
Plato, 93
Plutchik, R., 20, 117
Poliakov, G., 24
Prebluda, I., 237
Pribram, K. H., 32, 66, 69, 71, 72, 80
Priestley, M., 177, 241, 254
Pulliam, J. C., 237

R

Rachman, S., 16, 24, 35, 36, 37, 38, 39, 130, 131, 134, 146
Radocy, R., 69, 75, 98, 121
Raith, L., 61, 84, 146, 235
Raymond, G., 59
Reardon, D. M., 57
Reed, K., 172
Reed, S., 159
Reineke, T., 79
Reinhardt, U., 133
Reist, C., 200, 202, 205, 211

Rice, R. R., 60
Rider, M., 184
Rieber, M., 57
Robbins, C., 103, 182, 240
Roberts, T. K., 243
Robinson, W. L., 232
Roederer, J., 24, 25, 30, 32, 69, 73, 75, 77, 79, 80
Rogers, 181
Rogers, M., 253
Rohrbacher, M., 224
Rosenheck, R., 154
Rosenhan, D., 183
Rosenstiel, A. V., 18
Rossini, P. M., 23, 138
Rossnagl, G., 61, 146, 235
Rothbard, A. B., 157
Rothbart, M. K., 132
Routtenberg, A., 33
Ruiz-Caballero, J. A., 132
Rush, A. J., 130
Russell, P. A., 97, 98
Rusting, C.L., 132
Ruud, E., 183

S

Sachs, C., 95
Sadock, B., 198, 200, 201, 207
Safran, J., 131
Safranek, M., 59
Sage, G., 58
Salustri, C., 23, 138
Sanides, R., 28
Saunders, D., 231

Savary, L., 182
Scalenghe, R., 226
Scartelli, J., 57
Schachter, J., 54
Schachter, S., 54
Schauer, M. L., 57
Schenk, L., 28
Scherer, K., 36, 147
Schinnar, A. H., 157
Schoen, M., 21
Schoonover, S. C., 212, 215
Schulkind, M., 69
Schwartz, H. D., 28
Scovel, M., 187
Sears, W. W., 57
Seashore, C. E., 103, 137
Seligman, M., 183
Semenza, C., 18
Sergent, J., 23
Shalker, T. E., 131
Shatin, L., 21, 57, 74, 145
Shaw, B. F., 130
Shears, G., 235
Sheridan, E. P., 161
Shklovskij, 109
Shupe, J., 159
Siegel, B., 187
Silver, S. E., 57
Silverman, J., 18
Simonov, P. V., 25
Skinner, B. F., 184
Slattery, W. S., 73
Sloboda, J. A., 72, 73, 74, 92, 99, 112, 115, 133, 142

Smeijsers, 182
Smeltekop, R., 184
Smith, B., 92
Smith, C. A., 73
Snyder, F., 159
Solomon, P., 153, 157, 161
Somerville, P., 237
Sopchak, A. L., 74
Sparks, R., 68
Spencer, P., 134, 135, 143
Spiegel, R., 192, 214, 215
Spintge, R., 184
Springer, S. P., 27
Standley, J., 56
Stastny, P., 166
Stein, J., 234
Steinberg, R., 61, 84, 146, 234, 235
Stephan, K. M., 23, 138
Sternberg, R. J., 108, 111
Stevens, E. A., 21, 57
Stone, J. L., 158
Stratton, V. N., 56
Strickland, B. R., 130
Strosahl, K., 35, 130
Strunk, D., 93, 94
Sullivan, 242
Sundel, M., 213
Sundel, S., 213
Sunshine, J., 32
Sutherland, G., 24, 37, 38, 134, 143
Sutton, K., 59, 236
Swartz, M. S., 162
Swenson, K., 21

T

Tame, D., 93

Tanguay, P., 41

Tato, P., 132

Taylor, D., 184, 220

Taylor, R., 38

Teasdale, J., 38, 130, 131, 134, 135, 143

Tecchio. F., 23, 138, 142

Tessler, R. C., 155

Thales, 93

Thaut, M. H., 23, 27, 38, 57, 59, 60, 129, 132, 133, 137, 138, 139, 141, 142, 144, 145, 162

Thayer, J. F., 82

Thayer, R. E., 117

Theuer, T., 132

Thorning, H., 166

Thorpe, L. A., 71

Trehub, S. E., 71

Trevarthen, C., 227, 233, 237, 241

Trevor, P. F., 157

Trunk, B., 73

Tucker, D., 140

Tyson, F., 162, 165, 166, 177, 254

U

Ungerleider, L. G., 28

V

Van den Daele, L., 232

Van Den Hurk, J., 182

Van de Wall, W., 99, 219

Velten, E., 134

Vitz, P. C., 18

Vomberg, E., 58

W

Wallace, W. T., 23

Walsh, S. F., 161

Ward, N., 194, 201, 205, 206, 211

Warja, M., 177

Warja-Danielsson, M., 237

Wasylenki, D., 161

Watson, J., 20, 253

Watson, R. T., 28

Watts, R., 35

Wedding, D., 176, 178, 179, 180, 181

Wedin, L., 18

Weil, A., 187

Weld, H. P., 53

Wells, N. F., 233

Wheeler, B., 74, 163, 164, 171, 254

Wigram, T., 229, 240, 241

Wilbanks, W. A., 74

Wilbur, K., 189

Williams, G., 166

Wilson, B. L., 227, 228, 240

Winner, E., 70, 71, 72, 73, 92, 115, 117, 118, 145

Wintle, R. R., 81

Wohl, T., 253

Wolberg, L, R., 253, 254

Wolfe, D., 110, 166

Wolpe, J., 36, 55

Wright, E. R., 154, 158

Wright, R. G., 158

Wundt, G., 20

Y

Yalmon, I. D., 253, 254
York, E., 246

Z

Zajonc, R. B., 16, 36, 130, 139
Zakharova, N. N., 138
Zalanowski, A., 56
Zatorre, R., 23, 27
Zillman, D., 74
Zukav, G., 186
Zuskar, D. M., 161
Zwerling, I., 45, 97, 99, 121, 141, 142, 145

事項索引

A

アカンパニメント（伴奏）
Accompaniment 270－272
バックグラウンド background 270, 272, 274, 275
カタルシス的刺激 catalytic stimulus 270, 274, 276
内面的 content 271, 276
ダンス dance 271, 276
指示的 designative 271, 273
写実的 representational 271, 273, 274, 276
タイミング・キュー（合図）timing cue 270, 273, 274, 275
活動療法 Activity therapy 254
音楽療法としての music therapy as 163, 171
思春期の精神科の患者 Adolescent psychiatric clients 142
音楽と宣伝 Advertising, music and 78, 81
美的距離 Aesthetic distance 122
美的対象物，特性 Aesthetic objects, special properties 122－124
音楽における情動と覚醒 Affect and arousal in music 13－23
情動変容と行動変化と音楽 Affect modification and behavioral change and music 35-39, 73－74
認知的再適応 cognitive reorientation 143－144
感情処理と感情学習 emotional processing and emotional learning 145－146
社会的学習 social learning 141－143
行動学習と修正における情動行動 Affective behavior in behavior learning and change 130-132
情動反応 Affective response 139
全米音楽療法協会 American Music Therapy Association 165, 220
分析的音楽療法 Analytical music therapy 177－178, 255－256
音楽の不安／リラクゼーション状態に対する効果 Anxiety/relaxation states, effect of music on 21, 55－56
音楽鑑賞意識の向上 Appreciation awareness, music 282, 295, 299, 309, 315, 317, 323, 327
覚醒，情動，報酬 Arousal, affect, and reward 20－22
音楽の覚醒に影響を与える属性 Arousal-influencing properties of music 22
アセスメント，査定 Assessment 219-247

行動／認知／多面的療法 behavioral/ cognitive/ multimodal therapies　242－243
面接法 interviewing　221－222
方法 methods　221－223
モデル models　230－240
音楽行動 music behaviors　226－230
音楽能力，関心，嗜好 musical abilities, interests, and preferences　238－239
非音楽行動 nonmusic behaviors　226－230
観察法 observing　222
精神力動的／洞察的志向療法 psychodynamic/insight-oriented therapies　240－242
心理学的 psychological　223
心理社会的能力 psychosocial abilities　236－238
論理的根拠 rationale　223－226
既存情報の再調査 reviewing existing information　223
検査 testing　223
治療哲学 treatment philosophy　239－240
注意力のコントロール Attention, control over　108－109
自閉症 Autism　27, 41
自律神経系 Autonomic Nervous System (ANS)　16-17, 53－56, 198, 199, 211, 221
音楽刺激と music stimuli and　53

B

音楽における行動修正，行動変容 Behavior modification, music in　21－22, 130
双極性障害 Bipolar disorder　201, 202, 203
うつ病エピソード depressive episode　203, 306－313
躁病エピソード manic episode　202, 314-323
ボニー式音楽によるイメージ誘導法 (GIM) Bonny Method of Guided Imagery and Music (GIM)　178, 182, 244-245
脳　Brain：ブローカ失語症 Broca's aphasia　27
前脳ドパミン経路 forebrain dopamine pathways　26
視床下部 hypothalamus　25
左脳 left brain　26－30
左脳の損傷 left-brain damage　27
左半球の病変 lesions to left hemisphere　68
辺縁系脳構造 limbic brain structures　27－33
辺縁系前脳部　limbic forebrain　26
辺縁系機能 limbic function　80
辺縁系と脳の報酬系 limbic system and brain reward　30－35
音楽刺激と半球での情報処理 music stimuli and hemispheric processing　26－30
連続的情報処理 processing, sequential mode　26
同時的情報処理 processing, simultaneous mode　26

報酬系 reward system　25, 33
右脳 right brain　26−30
右脳の損傷 right-brain damage　27

C

カタルシス志向音楽療法 Catalytic music therapy　268−269, 329
中枢神経系 Central Nervous System (CNS)　13, 16, 22, 24, 34, 40, 53−56, 198, 199, 211
　音楽刺激と music stimuli and　53
　情報処理、音楽刺激と processing, music stimuli and　23−35
　中国文明の中の音楽 Chinese culture, music in　93
　治療的介入 Clinical intervention 289-329
　認知 Cognition　113−116
　変化をもたらす altering　130
認知的、情動的行動と療法プロセスにおける重要性 Cognitive and affective behaviors and relevance to therapy processes　35-39
認知行動変容 Cognitive behavior modification　35
　療法 therapy　178−180
気分と感情により影響を受ける認知機能 Cognitive functions influenced by mood and emotion　130−132
認知療法 Cognitive therapy　178
照合的属性 Collative properties　18, 39, 41, 118, 136
地域基盤の音楽療法プログラム Community-based programs in music therapy　165
地域精神保健センター条例 Community Mental Health Center Act (CMHC)　153, 154
近接性による連想　Contiguity, association by　75, 120
逆転移 Countertransference　176
創造的音楽療法 Creative Music Therapy 182
文化的慣習、シンボル　Cultural conventions, symbols　76, 77

D

ダンス Dance 276-277, 293, 299, 301, 305, 309, 311, 313, 317, 319, 321, 325, 327, 329
別の施設への入所である退院 Deinstitutionalization as transinstitutionalization　154-159
　犠牲にする、迫害する victimization 156
うつ病 Depression　203-209
差異のある神経学的過程 Differential neurological processing　138
慣れからの解放 Dishabituation　109−110
絵画 Drawing　279

E

初期的な文明における音楽　Early civilization, music in　69
生態学的属性 Ecological properties　18, 39, 44, 136
経済とメンタルヘルス（保健）

Economics and mental health 159－160, 208
エジプト文明における音楽 Egyptian culture, music in 93
筋電図（EMG）を通しての研究 Electromyograph (EMG) studies 56, 59
音楽と情動と覚醒 Emotion and arousal, music and 13-18
精神障がいの状態における音楽の感情的な効果 Emotional effects of music in psychopathological states 84-85
感情学習，の段階 Emotional learning, hierarchy of 145, 146
音楽における感情的意味 Emotional meaning in music 17－18
音楽と感情反応 Emotional response, music and 72－74, 84, 105, 106, 145－146
感情状態の分類 Emotional states, classification 18-20
の影響 influence of 132
エネルギーシステム Energy systems 187
エクササイズ，音楽と Exercise, music and 58, 277, 299, 305, 311, 319, 325
探索的な行動 exploratory behavior 22, 111
表現主義的な姿勢，音楽と感情 Expressionistic posture, music and emotion 118
（他の）表現芸術，音楽と Expressive arts (other), music and 78, 81, 279－280, 299, 311
表現的な動き Expressive movement 275, 301
音楽以外の連想 Extramusical associations 120

F
感情移入 Feeling into 123
音楽と映画 Films, music and 76, 81, 82
造形芸術，音楽と Fine arts, music and 279, 299, 311

G
ゲーム，音楽 Games, music 281, 295, 303, 309, 315, 321, 323, 325, 327
全般性不安障害 Generalized anxiety disorder 324－329
高齢者患者 Geriatric patients 75, 205
ゲシュタルト療法 Gestalt therapy 77, 112－113, 181
ギリシャ文明における音楽 Greek culture, music in 93
集団歌唱療法 Group singing therapy 261－262, 293, 295, 301, 303, 307, 309, 311, 315, 317, 319, 321, 323, 325, 327

H
頭部外傷 Head trauma 58
医療保険 Health insurance 160
快楽的な価値 Hedonic value 21, 44, 105, 118, 136, 140
療法的な媒体としての音楽の歴史 History of music as a therapeutic agent 93－94, 162-166
感情表現として as an expression of

emotion　96－97
ホームレスと精神医療のケア
　　Homelessness and mental health care　155

I
偶像性 Iconicity　77
同一視 Identification　123
イメージ法、音楽による Imagery, music　286, 325, 327
即興演奏 Improvisation　177, 182, 260
自立した生活への準備 Independent living, preparing for　160
個別の器楽指導 Individual instrumental instruction　263－264, 299, 301, 311, 313, 315, 319, 323, 325, 327
個別の即興演奏／音楽的交流
　　Individual music improvisation/interaction　265, 293, 295, 301, 307, 309, 311, 315, 317, 319, 323, 325, 327
個別の声楽指導 Individual vocal instruction　264－265, 299, 301, 311, 313, 315, 319, 325, 327
洞察の音楽療法 Insight music therapy:
　　再構築的目標 reconstructive goals　163, 171, 255
　　再教育的目標 reeducative goals　163, 171, 255
集団による即興的器楽演奏
　　Instrumental group improvisation　260, 293, 295, 301, 303, 307, 309, 311, 315, 317, 319, 321, 323, 325, 327
器楽演奏アンサンブル Instrumental performance ensemble　261, 301, 303, 311, 313, 315, 319, 321, 323, 325, 327
交流的音楽療法 Interactive music therapy　265, 293, 295, 307, 309, 315, 317, 321, 323, 327
音楽に本来備わっている意味
　　Intrinsic meaning in music　70
同質の原理 Iso-principle　84, 145

L
言語としての音楽 Language, music as　133
音楽と言語構造 Language structures, music and　69
余暇活動 Leisure-time activities　161
　　計画 planning　161
　　技能開発 skill development　283, 299, 303, 327

M
躁うつ病（患者）Manic-depressive　201
音楽における意味 Meaning in music　115－116, 120
音楽の反応を取り次ぐ機能
　　Mediating response, music's function in　23
医療費 Medical costs　159－160
薬物治療 Medications
　　抗不安薬 antianxiety　209－211（表：210）
　　抗痙攣剤 anticonvulsants　202
　　抗うつ薬 antidepressants　203－209（表：204）
　　抗精神病薬 antipsychotics　194－200（表：196, 197）

非定型抗うつ剤 atypical antidepressants　206-208
費用 cost of　160
モノアミン酸化酵素阻害薬（MAOIs）monoamine oxidase (MAO) inhibitors　206（表）
気分に影響を与える mood-altering　33
精神安定剤 mood stabilizing　200-203
〜と音楽療法 and music therapy　211-217
向精神薬 psychotropic　60
選択的セロトニン再取り込み阻害薬（SSRI）selective serotonin reuptake (SSR) inhibitors　203-205
三環系抗うつ剤 tricyclic antidepressants　205-206
理論，モデル Models
　アセスメント assessment　230-240
　行動主義的 behavioral　175, 184-186
　生医学的 biomedical　175, 183-184
　認知主義 cognitive　174, 178-180
　ホリスティック（全人的）holistic　175, 186-188
　動機のホメオスタシスモデル homeostatic model of motivation　106-107, 119
　人間主義的／実存主義的 humanistic/existential　174, 180-183
　即興演奏による音楽療法アセスメント improvisational music therapy assessment　237

　統合 integrative　39-40
　神経生理学的 neurophysiological　132
　神経心理学的 neuropsychological　58
　情動修正を使った精神医学分野の音楽療法 psychiatric music therapy using affect modification　139
　精神力動学的 psychodynamic　173-178
音楽への気分／感情反応 Mood/emotional responses to music 20-21, 36-38, 76, 116-122, 132, 139
気分誘導方法 Mood-induction procedure　38, 139, 140, 149-150; as treatment for depression　140
モスリハビリテーション病院 Moss Rehabilitation Hospital　60
動機づけと感情 Motivation and emotion　25-30
運動活動 Motor activity　57
　学習 Learning　56-60
　リハビリテーション rehabilitation　56-60
　リズム rhythm　59-60
　技術遂行 skill performance　59
ムーブメントによる意識向上 Movement awareness　272-273, 293, 295, 299, 301, 303, 305, 307, 309, 311, 317, 319, 321, 323, 327, 329
　探索 exploration　273-274, 301, 305, 307, 309, 311, 313, 315, 319, 321, 323, 327, 329
　相互関わり interaction　274-275, 293, 295, 301, 303, 305, 309, 311, 313, 319, 321, 323, 325, 327

事項索引 | *347*

音楽と music and 270-278, 293, 295, 297, 299, 301, 303, 305, 307, 309, 311, 313, 315, 317, 319, 239, 321, 323, 325, 327, 329
複数段階化 Multileveledness 122
筋弛緩訓練 Muscle relaxation training 285, 295, 305, 311, 313, 317, 319, 325, 327

N

精神疾患全国連合 National Alliance for the Mentally Ill 160
国の精神保健機関 National Institute of Mental Health 155
神経情報処理と音楽 Neural information processing and music 23−25
感情の神経的基盤 Neural substrates of emotion 30−35
神経生理学 Neurophysiology 12, 29
非指示的情報の処理と音楽 Nonreferential information processing and music 118
音楽と非指示的な意味 Nonreferential meaning, music and 70
音楽と非言語 Non-speech, music and 78−85

P

パーキンソン様症状，薬剤性パーキンソニズム Parkinson-like symptoms 198, 199, 212
患者の権利 Patient's right 153
知覚 Perception 111-113, 136
　促進する経験 enhancing experiences 23
　音楽外の変数 extramusical variables 137
　音楽内部の変数 intramusical variables 133
　音楽と music and 22
　神経処理 neural processes 23
レクリエーション的音楽演奏グループ Performance groups, recreational music 282
音楽演奏 Performing music 260−265, 293, 295, 297, 299, 301, 303, 307, 309, 311, 313, 315, 317, 319, 321, 323, 325, 327
　プロセス重視 process oriented 260, 261, 265
　成果重視 product oriented 261, 262, 263, 264
人間中心療法 Person-centered therapy 182
人相学 Physiognomics 77
音楽刺激への生理的反応 Physiological responses to music stimuli 56
詩，音楽と Poetry, music and 78, 279−280
準備姿勢 Preparatory set 110, 122
原始文明における音楽 Primitive cultures, music in 69
漸進的筋弛緩法訓練 Progressive muscle relaxation training 285, 295, 305, 311, 313, 317, 319, 325, 327
散文，音楽と Prose, music and 78, 279-280
精神科領域における音楽療法

Psychiatric music therapy　84-85
精神疾患を持つ受刑者 Psychiatric prisoner-patients　133, 142
心理生物学 Psychobiology　12, 29
心理生物学的反応 psychobiological response　118
心理学的テスト Psychological inventories　223
精神薬理学 Psychopharmacology　192－217
心理生理学的属性 Psychophysical properties　17, 39, 136
心理生理学的反応 Psychophysiological responses　21
心理療法，音楽 Psychotherapy, music　266－269, 293, 295, 297, 303, 307, 309, 313, 315, 317, 319, 321, 323, 329

R
論理行動療法 Rational behavioral therapy　178
論理情動行動療法 Rational Emotional Behavioral Therapy　178
現実療法 Reality therapy　178
再構築的目標，洞察的音楽療法 Reconstructive goals, insight music therapy　163
再構築的音楽療法 Reconstructive music therapy　255－256
レクリエーション音楽 Recreational music　281－283, 295, 297, 299, 301, 303, 309, 315, 317, 321, 323, 325, 327
再教育的目標，洞察的音楽療法 Reeducative goals, insight music therapy　163
再教育的音楽療法 Reeducative music therapy　255
リラクゼーション，音楽と Relaxation, music and　144, 285－287, 295, 305, 311, 313, 317, 319, 325, 327
音楽中心 music-centered　287, 325, 327
音楽と宗教 Religion, music and　95－96
回転扉症候群 Revolving door syndrome　161

S
統合失調症 Schizophrenic disorders　160, 193, 198, 214, 215, 216, 292－305
彫刻 Sculpting　279
音楽を選択する Selecting music　122
選択的注意と抽出 Selective attention and abstraction　22
セトルメント音楽学校 Settlement Music School　59
副作用 Side effects
　抗うつ薬 antidepressants　205（表）
　抗精神病薬 antipsychotics　198, 199（表）
　錐体外路 extrapyramidal　198, 200, 212－213
　リチウム lithium　201（表）
　モノアミン酸化酵素阻害薬（MAOIs）MAO inhibitors　207（表）
　音楽療法士の対応 music therapist response to　211－214
社会的慣例と音楽 Social institutions and music 98-100
音楽と言語 Speech, music and　67－78

事項索引　*349*

州立病院 State hospitals　154
　音楽療法士の雇用者 as employers of music therapists　163
刺激処理 Stimulus processing　14
刺激属性 Stimulus properties　14, 17
　照合的 Collative　18, 38, 41, 118, 136
　生態学的 Ecological　18, 44-45, 136
　心理物理的 psychophysical　17, 40, 136
脳卒中患者 Stroke patients　59
音楽と超自然的な力 Supernatural powers, music and　95－96
支持的音楽療法 Supportive music therapy　254, 266, 293, 295, 303, 307, 309, 313, 315, 317, 319, 321, 323, 329
表層リラクゼーション Surface relaxation　285-286, 295, 305, 311, 313, 317, 319, 325, 327
シンボルとしての音楽 Symbol, music as a　74-78

T

遅発性ジスキネジア Tardive dyskinesia　195, 198
音楽療法の技法と活動 Techniques and activities, music therapy　36
行動療法 behavior therapy　143
終末期の患者 Terminally ill patients　75
テスト（検査）Tests
　聴覚投影法 auditory projective　231
　Bass Famous Saying　235
　ベックうつ評価尺度 Beck Depression Inventory　228, 229
　簡易精神症状評価尺度 Brief Psychiatric Rating Scale　227
　敵意性尺度 Buss-Durkee Hostility Scale　235
　通院治療クライエント査定　238
　人物画テスト Draw-a-Person　235
　表現芸術グループ査定 Expressive Arts Group Assessment　237
　機能の全体的評定尺度 Global Assessment of Functioning Scale　227
　ハミルトンうつ病評価尺度 Hamilton Rating Scale for Depression　227, 234
　即興演奏評定プロフィール Improvisational Assessment Profiles　240
　音楽的経験指標 Index of Musical Experience　233
　知能テスト intelligence　223
　IPAT音楽嗜好性格検査 IPAT Music Preference Test of Personality　232
　ミネソタ多面人格目録検査 Minnesota Multiphasic Personality Inventory　223
　精神病患者の音楽／活動療法摂取評価 Music/Activity Therapy Intake Assessment for Psychiatric Patients　236, 239
　即興演奏評価 Music Improvisation Rating　233, 237
　音楽投影法 music projective　231－232
　音楽心理療法査定 Music Psychotherapy Assessment　231
　音楽知覚テスト Music Perception Test　233

ノードフ・ロビンズ評価尺度 Nordoff and Robbins Evaluation Scales 240
PF 人格検査 Personality Factor Questionnaire 241
投影法 projective 223
精神音楽療法質問紙検査 Psychiatric Music Therapy Questionnaire 243
リズム能力テスト Rhythmic Competency Test 227
ロールシャッハ・テスト Rorschach Test 223, 230
感情障害および統合失調症用面接基準 Schedule for Affective Disorders of Schizophrenia 227
音源統覚検査 Sound Apperception Test 231
シュピールバーガーの状態−特性不安検査 Spielberger State/Trait Anxiety Inventory 227, 228
主題（絵画）統覚検査 Thematic Apperception Test 223, 230, 235
ウェクスラー成人知能検査 Wechsler Adult Intelligence Scale 223
ウェクスラー児童知能検査 Wechsler Intelligence Scale for Children 223

理論 Theory
 覚醒と快楽的価値 arousal and hedonic value 116, 118
 連想ネットワーク associative network 131
 聴覚拝啓分析 auditory scene analysis 107
 認知的方向づけ cognitive orientation 115−116

美的反応の認知理論 cognitive theory of aesthetic response 106-107
感情の認知理論 cognitive theory of emotion 14
感情の衝突理論 conflict theory of emotions 118
音楽における感情と意味 emotion and meaning in music 14
審美的な知覚における感情，覚醒，報酬 emotion, arousal, and reward in aesthetic 知覚 perception 13, 16−18
予測 expectations 104, 113−115
実験的美学 experimental aesthetics 105−106, 136
フロイトの Freudian 176
ゲシュタルト Gestalt 112, 113
音楽と感情 music and emotion 118
ピアジェの Piagetian 113
療法的音楽プログラム Therapeutic Music Program 59
療法における音楽刺激 Therapy, music stimuli in 35-45
交流分析 Transactional Analysis 187
転移 Transference 176

V

言語による説得と行動影響 Verbal persuasion and behavior influence 37
内臓自律神経的反応 Visceroautonomic responses 71
声楽演奏アンサンブル（演奏重視）Vocal performance ensemble 262−263, 299, 301, 303, 311, 313,

315, 319, 321, 323, 325, 327

W

音楽と散文的書き物 Writing, music and 279-280, 299, 311

訳者あとがき

　本著の初版は，ロバート・アンケファー氏が編者であり，1990年に発刊されました．ロバート・アンケファー氏は，ミシガン州立大学で音楽療法の教鞭をとり，音楽療法の分野に大きな貢献をされた方です．第2版の共編者であるマイケル・タウト博士は，このアンケファー教授のもとで音楽療法を学び，現在はコロラド州立大学の教授として研究と教育にまい進しておられます．世界的に著名な研究者であり，特に神経学的音楽療法を世に広め，音楽がさまざまな機能回復のためのリハビリテーションに役立つことを立証されたことは，読者の皆様もご存じのことと思います．

　初版の本は，私がカンザス大学で音楽療法を学んでいるときに指定教科書の一冊として読みましたが，私にとっては非常に難解な本でした．しかし内容がすばらしく，いつか日本語訳が出版されれば，多くの方々の役にたつであろうと思っておりました．

　この第2版は，編者アンケファー氏の死後の2002年に出版され，初版と同様，編者2名以外にも多くの分担執筆者によって書かれています．出版されてからしばらく時間がたってしまったので，情報的には古い部分もありますが，音楽療法の実践と研究のためには欠かせない重要な情報が多く盛り込まれています．難解ではありますが，この本を手に取られた方は，あきらめずに何回も読み直してほしいと願っています．また，大学で音楽療法を学んでいる学生の方たちには，これくらいの内容は理解できるようになってほしいと思います．ところどころ，心理学や生理学，音楽療法についての十分な知識のない方には理解しづらい部分があると思い，訳者註を加えました．しかし，それでも理解しづらい箇所はあると思います．マイケル・タウト氏の執筆した部分は特に難解で，訳すのにかなり苦労しました．しかし，音楽療法を学問的に学び，実践に活かすためには重要な内

容であるため，根気強く読んでいただきたいと思います．

　本書の翻訳にあたり，飛田紫峰氏に協力していただき，大変お世話になりました．彼女は，カンザス大学大学院で音楽療法を学んだ私の後輩で，日本に帰国後，東北大学の大学院においてさらなる研究を進めていました．その後，海外の発展途上の国々で援助活動をされ，東北大学で博士号（医学）を取得されました．改めて，深くお礼を申し上げます．また，英文の意味の解釈に行き詰ったときに，夫のエドウィン・スタムに質問し，多くの解決を得ることができました．家族の協力にも感謝したいと思います．一麦出版社との縁を作ってくださった名古屋音楽大学の栗林文雄博士にも，改めてお礼申し上げます．そして，最後になりましたが，一麦出版社の西村勝佳氏には本当にお世話になりました．西村氏の忍耐強さと丁寧な推敲により，この翻訳版の出版が実現いたしました．本当にありがとうございました．

　本書が，音楽療法を学んでいる方々，実践している方々，研究している方々のお役にたつことを願っています．

　　2015 年 7 月 10 日

廣川恵理

成人精神疾患の治療における音楽療法
理論的な基礎と臨床実践

発行	2015年8月4日　第1版第1刷発行
定価	［本体4,000＋消費税］円
訳者	廣川恵理
発行者	西村勝佳
発行所	株式会社　一麦出版社
	札幌市南区北ノ沢3丁目4-10 〒005-0832
	Tel.(011)578-5888　Fax.(011)578-4888
	URL http://m.ichibaku.co.jp/
印刷	㈱アイワード
装釘	須田照生

ⓒ2015, Printed in Japan
ISBN978-4-86325-080-2 C3011 ￥4000
落丁本・乱丁本はお取り替えいたします．